Ralf Hömberg
Psychosomatik

D1724303

Ralf Hömberg

Psychosomatik
für Pflege-
und andere medizinische Fachberufe

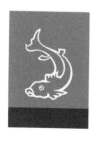

URBAN & FISCHER

Zuschriften an:

Urban & Fischer
Lektorat Pflege
Karlstraße 45
80333 München

Dr. Ralf Hömberg
Molkereiweg 2
87787 Wolfertschwenden

Wichtiger Hinweis

Die Erkenntnisse in der Medizin unterliegen laufendem Wandel durch Forschung und klinische Erfahrungen. Herausgeber und Autoren dieses Werkes haben große Sorgfalt darauf verwendet, daß die in diesem Werk gemachten therapeutischen Angaben (insbesondere hinsichtlich Indikation, Dosierung und unerwünschten Wirkungen) dem derzeitigen Wissensstand entsprechen. Das entbindet den Nutzer dieses Werkes aber nicht von der Verpflichtung, anhand der Beipackzettel zu verschreibender Präparate zu überprüfen, ob die dort gemachten Angaben von denen in diesem Buch abweichen und seine Verordnung in eigener Verantwortung zu treffen.

CIP erhältlich von der British Library

Lektorat: Jürgen Georg, Detlev Kraut, Wiesbaden
Herstellung: Wolfram Friedrich, München
Illustrationen: Sandra Reckers, Münster
Satz: Mitterweger Werksatz GmbH, Plankstadt
Druck und Bindung: Franz Spiegel Buch GmbH, Ulm
Umschlaggestaltung: prepress I ulm GmbH, Ulm

Aktuelle Information finden Sie im Internet unter der Adresse:
http://www.urbanfischer.de

Vorwort

Die Grundlage für „Psychosomatik" bilden unter anderem Unterrichtserfahrungen, die ich in zahlreichen medizinischen Fächern (Psychiatrie, Anatomie, Physiologie, Mikrobiologie, Immunologie, Orthopädie, Gynäkologie und Geburtshilfe, Pädiatrie, Anästhesie, HNO, Augenheilkunde, Dermatologie u. a.) an Krankenpflege-, Krankengymnastik-, Physiotherapie-, Altenpflege- und Hebammenfachschulen gewinnen konnte. Mein großes Interesse, körperliche und seelische Leiden kennenzulernen, ließ mich bislang in der Inneren Medizin, Psychosomatik, Orthopädie sowie in der Psychiatrie und Neurologie klinisch tätig werden. In Anlehnung, grundsätzliches über „körperliches" und „seelisches Leiden" in einem Kurzlehrbuch zusammenzufassen, entstand die Absicht, diese faszinierende und komplexe Thematik, vor allem auch den nicht akademischen medizinischen Berufszweigen, auf unkonventionelle Art und Weise nahezubringen. Somit lade ich alle Krankenschwestern, Krankenpfleger, Sprechstundenhilfen, Arzthelferinnen, Arzthelfer, Krankengymnasten, Krankengymnastinnen, Ergo- und Bewegungstherapeuten, Hebammen, Sozialarbeiter, Sozialarbeiterinnen aber auch ärztliche Kollegen und Kolleginnen u. v. a. zum Lesen dieses Buches ein. Bei Definitionen habe ich mich, soweit das immer möglich war, an den ICD-10 (International Classification of Diseases, 10. Überarbeitung) beziehungsweise an das DSM-IV (Diagnostic and Statistic Manual, IV Überarbeitung) gehalten, um internationalen Anforderungen, welche in den Klinikalltag, vor allem auch vor dem Hintergrund der Qualitätssicherung, mehr und mehr Einzug halten, gerecht zu werden und um „up to date" zu sein. Wichtige „Merkworte", „Stichworte" bzw. „Merksätze", die für das Textverständnis Schlüsselfunktionen haben, sind fett gedruckt oder zusätzlich, wie auch bei den Patientenfällen geschehen, grau unterlegt. Viele anatomische und physiologische Lerninhalte sind nur angedeutet und bedürfen sicherlich hier und da einer weiteren Vertiefung in entsprechenden Lehrbüchern. Das erste Kapitel beinhaltet unter anderem auch rein informative Fakten zur jüngeren „psychosomatischen Situation". Des weiteren liegt der Schwerpunkt des zweiten Kapitels auf den Krankheitsbildern und Störungen, wobei sich anbietende und indizierte Therapieverfahren, soweit es dem heutigen Stand entspricht, benannt werden. Ebenso fließen hier und da Hinweise und Tips aus dem Bereich der Naturheilbehandlungen bzw. Naturheilverfahren ein. Im dritten Kapitel werden aus dem Bereich der Therapieverfahren einige genauer vorgestellt. Einen Anspruch auf Vollständigkeit erhebe ich bei der

Darstellung in diesem Buch nicht, dazu ist das „Angebot" zu groß, innerhalb eines Verfahrens die Anschauung, die Praxis stellenweise zu komplex und zu kontrovers diskutiert, als daß alles in ein kompaktes Lehrbuch hineingepaßt hätte. Andererseits habe ich mich stets bemüht, wichtige Kernzusammenhänge, die zum Verständnis der Entwicklung des Fachgebietes, der Störungsbilder und damit zusammenhängend der heutigen Therapiemethoden und Behandlungstechniken, für ein breites Publikum verständlich zusammenzufassen. Dennoch soll am Ende, der Leser bzw. die Leserin einen Überblick über diesen faszinierenden Fachbereich gewonnen, die „klassischen" psychosomatischen Krankheitsbilder und Störungen sowie die Psychotherapieverfahren im Sinne einer guten Grundlage kennengelernt und nachvollzogen haben. An dieser Stelle möchte ich erwähnen, daß ich die Themengebiete: Störungen des Bewegungsapparates, schmerzbedingte Störungen (schätzungsweise 7 Millionen Menschen in Deutschland leiden an chronischen Schmerzen) sowie ein geplantes Kapitel über neuere psychosomatische Forschungen (z.B. PNJ = Psycho-Neuro-Endokrino-Immunologie) in diesem Buch, zum gegenwärtigen Zeitpunkt, aus Umfanggründen, nicht verwirklichen konnte, da diese den von vornherein gesetzten Rahmen gesprengt hätten. Der Besonderheit zur Pflege in der Psychosomatik ist zudem ein eigenes Unterkapitel (2.9) gewidmet. Erklärungen von Fremdworten, bzw. Fachausdrücken habe ich zum Teil im Text, in Klammern oder im Kontext, integriert. Ich hoffe, daß der Lesefluß darunter nicht zu sehr leidet. Viele der speziellen Ausdrücke finden sich, wenn im Text nicht näher erläutert, dann im Glossar.

Viel Spaß beim Lesen!

Ralf Hömberg   *Senden/Westfalen*
                                                      Dezember 1998

Inhaltsverzeichnis

Widmung

Meinem Vater, meiner Mutter, Gisela, Marius, Katharina, Constantin, Klaus, Christoph, John und meinen zahlreichen Patienten/Patientinnen.

Danksagung

Mein Dank gilt dem ehemaligen Lektoratsteam des Ullstein Medical Verlages, Herrn Detlef Kraut und insbesondere Herrn Jürgen Georg. Ohne ihn, seine Geduld mit mir und seine permanente Hilfe wäre dieses Buch ganz sicher nicht fertig geworden. Mein weiterer Dank geht an Frau Elisabeth Littwin-Felden und Herrn Wolfram Friedrich, die bei der Herstellung des Buches beteiligt waren. Ganz herzlich bedanken möchte ich mich an dieser Stelle auch bei Frau Sandra Reckers. Als Illustratorin zeigte sie das notwendige Feingefühl, sorgte auf humorvolle, unkonventionelle Art und Weise für die entsprechenden Verdeutlichungen der Textpassagen und für eine angenehme Auflockerung. Zum Schluß möchte ich mich bedanken beim Verlag Urban & Fischer, der die endgültige Realisierung dieses Buches ermöglicht hat.

Der Autor

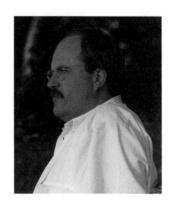

Dr. med. Ralf Hömberg, Studium der Medizin in Budapest, Würzburg und Münster. Gegenwärtig in Weiterbildung zum Facharzt für Psychotherapeutische Medizin in den Psychosomatischen Kliniken Bad Grönenbach/Allgäu.

„Alles, was wir Erfinden, Entdecken im höheren Sinn nennen, ist die bedeutende Ausübung, Betätigung eines originalen Wahrheitsgefühles, das im Stillen längst ausgebildet, unversehens mit Blitzesschnelle zu einer fruchtbaren Erkenntnis führt. Es ist eine aus dem Innern nach Außen sich entwickelnde Offenbarung, die den Menschen seine Gottähnlichkeit vorahnen läßt. Es ist eine Synthese von Welt und Geist, welche von der ewigen Harmonie des Daseins die seligste Versicherung gibt."

Wilhelm Meisters Wanderjahre, 1829

1 Einführung in das Gebiet der Psychosomatik

1.1 Was versteht man unter Psychosomatik?

1.1.1 Begriffsentstehung und Bedeutung

Der Begriff „psychosomatisch" wurde allem Anschein nach, von dem 1773 in Leipzig geborenen Psychiater Johann Christian August Heinroth (gest. 1843) geprägt. Er war erster Inhaber eines „Lehrstuhls für psychische Therapie" in Leipzig. In seinen damals vielgelesenen Werken, wie z.B. das „Lehrbuch der Störungen des Seelenlebens" oder das „Lehrbuch der Seelengesundheitskunde", benutzte Heinroth, als ein durch das romantische Zeitalter geprägter Arzt, sehr oft das Wort „psychosomatisch", um der unabdingbaren Einheit aus Seele (gr. psyché) und Körper (gr. soma) Ausdruck zu verleihen.

... nach Heinroth erwachsen Seelenleiden aus der Unvollkommenheit und Sündhaftigkeit des Menschen, aus seiner Selbstsucht, aus dem Widerstreit zwischen Gewissen und unannehmbaren Impulsen, aus dem moralischen individuellen Konflikt. Im Laster, im Widerstreit von Selbstsucht und Gewissen, verliert der Mensch die Freiheit. Die Seele ist keine Funktion des Gehirns (im Gegensatz zur Überzeugung des fundamentalen, konsequent somatisch geprägten Psychiaters Wilhelm Griesinger (1817–1868), für den Seelenkrankheiten gleich Gehirnkrankheiten waren), sondern das Gehirn ist das Werkzeug des Denkens. Das seelische ist für Gesundheit und Krankheit durchaus eigenmächtig ... .

I.I.2   Antik-Historisches

In der griechischen antiken Philosophie und Medizin waren Zusammenhänge von der Einwirkung der Psyche, beziehungsweise des Geistes auf den Körper und umgekehrt, bereits geläufig. Etymologisch bezeichnet das griechische Wort „psyché" den Atem, aber auch das Leben, die Seele und den Geist. Mit „soma" ist der menschliche Körper, also die Gesamtheit der rd. 100 Billionen, in Gewebsverbänden und Organsystemen funktionierenden Körperzellen, einschließlich des Gehirns mit seinen schätzungsweise 100 Milliarden Nervenzellen, gemeint.

Platon läßt in einem Dialog (Charmides) den Sokrates zu einem jungen Mann, der an Augenkopfschmerzen leidet, sagen: „Wenn es den Augen wieder gut werden solle, muß der ganze Kopf und wenn es dem Kopf wieder gut gehen solle, muß der ganze Leib und wenn es dem gesamten Menschen wieder gut gehen solle, so muß auch die Seele behandelt werden."

Die Seele aber müsse durch gewisse Heilsprüche behandelt werden – diese Heilsprüche, λδγνι Καλοι, seien die guten Reden. Durch Reden dieser Art erwachse Besonnenheit in den Seelen. Auch die Asklepiadischen Priesterärzte und Hippokrates (460 v. Chr.– ca. 380 v. Chr.) praktizierten „Psychosomatik" in engerem Sinne.

... Hippokrates wurde zum König Perdikkas II. von Makedonien gerufen, welcher an einer schweren Krankheit litt. Hippokrates untersuchte den König, führte mit Perdikkas ein offenes Gespräch unter vier Augen und deutete vielleicht auch seine Träume. Dann erklärte er dem Herrscher, daß seine durch Apathie charakterisierte Krankheit ihre Ursache in der „verdrängten" Liebe zur schönen Phila, der Konkubine seines Vaters, habe. Zunächst war der König wütend über diese Enthüllung; allmählich aber ließ seine aggressive Reaktion nach, denn er erkannte die Richtigkeit der Worte des Hippokrates. Perdikkas befriedigte seine Leidenschaft und wurde gesund.

I.I.3   Formale Rahmenbedingungen zur Umsetzung der psychosomatischen Therapie

In Deutschland findet heutzutage die „psychosomatische Behandlungsweise" noch nicht lange die offiziell umgesetzte Anerkennung. Erst 1992 wurde auf dem Deutschen Ärztetag ein neuer Facharzt für diesen Bereich kreiert – Facharzt für Psychotherapeutische Medizin. Gemäß der Weiterbildungsordnung werden neben zahlreicher zu absolvierender Kurse-, Theorie-, Fallsupervisions-, Selbsterfahrungs- und Balintstunden, eine mindestens 5jährige Weiterbildung mit mindestens 1 Jahr Innere Medizin, 1 Jahr Psychiatrie und 3 Jahren Psychosomatik verlangt. Die „Psychotherapie" ist ein großes Feld, auf dem zudem andere Fachärzte und Fachärztinnen (z. B. der Facharzt/Fachärztin für Psychiatrie, für Allgemeinmedizin, für Gynäkologie, für Innere Medizin, für Neurologie, für Nervenheilkunde u. a.) mit der entsprechenden Zusatzbezeichnung „Psychotherapie", sowie Psychologen und Psychologinnen mit abgeschlossenem Hochschulstudium (i. d. R. mit abschließendem Diplom) tätig sind.

Zahlen zur Psychotherapie 1996/1997
(Stand: 31. Dezember 1997, Primär- und Ersatzkassen, Behandlungsfälle 1996)

1. Tiefenpsychologisch fundierte und analytische Psychotherapie
   Ärztliche Psychotherapeuten   8.002
   Psychologische Psychotherapeuten   3.686
2. Verhaltenstherapie
   Ärztliche Psychotherapeuten   1.229
   Psychologische Psychotherapeuten   3.354

Rund 64 Prozent aller psychotherapeutisch tätigen Ärzte sind Frauen (im Vgl. beträgt im Durchschnitt aller Arztgruppen der Frauenanteil 31,8 Prozent). Die psychotherapeutisch tätigen Ärztinnen und Ärzte haben 1997 die Anästhesisten als Arztgruppe mit der höchsten Zuwachsrate abgelöst.

„Nicht-ärztlich bzw. psychologisch tätige Psychotherapeuten und Psychotherapeutinnen", z. B. Heilpraktiker und Heilpraktikerinnen als auch „selbsternannte Psychotherapeuten bzw. Psychotherapeutinnen", dürfen die Berufsbezeichnung Psychotherapeut bzw. Psychotherapeutin nach Inkrafttreten des nach etwa 20 Jahren verabschiedeten Psychotherapeutengesetztes (PsychThG), am 1. Januar 1999, nicht mehr führen. Die Bezeichnung Psychotherapeut/Psychotherapeutin ist somit gesetzlich geschützt worden (näheres dazu im Kapitel 3.0). Etwa 20–25000 PsychotherapeutenInnen, darunter Psychiater, Fachärzte für Psychotherapeutische Medizin, Allgemeinmediziner mit der Zusatzbezeichnung „Psychotherapie", Psychologen und Heilpraktiker, boten vor der Verabschiedung des Psychotherapeutengesetzes in Deutschland ihre Dienste an.

1.1.4   Der boomende „Psychomarkt"

Die Zahl der „psychotherapeutischen Verfahren" hat die 600er, vielleicht gar die 800er Marke längst überschritten. Im Ärztestand und insbesondere in Kassenärztlicher Hinsicht, werden im wesentlichen nur wissenschaftlich begründete, verhaltenstherapeutische bzw. tiefenpsychologisch-analytische Therapieverfahren anerkannt. Zum einen ist eine Qualitätssicherung zugunsten der Patienten unumgänglich, zum anderen ist jedoch die Gefahr der möglichen Versperrung, potentiell wertvoller aber wissenschaftlich bislang nicht anerkannter Verfahren, evident. In diesem „psychotherapeutischen Graubereich" ist eine behutsame, klare, bedachte und auf menschlich-soziale Belange ausgerichtete Zuständigkeitszuweisung notwendig. Es ist dabei fraglich, ob ausschließlich wissenschaftlich-phsikalisch-statistische Methoden dem richtigen Auswahlweg genüge tun. Bestimmte Therapieformen, wie u. a. verhaltenstherapeutische Verfahren, welche von „Natur aus griffiger" sowie einem umschriebenen Versuchsdesign zugänglicher sind und wo unmittelbare Teilerfolge einen hohen Stellenwert haben, wären einer herkömmlichen Auswertung zeitlich und praktisch im Vorteil. Sehr wohl ist einer pseudoprofessionellen „Do it yourself-Mentalität", mit all ihren innewohnenden potentiellen Gefahren deutlich entgegenzutreten. Laienhilfe ist Laienhilfe und professionelle Hilfe ist professionelle Hilfe, entsprechend der gegebenen Indikationen und Hilfsbedürftigkeiten. Daher Vorsicht vor Dilettanten, Scharlatanen und Gurus. Erstgenannte sind „Therapeuten" ohne qualifizierte und fundierte Ausbildung. Gurus sind wiederum schwerer ausfindig zu machen und finden sich auch unter gut ausgebildeten Vertretern seriöser Verfahren. Kennzeichnend ist für sogenannte Gurus, das sie vor allem mit Ihrer Ausstrahlung arbeiten, ihre PatientInnen nicht gerne über ihre Vorgehensweisen aufklären, nicht zum Nachfragen ermuntern, sich über die Behandlungsdauer ausschweigen und therapieimmanente Abhängigkeitsverhältnisse nicht lösen, eher permanent verstärken. Die Lektüre eines Therapieführers hilft, sich einen Überblick im Irrgarten der Welt- und Menschenbilder der einzelnen Therapierichtungen zu verschaffen. Empfehlenswert sind z. B. „Der Therapieführer" von Bärbel Schwertfeger und Klaus Koch oder der „Psychotherapie-Führer" von Wolfgang Schmidbauer. Grob orientierend kann man sagen, daß als seriös in aller Regel Verfahren mit einem wohlfundierten theoretischem Konzept und einem Methodenspektrum, das sich erwiesenermaßen in der Praxis bewährt hat, gelten. Gute TherapeutInnen fördern die Selbstständigkeit, die Selbstheilungskräfte und vermeiden den Aufbau eines Abhängigkeitsverhältnisses.

1.1.5 Moderne Definition der Psychosomatik und der Psychosomatischen Erkrankung

Psychosomatische Medizin (Psychotherapeutische Medizin) oder vielfach kurz „Psychosomatik" genannt, ist die Richtung in der Medizin, die sich explizit mit den Wechselbeziehungen zwischen geistig-psychischen und biologisch-körperlichen Vorgängen beschäftigt. Grundlagen hierzu sind einerseits naturwissenschaftliche Ansätzen und andererseits philosophisch-geistige Erklärungsmodelle. Eine psychosomatische Erkrankung ist das Ergebnis eines seelischen und körperlichen Konfliktes, der dem Betreffenden Menschen nicht bewußt ist und daher primär nicht selbst gelöst werden kann. Die Krankheit kann sich dann eher im Sinne einer seelischen und/oder körperlichen Symptomatik äußern. Im engeren Sinne versteht man unter psychosomatischen Krankheiten entweder eine Kombination von seelischen Problemen mit mehr oder weniger schmerzhaft körperlichen Beeinträchtigungen ohne organischen Befund (psychosomatische Funktionsstörungen) oder eine Kombination einer nachweisbaren körperlichen Krankheit mit begleitenden seelischen Schwierigkeiten, die oftmals verharmlost werden (psychosomatische Körperkrankheiten). In diesem Sinne geht es hierbei um die körperlich in Erscheinung tretenden Krankheiten, die seelisch bedingt oder mitbedingt sind, als auch um die Krankheiten die körperlichen Ursprungs sind und seelisches Leiden nach sich ziehen. Letztere werden im Fachjargon somatopsychische Störungen genannt. Aufgrund der immer wichtiger werdenden Tatsache, das zur körperlich-psychischen Betrachtungsweise, auch die soziale hinzutritt, erweiterte man das psychosomatische Modell entsprechend. Ginge man noch einen Schritt weiter und würde den Menschen in der natürlichen bzw. durch ihn künstlich geschaffen Umwelt betrachten, so müßte eine nochmalige Erweiterung, eben um diese Komponente erfolgen. Zusammenfassend handelt es sich demnach um ein interaktives „bio-psycho-soziales-Umwelt" Integrationsmodell, wobei mit „bio" zum einen das Leben und zum anderen der menschliche biologisch funktionierende Körper (= soma) gemeint ist.

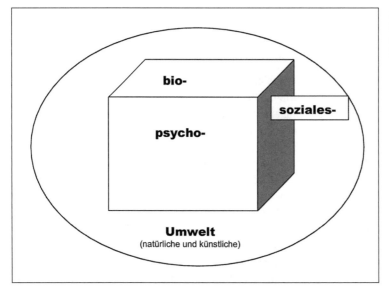

Abb. 1–1
Interaktives bio-psycho-soziales-Umwelt Integrationsmodell

Zur sozialen Komponente gehören Partner, Ehepartner, Freunde, Nachbarn, Kollegen und die gesamte soziokulturelle Gemeinschaft. Damit ergibt sich zwingend, daß die Psychosomatik interdisziplinär sein muß.

Die Therapie sollte neben der essentiell wichtigen menschlichen Wärme in einer angenehmen Umgebung stattfinden.

1.1.6   Krankheiten und Störungen in der Psychosomatik – Allgemein

Die ursprünglichen, unter dem Begriff „holy seven" subsumierten psychosomatischen Körperkrankheitsbilder: Ulcus duodeni, Colitis ulcerosa, Essentielle Hypertonie, Rheumatoide Arthritis, Hyperthyreose, Neurodermitis und Asthma bronchiale sind längst nicht mehr allein. Nach neueren Erkenntnissen gesellen sich zu den bisher bekannten, die funktionellen Organbeschwerden (z. B. Reizmagen, irritables Colon u. a.), viele vegetativen Störungen (z. B. Spasmen der Herzkranzgefäße oder der Extremitätenkapillaren) und komplexere organisch faßbare Krankheitsbilder (z. B. Adipositas, Anorexia nervosa, Bulimie, Morbus Crohn, u. a.) hinzu. Eine weitere Gruppe bilden die somatopsychischen Störungen, sozusagen als Reaktionen auf leichtere und auch schwere Körperkrankheiten. Im tiefsten philosophischen Sinne ist jedoch jede, auch noch so isoliert somatisch anmutende Erkrankung seelisch zumindest mitbedingt bzw. zeigt ihre seelischen Wirkungen. Ebenso haben primär seelische Störungen im Verlauf nahezu immer körperlich-funktionelle Zeichen (siehe Kapitel 2.0).

1.1.7   Weitere Überlegungen zur Umsetzung der psychosomatischen Medizin

Kernstück der Behandlung von psychosomatischen Erkrankungen ist die Psychotherapie, d. h. die Behandlung von Kranken mit seelischen Mitteln.

Hierbei ist es eminent wichtig, daß als allgemeiner Wirkfaktor die therapeutisch liebe- und respektvolle, klare, wohlwollende sowie aufrichtige Beziehung zwischen Therapeutin und Patient von entscheidender Bedeutung ist.

Neben der Tatsache, daß der gesunde Menschenverstand dies als selbstverständlich betrachten sollte, kamen auch Grawe, Donati, Bernauer in ihrem Buch „Psychotherapie im Wandel" zu dem Schluß, daß für die Therapie die Qualität der Therapiebeziehung für das Therapieergebnis ausschlaggebend ist. Dies gilt übrigens für viele verschiedene Therapieformen. Sie kann als der empirisch am besten abgesicherte Wirkfaktor der Psychotherapie angesehen werden. Therapieausbildungen, die kein systematisches Training der Therapeuten zur Herstellung und Aufrechterhaltung einer guten Therapiebeziehung im Sinne der empirisch überprüften Definitionen beinhalten, können nicht den Anspruch erheben, wissenschaftlich fundiert zu sein (Grawe et al. S. 706). Die entsprechend angewandte therapeutische Methode (siehe Kapitel 3.0) ist dem gegenüber als spezifischer Wirkfaktor eher zweitrangig.

1.2 Stationäre und ambulante Behandlung psychosomatischer Störungen

In Deutschland „gab" es in Spitzenzeiten ca. 10 000 psychosomatische Betten – damit mehr als in der restlichen Welt zusammen! Mit Gewißheit muß man heute hinzufügen, daß aufgrund der Gesundheitsreform und insbesondere mit der Verabschiedung der dritten Stufe am 13.9.1996 das gesamte deutsche Reha- und Kurwesenbereich einen harten Wind erlebte. Viele Kliniken machten wegen der zurückgehenden Patientenzahlen „Kurzarbeit", stellten kurz- oder mittelfristig den gesamten Klinikbetrieb ein oder schlossen ihre Tore ganz. Durch die neuen Spargesetze soll das Ausgabenvolumen, welches in den letzten vier Jahren für ambulante und stationäre Rehabilitationsmaßnahmen von 3 auf knapp 5 Milliarden angestiegen ist, auf das Level von 1993 abgesenkt werden. Gefordert werden kürzere, damit kostengünstigere Behandlungszeiten bei gleichbleibenden oder gar verbessertem Qualitätsniveau. Diese Forderung implizierte einen gewaltigen dogmatischen, konzeptionellen Streit mit Involvierung der Krankenkassen, Klinikanbieter und entsprechenden gesetzgeberischen Komponenten. Man kann nur hoffen, das die geforderte kostengünstige Qualität die menschlich-sozialen Belange gebührend zu berücksichtigen in der Lage ist. Insbesondere sollte die Psychotherapie nicht zu einer „einzigen Wahrheit" verkümmern und die verschiedenen therapeutischen Ansätze und Methoden sinnvoll, angemessen und professionell integriert werden. Nach dem stattgefundenen Regierungswechsel sind weitere Veränderungen zu erwarten. Auch hinsichtlich der ambulanten Versorgung gibt es seit dem 01.01.1999 deutliche Veränderungen. Die Umsetzung des Psychotherapeutengesetzes zum 01.01.1999 wird in Südbaden beispielsweise, wie auch anderswo zu großen Finanzierungsproblemen führen. Das Gesetz erlaubt es ab 1999, daß auch nichtärztliche Psychotherapeuten Mitglieder der Kassenärztlichen Vereinigung werden. In einer Übergangszeit bis zum 31.03.1999 werden alle Diplom- und Erstattungspsychotherapeuten, die entsprechend dem Psychotherapeutengesetz über eine ausreichende Qualifikation verfügen, zur vertragsärztlichen Versorgung zugelassen. In Südbaden z. B., lagen vor der Jahreswende über

1000 Zulassungsanträge vor. Würden alle Antragsteller zugelassen, würde dies einer Verdoppelung der bereits im System befindlichen Psychotherapeuten gleich kommen. Für die Vergütung psychotherapeutischer Leistungen definiert der Gesetzgeber vor der Jahreswende ein Honorarvolumen auf der Basis der Ausgaben des Jahres 1996. Ein Finanzierungsproblem war Ende 1998 bereits abzusehen – Quo vadis?

1.3   Bedarf an Psychotherapie

> Ca. 25 % aller Erkrankungen in den Allgemeinarztpraxen gelten als psychosomatisch im engeren Sinne.

Bei etwa 30 Millionen Rezepten handelt es sich jährlich um Rezepte für Psychopharmaka, nur 10 % aller psychischen Störungen werden an Fachärtzte überwiesen und im Durchschnitt „irrt" ein Patient 6–7 Jahre durch das Gesundheitssystem bis sich ein Spezialist seines Seelenleidens annimmt.

Schepank machte bereits 1987 eine epidemiologische Studie, in der er als repräsentativen Querschnitt 600 Probanden (zwischen 25–45 Jahren) der Stadtbevölkerung untersuchte. Fazit der Untersuchung war, daß etwa 8 % dieser städtischen „Querschnittsbevölkerung" einer psychotherapeutischen Behandlung bedarf und ein solches Angebot wahrnehmen würde. Insgesamt wurde für etwa 22 % eine fachpsychotherapeutische Behandlung für notwendig erachtet, aber nicht alle zeigten sich motiviert eine solche Behandlung einzugehen. Für die Landbevölkerung waren die Werte durchschnittlich niedriger – für die Gesamtbevölkerung der früheren BRD schätzte Mayer 1991, daß etwa 5 % einer Psychotherapie bedürfen und entsprechend auch motiviert sind.

> Überträgt man diese Schätzung auf Deutschland nach der Wende, so ergibt sich, grob gerechnet, für etwa 4,2 Millionen Menschen eine entsprechende Relevanz zur psychotherapeutischen Behandlung.

Etwa 250.000 Bundesbürger befinden sich nach Expertenschätzungen in psychotherapeutischer Behandlung, Hunderttausende haben bereits Erfahrungen mit „Psychotherapien". Interessanterweise besteht jedoch eine erhebliche Diskrepanz zwischen dem objektiv hohem Bedarf und dem subjektiv geringen Bedürfnis zur psychotherapeutischen Behandlung. Sicher sind nach wie vor die eher psychiatrischerseits tradierten bestehende Vorurteile im Sinne von „Klapse", „Ballerburg", „Maisenburg", etc. als mit ursächlich anzusehen. Hinzu gesellen sich jedoch auch unbewußte Gründe gegen eine Veränderung der gegebenen, des öfteren „erträglich" konflikthaften Situation.

I.4 Konzeptionelle und theoretische Überlegungen

Die geeignete Therapie für den jeweiligen Patienten/Patientin zu finden – oder umgekehrt – ist unter Berücksichtigung der innewohnenden Komplexität, ein schwieriges Unterfangen. Mit einer „Monotherapie" läßt sich dieses Problem wohl am wenigsten lösen. Ein flexibles, umfangreiches, integratives und menschlich-sozial geprägtes Psychotherapiesystem hat meines Erachtens hier am ehesten die Chance, sinn- und gefühlvoll die notwendige Arbeit zu gewährleisten. Dabei sollte selbstverständlich angestrebt werden, daß im Sinne echter Psychosomatik, sowohl die „Psyche" als auch der „Körper" eines Menschen in ausgewogener und notwendiger Art und Weise zusammen gesehen und ganzheitlich behandelt werden. Die damit verbundenen Anforderungen an Ärzte, Ärztinnen, Psychologen, Psychologinnen, Schwestern, Pfleger sowie aller an dem Gesundheitssystem beteiligten Personen sind angesichts einer umfassenden Psychosomatik sehr hoch. Viele erfahrene Therapeuten sind heute, im Sinne der Umsetzung eines gut herausgearbeiteten Therapiezieles, nicht mehr dogmatisch einer Schule bzw. Richtung verhaftet. Mittlerweile gibt es viele Verflechtungen zwischen den einzelnen Therapieschulen. Sie haben sich im Laufe der Zeit gegenseitig beeinflußt und voneinander gelernt.

> Ein integrativer Psychotherapeut bzw. Psychotherapeutin, der/die den Menschen „bio–psycho-sozial-umweltmäßig" betrachten und behandeln würde, wäre das Ideal. Ein erforderliches Minimum auf diesem Weg ist interpersonelle Zusammenarbeit mit unabdingbarer Einbeziehung des Patienten als individuelles Subjekt, anstelle der ausschließlich objektiven Betrachtung des Patienten als „Fall" mit Symptomen und Syndromen.

Zudem birgt die schwerpunktmäßig auf Störung und Krankheit fixierte Betrachtung die große Gefahr, das sich der Patient(in) auch nur darüber in seinem Gesamtbefinden definiert.

> Krankheit ist eine mehr oder weniger stark ausgeprägte, unter anderem in Abhängigkeit zum jeweiligen kulturellen Kontext stehende, definierte Störung im gesamten Regulations- und Wirksystem Mensch.

Eklatant wichtig ist dabei die Tatsache, das die Person, welche wir als „krank" bezeichnen, auch im Fall der schlimmsten Krankheit, einen mehr oder weniger großen gesunden Teil besitzt. Diese gesunden Resourcen des Patienten bedürfen unserer Betrachtung, Förderung und Anknüpfung für den Genesungsprozeß. In unserer Seele und in unseren Körpern befindet sich ein innewohnendes psychoneuroimmunologisches Selbstheilungspotential. Damit ist nicht gemeint, ein zeitweise notwendiges symptomatisches bzw. syndromatisches Behandeln außer acht zu lassen. Die Störung im gesamten Regulationssystem stellt die Frage nach den heilungsfördernden Rahmenbedingungen, therapeutischen Zuwendungen und Interventionen zur entsprechenden Rekonvaleszenz. Die therapeutische Zuwendung ist wiederum davon abhängig, wie TherapeutIn und PatientIn die entsprechenden Informationen im gesamten Regulationssystem verarbeiten. Es ist entscheidend ob ihre „Chemie" stimmt, ob sie auf der entsprechend therapeutisch notwendigen Wellenlänge kommunizieren, damit die „heilsamen Botschaften" erstens abgeschickt werden und zweitens beim Empfänger(in) ankommen.

> Die BehandlerIn-Patienten-Interaktion ist ein zentrales diagnostisches und therapeutisches Instrument in der psychotherapeutischen-psychosomatischen Medizin.

Bereits Hippokrates und die zahlreichen anderen griechischen Ärzte meinten, wenn sie von Diagnostik sprachen (dia-di-gnosis) ein Durch- und Durchsehen und Verstehen des Patienten. Aus dem interpersonellen „Dazwischen" kann auf die körperlich-seelischen Strukturen und Konflikte zurückgeschlossen werden. Hier verschmelzen zum großen Teil bereits Diagnostik und Therapie (so wie unsere Hände zugleich aktiv arbeiten und fühlen können).

Die Frage der Arzt-Patienten-Interaktion subsumiert sich unter dem Begriffspaar: Geben und Nehmen – wobei die erkrankte Person im Idealfall immer ein wenig mehr bekommt als das sie gibt. Zur Vorbeugung eines „Burn out" muß der TherapeutIn immer auf die eigenen Wiederherstellungsmöglichkeiten behutsam bedacht sein, und diese für sich selbst, eigenverantwortlich nutzen. Zudem ist die Schaffung gesamtorganisatorischer ambulanter als auch klinischer Rahmenbedingungen hierzu notwendig.

> Am Ende einer psychotherapeutischen Beziehung steht eine, im verantwortungsvollen Sinn gemeinte Freundschaft, ohne daß ein Abhängigkeitsverhältnis entsteht.

Gehen wir zum Stellenwert und zur Dimension psychosomatischer Erkrankungen im weiteren Sinne, so ist festzustellen, das wir innerhalb der Indu-

strieländer in den letzten 100 Jahren einen „shift" vom körperlich orientierten „Muskelzeitalter" (im Schweiße des Angesichts) in das sinneseindruck-
überladene „Nervenzeitalter" (mentaler Belastungsschwerpunkt), mit der
entsprechenden Erkrankungszunahme spezifischer Organsysteme (ZNS, Psyche), erlebt haben. Daher ist es nicht verwunderlich, daß seelische Störungen und Krankheiten des Nervensystems, laut Statistiken der WHO, von
1976 bis ins Jahr 2000 statistisch vorermittelt, um 53 % zugenommen haben
bzw. zunehmen werden. Ursächlich wird hier die wachsende psycho-soziale
Belastung in den Bereichen Arbeitsplatz, Familie und Gesellschaft angeführt.
Zudem wird von wirtschaftswissenschaftlicher Seite her eine ähnliche Notwendigkeit hinsichtlich der Gesundheit, mit besonderem Aspekt auf die
„Psyche" des Menschen bestätigt.

Exkurs:

Der in Wirtschaftskreisen bekannte russische Makroökonom Nikolai D. Kondratieff entwickelte die konjunkturzyklische Erkenntnis („Theorie der langen Wellen"), das in etwa 40–60 Jahresperioden, die entsprechenden Konjunkturzyklen (= „Langzyklen" oder synonym auch einfach „Kondratieffzyklen" genannt) mit sogenannten jeweilig notwendigen Basisinnovationen kor-
relieren (und nur mit diesen sinnvoll funktionieren können) und bei markt-
wirtschaftlich organisierten Nationen zu tiefgreifenden Reorganisationspro-
zessen führen. Im Rahmen eines Festvortrags am 9. Mai 1999 auf der Nord-
seeinsel Borkum (Titel: „Der Gesundheitsmarkt im 21. Jahrhundert aus Sicht
der Wirtschaftsforschung") brachte der Dipl.-Ing. Leo A. Nefiodow (vom
GMD – Forschungszentrum Informationstechnik GmbH, Sankt Augustin bei
Bonn) als bekanntester Kenner und Verfechter der Kondratieffschen Theorien, im Rahmen der 53. Fort- und Weiterbildungswoche der Ärztekammer
Westfalen-Lippe, seine Zuhörerschaft ins staunen und nachdenken:
„Zukunftsforschung kann grundsätzlich mit verschiedenen Methoden
Erfolgen (Delphi-Methode; Simulationen, Zukunftsszenarien etc.). Die aller-
meisten Methoden berücksichtigen nicht sogenannte Strukturbrüche (das
sind unvorhersehbare Ereignisse). Bei der Theorie der langen Wellen nach
Kondratieff werden diese Strukturbrüche geglättet und fließen mit in die
Überlegungen hinein. Es gibt zahlreiche kleinere Zyklen, welche Konjunktur
und Rezessionen einer Wirtschaft betrachten. Lange Wellen und deren kon-
junkturellen Basisinnovationen (also Innovationen mit tragendem Charakter) wurden von dem russischen Makroökonom Kondratieff eingeführt.
Diese nach ihm benannten Zyklen sind rd. 50 jährige Zyklen, in denen
grundsätzliche Innovationen Schwungrad- oder Lokomotivencharakter
(Bandwaggoneffekt) für alles weitere haben. Heute haben wir den 5. Kondratieff (1950–2000: Informationstechnik mit dem modernen Computer in sei-

nem Kern). Die Zyklen Wichtig für die Schwungräder neuer Zyklen, welche stets S-förmig, mit einer embryonalen Phase beginnen, dann steil ansteigen und nach einer Sättigungszeit an Schwungkraft verlieren, sind die Rahmenbedingungen und die Akzeptanz neuer Basisinnovationen. Bspw. waren in Deutschland hinsichtlich der Einführung und Produktionen der Autos sowohl die Rahmenbedingungen als auch die Akzeptanz hervorragend. Die Deutschen nahmen hier einiges in Kauf (Lärm, Umweltverschmutzung etc.). Weitaus weniger akzeptiert sind in Deutschland Computer (als Bausteine der Informationstechnik im heutigen 5. Kondratieff, ab 1990). Dies führt dazu, daß in den USA mit einer Arbeitslosenquote von unter 5 % nahezu Vollbeschäftigung, in Europa mit über 10 % eine hohe Arbeitslosigkeit herrschen. Wobei die Wachtumskurven gleichförmig, die von Europa hier jedoch deutlich niedriger verlaufen. ...Für den unmittelbar bevorstehenden 6. Kondratieff lauten die prospektiv ableitbaren tragenden Innovationen (Basisinnovationen): a) der Informationsmarkt, b) der Umweltschutz, c) die Biotechnologie, d) die optischen Technologien (einschließlich der Solartechnik) und e) der Gesundheitsmarkt (mit pschosozialem Schwerpunkt). Besonders auch hinsichtlich Überlegungen seitens der Arbeitsproduktivität kommen psychosozialen Faktoren (Einsatzbereitschaft und Kooperationsfähigkeit neben der bereits gut vorhandenen Fach- und Methodenkompetenz) mehr und mehr Bedeutung im Arbeitsprozeß zu.

Für die kommende Zeit (6. Kondratieff) wird unter anderem die „Psychosoziale Gesundheit" somit unter anderem zur ökonomisch eklatant wichtigen Basisinnovation – will man innovativ an der Spitze sein, so müssen hierzu rechtzeitig die entsprechenden Strukturen und Voraussetzungen (u. a. auch hinsichtlich der sozialen Akzeptanz) geschaffen werden."

Weiteres im Glossar.

Zurück zu medizinischen Überlegungen möchte ich fortfahren und erwähnen, daß hinsichtlich psychosomatischer Betrachtungsweisen auch Sigmund Freud äußerste Anstrengungen unternommen hat. Er verglich die Struktur der menschlichen Psyche mit dem „Telefonnetz von Wien" und suchte Zeit seines Lebens nach dem „neurobiologischen Übergangskorrelat" von Nervenzelle und Seele.

Heute glauben wir zu wissen, das als „Schaltstelle" zwischen den somatisch-biologischen Abläufen auf der einen Seite und den seelisch-geistigen Abläufen andererseits, funktionale, hormonell-neuronale Wirkkreise (hypothalamisch-hypophysär, limbisch und mesolimbisch im ZNS) ineinandergreifen. Macht man sich deutlich, daß äußere und innere Kräfte, im Sinne eines Fließgleichgewichtes, in ständiger homöostatischer Wechselwirkung stehen, so wundert es nicht, daß ein durchschnittlicher Eingang (Input) an Informationen auf allen Sinnesebenen von etwa 10^9 bit/s, nicht gänzlich in die klaren Bewußtseinsebenen einfließen. Nur etwa 10^2–10^3 bit/s werden zunächst bewußt verarbeitet. Das restliche Informationsvolumen geht an der Schnittstelle oder an anderen, noch unbekannten Stellen, andere Wege und wird teilweise einer Nachverarbeitung (beim Träumen?) zugeführt. Entsprechend dem bio-psycho-sozialen-Umwelt Integrationsmodell sind der diagnostische Zugang als auch die therapeutischen Strategien mehrgleisig. Sie umfassen sowohl körperliche, körperpsychotherapeutische, als auch psychologisch-sensuelle Behandlungsansätze.

Wenn man ganzheitlich orientierte Psychosomatik selbstverständlich betreiben will, scheint es vor dem Hintergrund der enormen Komplexität nicht angemessen, auf der Ebene der erkrankten Organe stehen zu bleiben oder sich einseitig der seelischen Prozesse zu widmen. Auch ist es fraglich ob es Sinn macht, wenn man für isoliert anmutende Krankheitsbilder, systemorientierte Behandlungsgruppen (Tinnitusgruppen, Angstgruppen, Eßgestörtengruppen, etc.) anbietet. Wissen wir doch, daß nicht die Erkrankung und das Symptom im Mittelpunkt der Therapie stehen soll, sondern der gesamte

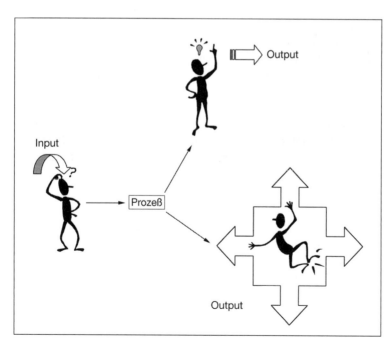

Abb. 1–2
Input/Output
(Wahrnehmung-
Verarbeitung-
Ausdruck)

Mensch, und dieser vor allen Dingen mit seinen zu fördernden gesunden Anteilen (ressourcenorientiert). Ungeachtet dieser Überlegungen stehen dem Kosten- und Umsetzbarkeitsfragen gegenüber.

> Letzteres erfordert einen multimethodalen therapeutischen Ansatz. Dieser vermag, auf die ursächlich multifaktoriellen, im sozialen Umwelt-Kontext verschränkten Erkrankungen, flexibel und individuell einzuwirken. Somit kann zudem einer „krankheitsverstärkenden" Sichtweise entgegengewirkt werden.

Natürlich darf die Ernsthaftigkeit der jeweiligen Erkrankung nicht auf die leichte Schulter genommen oder gar ausgeklammert werden. Niemand ignoriert eine Knochenfraktur in Fehlstellung oder unterläßt die sorgfältige Untersuchung einer Sprunggelenkdistorsion, wenn er es mit dem somatischen Anteil im Gesamtsystem Mensch ernst meint. Umgekehrt sollte ein eher organisch orientierter Arzt sich sehr davor hüten, einen Menschen als „spinnert" abzuqualifizieren ohne zu wissen, welche Ursache und Bedeutung das „Spinnert-Sein" für den Patienten hat.

> Ob letztendlich eine ambulante Therapie oder eine stationäre Therapie sinnvoll ist, hängt im wesentlichen vom Leidensdruck und der Möglichkeit ab, ob jemand neben den Alltäglichkeiten in der Lage ist, eine Intervallbehandlung anzunehmen und davon auch zu profitieren. Manchmal bedarf es einer „Auszeit" und eines „Klimawechsels" um während einer stationären Therapie die Chance zu nutzen, in dem entsprechend geschützten therapeutisch vorgegebenen Rahmen, die Alltäglichkeiten abzustreifen um neue, bessere Verhaltensmuster einzuüben (Verhaltensmodifikation, -modulation), neue Konfliktlösungsstrategien (Copingstrategien) zu erarbeiten oder um die „Batterie" wieder aufzuladen (Wiederauffrischung der Kräfte).

Sowohl an das ambulante als auch stationäre Setting steht der hohe Anspruch, menschlich warme Atmosphären zu schaffen, in dem die Therapie auch fruchtbar aufkeimen kann. Die Frage Klinikgröße und Baulichkeit ist dabei genau so wenig wie das Ambiente einer Praxis zu unterschätzen, wenngleich es eher sekundärer Natur ist, vergleicht man dies mit der Arzt-Patienten-Beziehung.

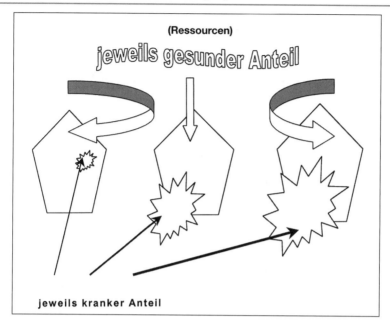

Abb. 1–3
Das „Krank versus Gesund"-Modell hinsichtlich der Betrachtung des Gesamtsystems Mensch

Das Miteinander-Umgehen sollte getragen sein von gegenseitig tiefem Respekt, Akzeptanz, Klarheit, und Wertschätzung. All dies sind Grundvoraussetzungen für das Gedeihen einer liebe- und verständnisvollen, therapeutisch fundierten interaktionellen Beziehung.

Neben der Abschätzung des organischen Leistungsniveaus ist es unabdingbar, Wege zu den unbewußten, irrationalen, psychodynamisch wirksamen und gefühlsbetonten Anteilen des Patienten/der Patientin als Mensch zu suchen und zu finden. Dies setzt wiederum eine kontinuierliche selbstreflektorische, selbsterfahrungsgeleitete Haltung im Beziehungsfokus, auf eigentlich sämtlichen Ebenen, voraus. Es handelt sich dabei im Grunde um einen nie endenden Prozeß! Mit Hilfe der OPD (= Operationalisierte psychodynamische Diagnostik) wird seit einigen Jahren recht erfolgreich versucht, sich dem intrapsychischen Struktur-, Konflikt- und Beziehungsniveau einer Patientin bzw. eines Patienten zu „kommunizierbar" nähern.

Basis einer jeglichen medizinischen und pflegerischen Handlung, sowohl in diagnostischer als auch therapeutischer Hinsicht, ist stets eine emotional-empathische, wohlwollende und klare Beziehung zum Patienten. Dies ist der wichtigste allgemeine Wirkfaktor einer jeglichen Behandlung.

1.5 Zusammenfassung der Erfolge bisheriger psychosomatischer Behandlung im Allgemeinen

Durchschnittlich neuneinhalb Wochen dauert eine stationäre psychosomatische Behandlung (Tendenz sinkend). Dabei ist zu berücksichtigen, daß stationäre psychosomatische Behandlung nicht die Durchführung ambulanter psychotherapeutischer Maßnahmen im stationären Rahmen bedeutet, sondern eine Therapie mit einem eigenständigen Konzept anbietet. In einem Beitrag der Zeitschrift „PPmP Psychotherapie, Psychosomatik, Medizinische Psychologie" (Georg Thieme Verlag, Stuttgart) wurde die Frage untersucht, ob die Patienten dann auch längerfristig eine Besserung erfahren. Die Beschwerden der untersuchten Patienten (neurotische Depression, Angstneurosen, Schmerzsyndrom) dauerten im Durchschnitt über sieben Jahre. In den der Aufnahme vorangegangenen fünf Jahren waren die meisten Patienten im Krankenhaus oder zu einer Rehabilitationsmaßnahme gewesen, zwei Drittel mehr als einmal. In dem Jahr vor der stationären Aufnahme war knapp ein Viertel der Patienten mehr als sechs Monate erwerbsunfähig. Ein Jahr nach dem Ende der stationären Behandlung gaben knapp drei Viertel der Patienten an, ihre Beschwerden hätten sich verbessert.

> Rückblickend betrachteten 90 % der befragten Patienten die stationäre psychosomatische Behandlung als für ihr Leben hilfreich.

Nach der Entlassung konnten über 60 % der Patienten ihrer alltäglichen Arbeit (Beruf oder Haushalt) wieder wie gewohnt nachgehen. Ein Jahr nach Klinikentlassung fühlten sich aber doch wieder zwei Drittel der Patienten aufgrund von Beschwerden in ihrer Arbeitsfähigkeit bzw. ihren sozialen Beziehungen beeinträchtigt, während dies bei der Aufnahme auf fast alle Patienten zutraf. Der Behandlungserfolg läßt sich im Einzelfall nicht vorhersagen. (aus: Stationäre psychosomatische Behandlung – Patientenmerkmale und Behandlungserfolg. PPmP, Psychotherapeutische Psychosomatische med. Psychologische, 46 (1996) 12, 430–437)

1.6 Normalität und Krankheit

Die Betrachtung aller, vor allem psychischer, psychosomatischer Störungen und Erkrankungen steht in der Regel vor dem Hintergrund der Begrifflichkeiten „normal" versus „abnormal = auffällig" sowie „krank" versus „gesund".

1.6.1 Normalität

Das lateinische Wort „norma" bedeutet sehr treffend: Maß, Richtschnur, Regel, Vorschrift. Normalität ist unumgänglich für unseren geordneten Umgang mit der Welt, für unsere Einordnung in eine Gemeinschaft und für den Bestand der Gesellschaft. Normen dienen der Schaffung und Aufrechterhaltung von Sozialstrukturen. Sie sind zum Überleben der Mitglieder der Gesellschaft (Schutz vor Tötung oder Ausstoßung) und der Art selbst notwendig. Normen bringen dem Individuum Schutz, Sicherheit, Geborgenheit, der Gesellschaft Struktur, Rahmen, Ausrichtung, Grenzen, Richtlinien für Verhalten, Benehmen und Werte. Eigenes und fremdes Verhalten ist reglementiert, vorgegeben, damit berechenbar, einschätzbar, vorhersehbar. Es ist im sozialen Kontext eingebettet, ist kommunikabel, wird verstanden und akzeptiert. Normen ersparen jedesmal eine neue Anpassungsleistung zu erbringen. Dafür kann ein überzogen individualistisch orientierter Mensch (der seine Gemeinschaft eher als Nicht-Ich denn als Gruppen-Ich erfährt) eine gewisse Einengung, ja sogar Fremdbestimmung seines Verhaltens erfahren.

> Allgemein sichern Normen den Bestand der Gemeinschaft, können aber auch durch Rigidität zu mangelnder Anpassung führen und somit eine gesellschaftlich geprägte Kultur gefährden.

Im Sozialisationsprozeß und der Persönlichkeitsentwicklung werden die Normen durch Bestrafung, Verpönung, Belohnung, Versprechungen etc. verinnerlicht. Es findet die Identifikation mit dem Normensetzer (der Gesellschaft und/oder der machthabenden Instanzen) statt. Die Art, wie ein Mensch mit den gegebenen Normen umgeht (Abwehr, sich freihalten, Protest, innerer oder äußerer Rückzug, freiwillige Übernahme), spiegelt seine Autonomie und Reife. Die Normen entwickeln sich in einer Gesellschaft oder werden von ihren Machthabern gesetzt. Der in der Psychiatrie/Psychosomatik am häufigsten benutzte Normbegriff ist der der Durchschnittsnorm (diese heißt auch statistische Norm). Normal im Sinne der Durchschnittsnorm ist global gesehen das Verhalten, das sich bei der Mehrzahl der Menschen eines bestimmten Geschlechts in bestimmten Altersgruppen innerhalb eines bestimmten soziokulturellen Bereichs, in bestimmten Situationen ereignet. Es gibt kaum eine praktisch und zum Messen oder zur genaueren Einschätzung brauchbare, für alle Menschen aller Kulturen verbindlich gültige Norm. Die Durchschnittsnorm ist für Menschen verschiedener Kulturen, Sozialschichten, Religionen, Situationen, unterschiedlich. Für den Kliniker ist der Begriff der Individualnorm als individuelle Spezifizierung des statistischen Normbegriffs wichtig: Weicht das zur Untersuchung führende, vom Klienten selbst oder von seiner Umgebung berichtete Erleben und Verhalten von seiner sonstigen Wesensart ab, fällt es aus dem Gang seines Lebens kurz –, mittel- oder langfristig heraus? Abnorm ist, was an einem jeweils bestimmten Verhalten von der Norm der jeweiligen Gruppe abweicht. Solche Abweichungen, „Abnormitäten", gibt es in 2 Richtungen:

– In „positiver" Richtung sind solche Abnormitäten: Hochbegabung, Höchstbegabung in intellektuellem und/oder künstlerischen Bereich, besondere intuitive Begabung und ähnliches. Abnormitäten in „negativer" Richtung: Verhalten, das von der landes- und gruppenüblichen Norm im negativen, zurückbleibenden, versagenden, leidvollen, störenden, anderen Leid bringenden Sinne oder ähnlichem abweicht. Manche Menschen sind zugleich in „positiver" und „negativer" Richtung abnorm (Scharfetter 1991).

Hinsichtlich normalen versus abnormen Verhaltens seitens der Therapeuten und Therapeutinnen sei darauf hingewiesen, daß natürlich auch diese sich an „Normen" bezüglich Diagnose und Behandlung zu halten haben. Im Deutschen Ärzteblatt wird in einer Abhandlung bezüglich Medizinethik in der Berufsordung das strenge Vorgehen bei sexuellen Übergriffen in der Therapie, gemäß der American Medical Association, erörtert. Als Formen der berufliche sexuellen Ausbeutung werden folgende Punkte aufgeführt:

1. Diagnostische oder therapeutische Berührung, die von Patienten als sexuell erlebt wird
2. Romantische Verquickung mit Patienten
3. Einsetzen der eigenen Position oder Macht, um sexuelle Belange einzubringen
4. „Verhängnisvolle Affaire", oft aus einer Rettungsphantasie heraus
5. Frotteurismus, Voyeurismus oder Exhibitionismus innerhalb der Berufsrolle
6. Unnötige oder unnötig intensive genitale Untersuchungen
7. Rohe, anzügliche, unangemessene Sprache oder Ausdrucksweise gegenüber Patienten
8. Berufliches Angebot, „lustfördernde Techniken" persönlich auszuprobieren

9. Übergriffe auf Patienten, die körperlich, geistig oder emotional keinen Widerstand leisten können oder aufgrund von Rausch oder Anästhesie benommen sind

10. Angebot einer persönlichen „Sex-Therapie" bei Patienten mit Beziehungs- oder Sexualitätsproblemen

11. Angebot persönlicher Hilfe bei Konflikten um die sexuelle Orientierung von Patienten durch eigenes sexuelles Einlassen auf die Patienten

12. Szenisches Ausagieren der inzestuösen Phantasien oder vergangener sexueller Erlebnisse im Kontakt mit Patienten oder Klienten

Als Konsequenz beruflichen sexuellen Mißbrauchs stehen spezielle Untersuchungen bei Grenzverletzungen seitens der US-Ärztekammern mit u. U. nachfolgenden Therapieauflagen für die betroffenen Ärzte/Ärztinnen oder in letzter Hinsicht der Approbationsentzug (Dt. Ärzteblatt 1997).

1.6.2 Gesund/Krank

Das Begriffspaar „gesund" und „krank" leitet einen pragmatischen Bezugspunkt für ein bestimmtes Handeln (Untersuchung, diagnostisches Prozedere, Pflege, Therapie, Rehabilitation) her. Von der sozialen Rollenfunktion her geht es um die Frage, ob ein Mensch von der Gesellschaft die Berechtigung erhält, die Patientenrolle einzunehmen (Anspruch auf Freistellung, Schonung, Pflege, Therapie). Forensisch bedeutet es Anerkennung verminderter oder aufgehobener Zurechnungsfähigkeit (im Strafrecht) bzw. Geschäftsfähigkeit (im Zivilrecht) (Scharfetter, Allgemeine Psychopathologie, 1990).

> **Gesund bezeichnet den gesamten körperlich-seelisch-geistigen und sozialen Zustand eines Menschen, der wiederum, besonders bezüglich psychischer Erkrankungen, kultur- und individualspezifisch zu sehen ist.**

Der Begriff ist für die Psychiatrie/Psychosomatik noch schwieriger zu fassen als der der Norm. Der Gesundheitsbegriff der WHO bezüglich des Wohlbefindens im physischen, psychischen, sozialen, geistigen und ökonomischen Sinn, ist ein hohes Ziel. Ein Idealziel, welches von vielen bezweifelt wird und in der Regel auch nur sporadisch erreichbar ist. Dennoch ist er eine wertvolle moralisch-ethische Orientierungsrichtschnur. Es ist im Verständnis bezüglich des Begriffspaares krank/gesund entscheidend, welche Perspektive man als Behandler hinsichtlich der Therapieplanung zugrundelegt. Ich halte nach wie vor an meiner im Kapitel aufgestellten Formulierung fest, daß in jedem noch so erkrankten System immer mindestens ein Funke gesunder anknüpfungswürdiger Ressourcen zu finden sein wird, welcher uns leiten sollte. Die Tatsache, nach verzweifelten Therapieversuchen den Patienten aufzugeben, weil es kein augenscheinliches „weiter" gibt, entpflichtet uns nicht von einer kritischen Reflexion darüber, ob wir nicht dem Patienten doch hätten helfen können, indem wir ihn weitergeleitet hätten, weil unsere Kräfte, unser Wissen am Ende zu sein schien. Besser noch ist es, während der Behandlung, etwaigen Omnipotenzgefühlen zu widerstehen und rechtzeitig abzuwägen, ob so die Therapie wohl richtig ist, entsprechend zu reagieren und zum Wohl des Patienten einzulenken. Diese „Gratentscheidung" ist eine sehr persönliche und professionelle dazu – vor einer überstürzten Entscheidung, nichts mehr für den Patienten tun zu können, ist selbstverständlich abzuraten.

2 Klassische psychosomatische „Krankheitsbilder" bzw. Störungen

2.1 Ohrensausen, Ohrgeräusche (Tinnitus aurium; Tinnitus metallicus)

2.1.1 Allgemeines

Definitionsgemäß ist der Tinnitus eine dauerhafte oder zeitlich begrenzte, ein- oder beidseitige Hörempfindung von Tönen (verschiedener Frequenzen) und/ oder Geräuschen oder auch von Melodien. Die Intensität variiert in der Regel mit der Streßsituation – eine äußere Schallquelle ist während dieser Mißempfindung für einen normal hörenden Menschen nicht hörbar. Der Tinnitus ist eine der häufigsten Mißempfindungen des Menschen (nach Daten des National Center for Health Statistics (1980) sind 32 % der amerikanischen Bevölkerung von Ohrgeräuschen betroffen). In Deutschland schätzt man, daß etwa 10 Millionen Menschen Ohrgeräusche kennen, ca. 400 000 dieser Menschen haben eine gravierende Symptomatik. Die Schweregrade reichen von banalen, subjektiv nicht störenden Geräuschen hin zu tiefgreifenden Beeinträchtigungen, welche zu selbstverletzendem Verhalten oder gar Suizid führen können.

Der Maler Vincent van Gogh (1853–1890) leidete derart unter seinem Ohrgeräusch, daß er sich davon zu befreien versuchte, indem er sich ein Ohr abschnitt. Von den oben genannten 32 % waren bei ca. 7 % der Tinnitus so schlimm, daß sie zum Arzt gingen. Dies scheint u. a. wiederzuspiegeln, welche unterschiedlichen inneren Konfliktbewältigungskonzepte die einzelnen Menschen haben. Am häufigsten ist der Tinnitus auf beiden Ohren zugleich, ist er einseitig, so meistens linksseitig. Tiefe Töne finden sich fast

Abb. 2–1
Selbstbildnis von
van Gogh

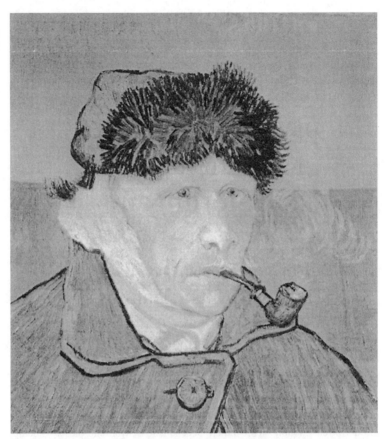

immer bei Mittelohrerkrankungen, hohe Töne bei Innenohrerkrankungen. Kann die Frequenz weder als hoch oder tief angegeben werden ist eher an eine zentralnervöse Erkrankung im Bereich der *Hörbahn* (Kerne, aufsteigende Bahnen, Thalamus und Cortex) zu denken. Der Thalamus scheint hier eine psychisch-physiologische Filterfunktion, auch für Höreindrücke zu haben. Für Streßsituationen gibt es umgangssprachlich z. B. die Redewendung „mir klingeln die Ohren". Dies weist organsprachlich betrachtet, auf eine starke innere Anspannung sowie auf die emotionale Anteilnahme in diesen Zeiten hin.

Der wissenschaftliche Ausdruck Tinnitus aurium leitet sich einerseits von dem lateinischen Wort *tinnire* ab, was klingen oder auch klirren, klimpern bedeutet und andererseits von dem Wort *auris* – das Ohr. Metallicus hebt in diesem Zusammenhang auf den metallisch klingenden Charakter ab und bedeuted hier dasselbe. Im englischen Sprachgebrauch redet man vom „ear clicking". Man kennt zum einen die Wahrnehmung ohrnaher Muskel- und

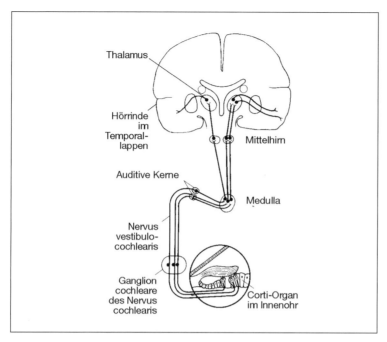

Abb. 2–2
Hörbahn – ZNS – anatomisch

Gelenkgeräusche, Sekretknistern und zum anderen die „rein subjektiven" Empfindungen (Brummen, Rauschen, Klingeln, Pfeifen, ect.) infolge gestörter Reizverarbeitung im Mittel- und/oder Innenohrbereich. Oft ist dies bei gestörter Schallleitung (Zeruminalpfropf, Otitis media, Otosklerose – meist dumpfe niedrigfrequente Töne) oder bei Innenohrerkrankungen (meist hochfrequente Töne aufgrund elektrophysiologischer Phänomene) der Fall.

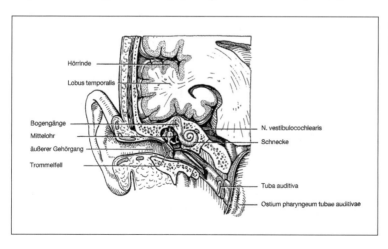

Abb. 2–3
Äußeres, mittleres, inneres Ohr

2.1.2   Diagnostik und Ursachen

In der medizinischen Klinik unterscheiden wir einerseits objektive Ohrgeräusche (von E. P. Fowler 1947 als „vibratory tinnitus" bezeichnet), die in der Nachbarschaft des äußeren Gehörganges auskultierbar bzw. in Mittel- oder Innenohrbereich ableitbar sind. Meist handelt es sich hier um *pulssynchrone Ohrgeräusche*, die hauptsächlich durch arteriovenöse Fehlbildungen, durale Fisteln, Karotisstenosen, Karotisaneurysmen, gefäßreiche Tumoren wie des Glomus tympanicum bzw. jugulare sowie Fehlbildungen basaler Venen und Sinuidalgefäße hervorgerufen werden. Sie sind durch eine zweite Person (z. B. mittels eines Stethoskops, angelegt an das Ohr des Patienten) nachvollziehbar und unterscheiden sich andererseits von subjektiven Ohrgeräuschen, die primär nur für die betroffene Person in Erscheinung treten. Letztere überwiegen zahlenmäßig. Umstritten ist diese Einteilung in subjektiven und objektiven Tinnitus deshalb, weil auch der „subjektive Tinnitus" mittlerweile als elektrophysiologisches Phänomen forschungsmäßig intraoperativ bei Operationen am Hörnerven objektivierbar geworden ist und das Erleben beim sogenannten objektiven Tinnitus völlig zum subjektiven identisch sein kann. Man erkennt hier das Einholen des subjektiven Empfindens durch technische Nachweisbarkeit in Richtung „Objektivierung". Zwar werden in der Mehrzahl der Fälle die Ohrgeräusche formal aufgrund fehlender diagnostischer Grundlage „psychogen" bzw. „funktionell" bewertet, nichtsdestotrotz gibt es eine Reihe vergleichsweise seltener organischer Differentialdiagnosen zu beachten. Als da wären, der Hörsturz, der Verschluß des äußeren Gehörganges (Ohrenschmalz!), das Lärmtrauma, das Akustikusneurinom, der Morbus Menière (hier oft mit Hyperakusis vergesellschaftet), die Anämie, die Polycythaemia vera, der erhöhte intrakranielle Druck aus verschiedenen Ursachen heraus, der Glomus caroticum Tumor, die vertebrobasiläre Insuffizienz, das Hämangiom, die verschiedenen Herzvitien, der Hypertonus sowie das Mandibulargelenk-Syndrom, um die wichtigsten zu nennen. Einige dieser Erkrankungen (z. B. der essentielle Hypertonus und die Hypotonie) gehören wiederum in das „klassische Bild" der psychosomatischen Erkrankungen. Wir haben es vielfach um eine Verschachtelung oder Vernetzung psychosomatischer Erkrankungen zu tun (man redet in diesem Zusammenhang auch vom chronisch komplexen Tinnitus) und sollten sehr viel acht darauf geben, gerade bei solchen minutiösen Symptomen, wie auch anderweitig, nicht „symptomfixiert" zu denken, zu handeln zu behandeln – wir berauben uns selbst sonst der Möglichkeit, die innewohnenden gesunden Anteile gebührend zu berücksichtigen und ziehen diese dann unweigerlich auf die „kranke" Symptomseite. Gerade das Umgekehrte sollte auch hier unser Vorgehen sein.

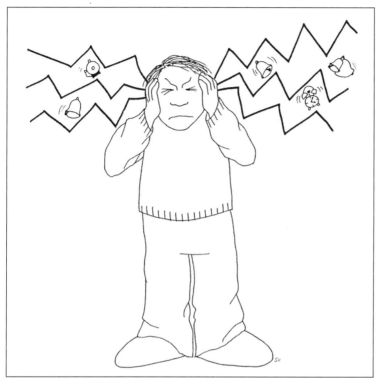

Abb. 2–4
Karikatur, klingelnder
Ganzkörperton

Fallbeispiel aus der Klinik (Tinnitus aurium)

Anamnese: Eine 65jährige Frau berichtet über seit einem 1/2 Jahr bestehende Ohrgeräusche. Sie berichtet weiter über zuvor dagewesene morgentliche Schwindelanfälle im Sinne eines Schwankschwindels mit einem Schwarzwerden vor beiden Augen, Verschwommensehen sowie dem Gefühl der Unsicherheit, auf Ihren Beinen stehen zu können. Ihr Blutdruck hat in dieser Zeit ungefähr 90/60 mmHg betragen. Ein hochfrequenter Dauerpfeifton im linken Ohr löste dann die Schwindelsensationen schlagartig ab. Sie berichtet, es sei Ihr, als drücke jemand andauernd auf die Klingel. Der Tinnitus ist bis heute, Tag und Nacht vorhanden, ändert aber manchmal seinen Charakter – „schaltet" quasi, manchmal für einen halben Tag um. Mal donnert es, mal rauscht es, mal summt es, mal pocht es, mal wird es leiser und mal wird es ein wenig lauter. Interessanterweise kommt es nahezu schlagartig zu einer Intensitätssteigerung des jeweiligen Ohrgeräusches, wenn sich die Patientin „aufregt", etwa weil die Enkeltochter erkrankt oder weil eine zusätzliche Rechnung ins Haus kommt. Auch über die Weihnachtsfeiertage, man wollte die Patientin „schonen" und sie war allein zu Hause, wurde der Tinnitus intensiver – die Patientin berichtet sie sei „schier verrückt geworden durch das Geräusch". Die Untersuchungen durch den HNO-Arzt ergab bis auf eine geringgradige Innenohrschwerhörigkeit beidseits im Hochfrequenztonbereich keinerlei Auffälligkeiten – die Diagnose lautete: Hörsturz mit anschließendem Tinnitus. Es folgten 10 ambulante Infusionsbehandlungen mit HEAS-steril 10 %, welche der Patientin jeweils eintägige Erleichterungen brachten, sowie 15 Sauerstoffüberdruckkammernbehandlungen mit ca. 3 Tage anhaltenden Erfolgen im Sinne einer Ohrgeräuschdämpfung für die Patientin. Weitere Behandlungen erfolgten mit Akupunktur, Biofeedback, Geprächspsychotherapie (mit tiefenpsychologischen Schwerpunkt) und den Entspannungsverfahren: Autogenes Training sowie Progressive Muskelrelaxation. Insgesamt kam es zu einem mittelfristigen Erfolg (unter klinischen Bedingungen bereits 2 1/2 Wochen) im Sinne einer deutlichen Dämpfung des Ohrgeräusches und einer erhöhten Lebensfreude.

In der Tat wird ein multifaktorielles Tinnitusmodell entwickelt, in der neben der HNO-Diagnostik weitere Diagnostik im Halswirbelsäulen- und Kieferbereich sowie im verhaltenstherapeutischen Bereich eine umfassende Verhaltensanalyse und die Erfassung weiterer psychosozialer Belastungen erfolgen.

2.1.3   Therapie

Handelt es sich um den klassischen subjektiven Tinnitus, sind Beratung, Entspannungsverfahren sowie Desensibilisierungsverfahren (z. B. Retraining nach Hazell und Jastreboff) indiziert, obgleich es nach heutigem Wissensstand für den Tinnitus keine spezifische Behandlungsform gibt. Liegt begleitend eine Hyperakusis (= überempfindliches Hören, welches zu umweltsozialem, ängstlich bedingtem Rückzug sowie Depressionen führen kann) vor, zeigt die Kombination von apparativen (Klangtherapien, Biofeedback) mit psychologischen Verfahren relativ gute Ergebnisse. Auch körperorientierte Thearpieverfahren wie z. B. Bioenergetik sind hier aufgrund der emotionalen Komponente der Krankheit sehr hilfreich und unterstützend. Weitere allgemeine Therapien sind das „masking" (Feldmann, 1971 – Überdeckung des Tinnitus durch äußere Lautquellen, wie z. B. leise Radiogeräusche, wie sie zwischen zwei Sendern einstellbar sind, zum Einschlafen, weil man erkannt hat, daß der Tinnitus bei Umweltgeräuschen weniger störend wirkt), die Gesprächspsychotherapie und die umstrittene medikamentöse Therapie durch Carbamazepin (Tegretal®), Flunarizin (Sibelium®) sowie Tranquilizer. Die Mehrzahl der pharmakologische Behandlungen strebt eine Durchblutungsverbesserung im Innenohr an. Hierzu werden Infusionen mit Parasympathikolytika, Betasympathomimetika oder Substanzen, welche die Fließeigenschaften des Blutes günstig verändern, verabreicht. Zur Anwendung kommen auch Stellatumblockaden, Iontophorese, Akupunktur, ausleitende Verfahren, die Homöopathie, Neural-, Ordungs- und Phythotherapie sowie physiotherapeutische Verfahren. Aus dem Bereich der psychologischen Behandlungsmethoden finden in erster Linie die Entspannungsverfahren wie Autogenes Training, Hypnose, Suggestionen und das Biofeedback Anwendung. Differenzierte verhaltenstherapeutische Verfahren werden ebenfalls mit einigen Erfolgen angewendet.

2.2   Eßstörungen

2.2.1   Allgemeines

Nahrungsaufnahme, die Zuführung von Nährstoffen in flüssiger oder fester Form, ist eine der essentiellsten Tätigkeiten für unser Leben überhaupt. Wir brauchen zur Aufrechterhaltung unseres inneren Körpermilieus Nahrung, welche verstoffwechselt, das heißt metabolisiert wird. Der namhafte amerikanische Physiologe Walter B. Cannon nannte das Zusammenspiel der körperlichen Regulationssysteme zum Zwecke der körperlichen Ausbalancierung: „Homöostase". Die der Verdauung dienenden Organe bezeichnet man zusammenfassend als Verdauungssystem (auch digestives System genannt, Abb. 2–5).

Der Organismus kann bis zu 40 Tage ohne feste Nahrung bei ausschließlicher Zuführung von Flüssigkeiten auskommen. Bedeutende Persönlichkeiten wie Jesus, Buddha, Mohammed und Mahatma Ghandi haben dies belegt. Außerdem kann ein jeder, unter entsprechender Anleitung und Kontrolle, eine Fastenwoche durchführen. Chronische Mangel- oder Unterernährung führt jedoch schleichend zum Tode. „Bewußt" (?) herbeigeführt, kann man von einer Selbsttötung auf Zeit sprechen. Führen wir unserem Organismus andererseits viel mehr Nährstoffe zu als er braucht, so kommt es zum sogenannten Übergewicht und im Extremfall zur Fettsucht (Adipositas). Die Entstehung von gestörtem Eßverhalten wird durch zwei Faktorengruppen beeinflußt:

- ■ Äußere Faktoren:
  - ☐ Kulturelle Werte und Normen (Bsp. Schönheitsideal von Südseeinsulaner im Gegensatz zu dem in den Industrieländern)

Abb. 2–5
Digestives System
(Verdauungssystem)

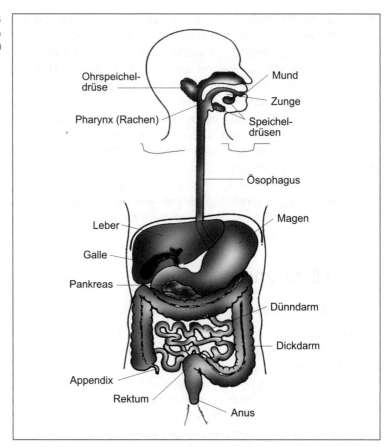

Psychosoziale Faktoren (Bsp. Tischkultur, Anzahl der Mahlzeiten, Nahrungsmittelwerbung)

■ **Innere Faktoren:**

☐ Hormonsystem (Bsp. Insulin, Cholecystokinin)

☐ Neurohumorales System (Bsp. Sättigungszentrum und Hungerzentrum im Hypothalamus)

☐ Magenzustand (Bsp. Kontraktionen im Magen signalisieren, das es Zeit zum Essen ist, ein gefüllter Magen signalisiert normalerweise STOP!)

☐ Genetische Faktoren (Bsp. Stoffwechselenzyme und ihre genetischen Verschlüsselungen)

☐ Energetischer Zustand (Bsp. Energiereserven bzw. -überschuß)

☐ Psychische Abwehr (Bsp. „Dicksein" als psychischer „Schutz")

Organ-physiologisch betrachtet erfolgt die Steuerung der Verdauung dienlichen biochemischen Prozesse im Körper durch Zentren im Hypothalamus (Hungerzentrum im lateralen, Sättigungszentrum im ventromedialen Bereich des Hypothalamus) die in Verbindung mit dem Riechhirn, der Hirnrinde (Cortex cerebri) und über neurovegetativ-hormonale Wege, mit dem restlichen Körper, stehen.

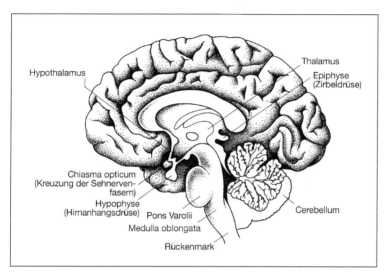

Abb. 2–6a
Hypothalamus

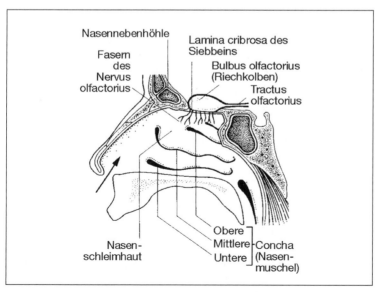

Abb. 2–6b
Riechen

Abb. 2–6 c
Riechbahn

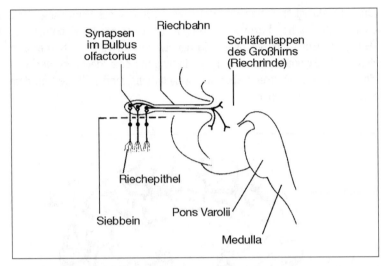

Eine strukturelle, anatomische Veränderung im Gebiet des Hypothalamus, wie z. B. durch einen Tumor, kann je nach Lokalisation zu einer Adipositas oder Anorexie führen. Eine sorgfältige somatische Differentialdiagnostik ist demnach erforderlich um primär organisch bedingte Leiden herauszufiltern. Psychosozial betrachtet ist der komplexe Vorgang „Nahrungsaufnahme", zumindest für den überwiegenden Teil der Wohlstandsgesellschaft nicht nur ein primäres Bedürfnis, sondern steht im Zusammenhang mit sekundären sozialen Bedürfnissen, wie beispielsweise schon die Bezeichnungen „Eßkultur" und „Tischsitten" deutlich werden lassen. Bei der Nahrungsaufnahme sind Gewohnheitsbildungen, also Eßverhalten und persönliche Wertsetzungen von großer Bedeutung. Essen ist des weiteren auch Anlaß für zwischenmenschliche Begegnungen – für Tischgespräche oder Tischkonversationen genauso, wie für das abstoßende Verhalten von Rülpsen und Schmatzen bei Tisch (was allen Grund für zwischenmenschliche Ärgernisse bei Tisch bedeuten kann). Neben der Tatsache, was man qualitativ und quantitativ ißt, kommt es ebenso darauf an, wie man ißt (zeitlich und von der inneren Wahrnehmung, also vom Bewußtsein her) und warum man zuviel, beziehungsweise zu wenig ißt.

2.2.2 Fettsucht (Psychogene Adipositas oder Obesitas genannt) und Übergewicht

Allgemeines und Definition
Der Begriff Adipositas leitet sich aus dem griechischen Wort „adeps" für Fett ab. Die Lateiner gaben der „Wohlbeleibtheit" den Begriff Obesitas (vgl. engl.

Obesity). Gemeint ist eine, verglichen mit dem Normalgewicht, übermäßige Körperfettanhäufung. Langfristig stellt dies ein deutliches höheres statistisches Gesundheitsrisiko für Körper (Herz-Kreislauferkrankungen, Stoffwechselstörungen und Erkrankungen des Bewegungsapparates) und Seele (vorwiegend depressive Störungen) dar, worüber der Patient im Laufe der Behandlung aufgeklärt werden muß. Von allen Eßstörungen ist die Fettsucht weltweit die häufigste. Wichtig ist es in diesem Zusammenhang darauf hinzuweisen, daß neben der psychogenen Adipositas auch hirnorganische Syndrome zu Übergewicht führen können.

Ursachen

Die Entstehung einer Adipositas wird durch kulturelle, genetische, psychologische und physiologische Faktoren beeinflußt. Epidemiologische und kulturvergleichende Studien zeigen interessanterweise Zusammenhänge auf, in denen in manchen Kulturen die Adipositas als Statussymbol gilt, somit in vielen sog. „unterentwickelten" Ländern auf privilegierte Schichte beschränkt bleibt. In den Industrieländern läßt die Adipositas eine Beziehung zu niedrigem sozioökonomischen Status (Schulbildung, Beschäftigung, Einkommen) erkennen läßt.

Es gibt darüber hinaus starke Hinweise dafür, daß genetische Faktoren eine große Rolle zu spielen scheinen. Die wichtigsten Studien (Atkinson R. 1993) kommen zu folgenden Ergebnissen: in Familien, in denen kein Elternteil adipös ist, werden nur ca. 10 % der Kinder ebenfalls adipös; wenn ein Elternteil adipös ist, werden es ca. 40 % der Kinder auch; sind beide Elternteile betroffen, werden ca. 70 % der Kinder ebenfalls betroffen sein. In Studien mit eineiigen Zwillingen (welche identisches Erbmaterial haben) wurde entdeckt, daß diese nahezu identische Gewichtszuwachsraten bei nahezu identischem Fettverteilungsmuster (männliches Muster ist vorwiegend auf den Bauchbereich, weibliches Muster vorwiegend auf Hüft- und Oberschenkelbereich begrenzt) haben – auch dann, wenn sie weit voneinander entfernt aufwachsen. Neben der bestehenden lernsozialen Komponente (Eßverhalten und Aussehen der Eltern), scheint organisch die Anzahl der Fettzellen (Lipo- oder Adipozyten), der hypothalamische Sollwert (set point) bezüglich des Hungergefühls sowie die Stoffwechselrate stark genetisch beeinflußt zu sein. Dies könnte eine Erklärungsmöglichkeit für die gegenwärtig geringe Erfolgsquote von etwa 10 % in der Behandlung der Fettsucht sein, soll uns aber nicht entmutigen. Evolutionär erkennt man einen Sinn in diesen existentiellen Funktionen (Atkinson, R. 1993). Bis vor nicht allzu langer Zeit galt für unser Leben hier und in Ländern mit Unterernährung auch heute noch, daß unser Organismus wie selbstverständlich auf Nahrungsknappheit, mit dem Herunterfahren der Stoffwechselrate regiert, um Energie zu sparen. In den wenigen Momenten des Nahrungangebotes kompensierte er dann mit „Überfressen" – als Versuch um die Speicherfettzellen wieder aufzufüllen. Das Problem der heutigen Zeit diesbezüglich ist ein kontinuierliches Überangebot von Nahrungsmitteln. Haben wir doch neben den wichtigen Grundnahrungsmitteln auch Süßigkeiten und hochkalorische kulinarischen Gaumenfreuden, denen wir nicht „gewachsen sind", wenn wir nicht gegenregulieren. Das Herunterfahren des Stoffwechsels unter Diätvorschriften gleicht dem künstlichen Hungern, worauf ein anschließender Freßanfall folgt. Dadurch kommt es zu einem Gewichtszuwachs anstelle der Reduktion und somit ist ein frustranes, negatives Erlebnis für die betroffene Person, die so gern abnehmen will, bereits „vorprogrammiert". Viele Blitz- und Crash-Diäten versprechen diesbezüglich ein Wunder nach dem anderen und wirken letztendlich negativ verstärkend. Andererseits können bewährte Diäten oder Fastenmethoden wie nach F. X. Mayr, Bircher-Benner, Jackson, Hauser, Waerland, Kollath, Schnitzer, Bruker, u. v. a., wenn an der richtigen Stelle im Therapieprogramm eingebaut, hilfreich und unterstützend sein.

Psychophysiologisch bzw. pathopsycho- und pathophysiologisch fand man zusammengefaßt folgende wichtigen Erkenntnisse:

- Einschränkungen der körperlichen Aktivität (psychomotorische Aktivität) führt nach Erreichen eines Minimums an Bewegung dazu, daß die Nahrungsaufnahme sich paradoxerweise erhöht.
- Übergewichtige berichten, daß sie dazu neigen mehr zu essen, wenn sie ängstlich, angespannt oder gestreßt sind. Sie verlieren häufig an Gewicht, wenn sie sich verlieben, und nehmen an Gewicht zu, wenn sie einen geliebten Menschen verlieren („Kummerspeck").
- Das Sättigungsgefühl ist gestört.
- Viele Adipöse und manche Übergewichtige haben eine Körperbildstörung (body image disorder). – Die betroffenen Personen sehen sich selbst als ekelerregend, schwabbelig o. ä. und erleben sich oft als von anderen mit Arroganz, Feindseligkeit und Verachtung usw. betrachtet. (von Uexküll, Thure 1996).
- Eine Erklärung für die emotionalen Eßzusammenhänge lautet wie folgt: Jegliche Regung von Unwohlsein eines Säuglings wird vielfach von den Sorgetragenden als Hungergefühl gedeutet, wobei nicht zwischen nahrungsbedingtem Hunger bzw. „Liebes- oder Zuneigungshunger" oder auch Angst unterschieden wird. Folglich hatten die Säuglinge kaum eine Chance zwischen Hunger und anderen Gefühlen zu unterscheiden. Ihre Gefühle wurden förmlich mit Nahrung „erstickt", was dazu führt, daß sie, wenn immer sie intensive Gefühle wie Kummer, Angst oder Wut in sich spüren, anfangen zu essen.

- Übergewichtige und adipöse Personen sind sehr verführbar. Äußere Signale, wie aromatische Nahrungsgerüche und das Aussehen, sind stärkere Impulse, Nahrung zu sich nehmen zu wollen und nicht stoppen zu können, als innere Signale, wie der physische Hunger – beziehungsweise das Sättigungsgefühl. (Atkinson, R. 1993)
- Viele Adipöse leiden unter einem verminderten Selbstwertgefühl, sind verletzlich und kompensieren mit einer ihnen entsprechenden Abwehrstruktur.

Nun könnte ja ein schlauer Mensch (Abb. 2–7) daherkommen und verkünden: „Das mit der Gewichtsreduktion ist alles ganz einfach, man muß nur weniger essen und sich mehr bewegen und schon nimmt man ab". Richtigerweise werden in seiner Aussage wichtige Punkte zum Ausdruck gebracht – aber nur mit ihnen allein ist es nicht getan, sonst müßten wir viele Menschen kennen die früher adipös waren. Unser „schlauer Mensch" spricht

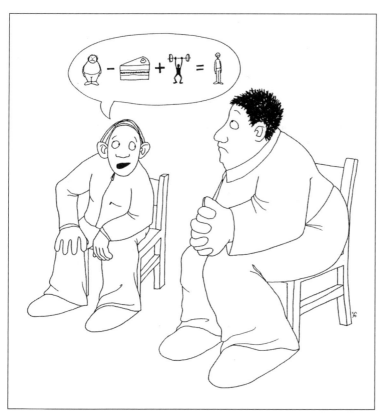

Abb. 2–7
Ein normalgewichtiger
Schlauberger trifft
einen Dicken

oben einseitig aus, was viele nicht-dicke Menschen so allgemein annehmen. Genau da fängt das Problem an, so richtig problematisch zu werden. Ein Teufelskreis, welcher i. d. R. seit der Kindheit besteht, tut sich auf . Durch ihr Übergewicht und durch den Druck der öffentlichen „Normen" wird die Übergewichtige beziehungsweise adipöse Person in der Regel gehänselt, subtil oder offensichtlich abgewertet. Sie leidet darunter, wenn sie nicht in der Lage ist, anderweitig zu kompensieren. Zudem wird sie mit ihrem Problem, dick zu sein, nicht ernst genommen. Vielfach wird schroff behauptet, daß sie sich einfach mal beherrschen und am „Riemen reißen" sollen. Oft werden sie richtig gemieden und sozial stigmatisiert. Dies alles führt bei den nahezu immer sensiblen Fettsüchtigen zu depressiven Gedanken, zunehmendem sozialen Rückzug und zu einer gesellschaftlichen Ausgliederung. Psychodynamisch gesehen folgt nun, daß sie unter diesen Frustrationen leidend, auf orale Ersatzbefriedigungen hin zurückfällt. Somit ißt sie noch mehr und ihr Problem Übergewicht wird, lerntheoretisch gesehen, negativ verstärkt. Im Volksmund heiß es treffend: „wenn die Seele hungert, frißt der Leib".

Diagnostik

Als Orientierungsgröße zur Einteilung des „Normalgewichtes" dient die Broca-Formel, mittels der man das Broca-Referenzgewicht (wird auch als das sogenannte Normalgewicht bezeichnet) ermitteln kann:

Broca-Referenzgewicht (kg) = Körpergröße (cm) − 100

Demnach wäre das Normalgewicht eines Mannes mit der Körpergröße 1,75 m nach obiger Gleichung: 75 kg Körpergewicht.

Ein Überschreiten von 20 % des Normalgewichtes führt nach dieser Definition zur Diagnose Adipositas. Im obigen Beispiel ist dies beim Überschreiten von etwa 90 kg Körpergewicht der Fall.

International hat sich der sogenannte Körper-Massen-Index (BMI = Body-Mass-Index) durchgesetzt.

BMI = Körpergewicht (kg)/Körpergröße (m²)

Für das obige Beispiel wäre der Body-Mass-Index = 24,5. Er ermittelt sich aus 75 kg Körpergewicht/1,75 m² Körpergröße. Folgende BMI Grenzwerte (Deutsches Ärzteblatt, 1996, Heft 51–52) wurden festgelegt:

Tab. 2–1 Gewichtsklasse, Adipositasgrade und Body-Mass-Index

Gewichtsklasse	Grad der Adipositas	BMI (Kg/m$^{2)}$)
Normalgewicht	0	20–24,5
Übergewicht	I	25–29,9
Adipositas	II	30–39,5
extreme Adipositas*	III	> 40

(* auch Adipositas permagna genannt)

Neben dem BMI kommt dem T/H-Quotient neuerdings Bedeutung zu. Gemessen wird mit einem Meßband, stehend, die Arme leicht abgespreizt, der Taillenumfang (T) und der Hüftumfang (H). Bei Männern zeigt ein T/H-Quotient > 1,0 (bei Frauen > 0,9), daß viel Fett am Bauch gespeichert ist („Apfelform") und was als Alarmzeichen bezüglich Bluthochdruck, Diabetes sowie Herzkrankheiten gewertet wird.

Nach einer amerikanischen Studie (Deutsches Ärzteblatt, 1996, Heft 51–52) wurde im Zeitraum zwischen 1976 und 1980 sowie 1988 und 1991 ein Anstieg des Anteils des Übergewichts in der Bevölkerung von 24 auf 32 %

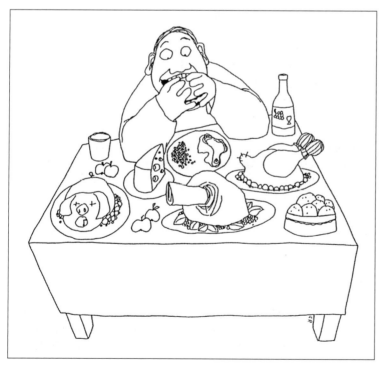

Abb. 2–8
Ein Übergewichtiger am reich gedeckten Tisch

verzeichnet. Die deutsche Herz-Kreislauf-Präventionsstudie (Deutsches Ärzteblatt, 1996, Heft 51–52) läßt einen ähnlichen Trend erkennen. Als adipös werden gegenwärtig in Deutschland etwa 20 % der Männer, 40 % der Frauen und 8–10 % der Kinder eingeschätzt. Das höchste Vorkommen findet sich in der Altersgruppe von 45 bis 64 Jahren. Das Vorkommen einer Adipositas Grad I (Übergewicht) ist bei 20–60 % der Bevölkerung zu finden. Eine Vielzahl von Diäten (die „Diätindustrie" verzeichnet derzeit 30–35 %ige Umsatzsteigerungen) versprechen eine rasche Gewichtsabnahme. Sie finden regen Zuspruch durch Personen, die ihr erhöhtes Körpergewicht als „Defizit" empfinden und darunter leiden. Mehrere frustrane Diätversuche mit unterschiedlichsten Methoden sind die Regel – die Demotivation nimmt ihren Lauf und verstärkt das Leiden.

Fallbeispiel aus der Klinik (Adipositas permagna)

Ein 41jähriger Patient (Abb. 2–9) leidet an einer Krankheit, die man das Pickwick-Syndrom (nach dem Charles Dickens Roman „die Pickwicker") nennt. Sie manifestiert sich mit hochgradiger Fettsucht, arteriellem Sauerstoffmangel, Kohlendioxidüberhang und respiratorischer Azidose durch alveoläre Hypoventilation (verminderte Lungenbläschenatmung). Des weiteren fällt eine Polyzytämie (vermehrte Bildung roter Blutkörperchen) auf. Infolge des Kohlendioxidüberhanges kommt es zu einer CO_2-bedingten „Autonarkose", welche zur Somnolenz und anfallsweise auftretenden Schlafzuständen führt. Es kommt zu intellektuellen Leistungsminderungen mit Konzentrations- und Gedächtnisstörungen, sowie zu einer starken Depressionsneigung, morgendlichen Kopfschmerzen und Mundtrockenheit sowie Potenzstörungen. Therapeutisch scheint eine Gewichtsreduktion die dringlichste Aufgabe (Eßverhalten, Aktivierung des niedrigtourig laufenden Stoffwechsels), was jedoch nicht ohne psychotherapeutische Vorbereitung und Begleitung angegangen werden kann. Er wirkt irgendwie wie eine liebe lebende „Tonne".

Diagnosen: Es handelt es sich bei diesem Patienten um eine schwere depressive Reaktion mit somatischer Manifestation und psychogener Adipositas permagna (Adipositas Grad III) bei dependenter (= abhängiger) Persönlichkeitsstruktur. Zudem bestehen das oben beschriebene Pickwick-Syndrom, Hypertonie, chronische Ulzera cruris beider Unterschenkel sowie eine ausgedehnte Nabelhernie.

Beschwerdebild bei Aufnahme: Bei Aufnahme klagte der Patient über Müdigkeit, Antriebslosigkeit, Freudlosigkeit, Stimmungswechsel – er könne die „Blicke anderer Menschen nicht mehr ertragen". Er fühle sich depressiv und in bezug auf sein Übergewicht hoffnungslos. Er könne tagelang zu Hause bleiben. Kontakte mit anderen Menschen vermeidet er. Der Patient hat wenig Freunde, diejenigen, die übrig geblieben sind, vermeiden in der letzten Zeit den Kontakt mit ihm.

Sozialanamnese: Der Patient wohnt mit seiner über 70jährigen Mutter im eigenen Haus (sie putzt, kocht, wäscht die Wäsche und räumt auf) und ist beruflich selbständiger Brunnenbauer. Er beklagt sich über die wenige Freizeit, die er hat. Er besuchte die Sonderschule bis zur 9. Klasse, begann eine Kfz-Mechaniker Ausbildung (ohne Abschluß), machte 5 Jahre später seinen Abschluß als Dreher. Er hatte noch keinen Sexualkontakt zu einer Frau. Ist nicht verheiratet und hat keine Kinder.

Internistischer Aufnahmebefund: Gewicht 170 kg bei einer Körpergröße von 1,8 m. BMI 52,5 = 170 kg/$1.8m^2$ > Adipositas Grad III (Adipositas permagna). Blutdruck systolisch 200 mmHg (Oberarmumfang!). Herzschläge rhythmisch, normofrequent, Herztöne leise, keine pathologischen Geräusche. Lunge mit vesikulärem, leisem Atemgeräusch. Trockene Haut, ausgedehnte Umbilikalhernie, chronische Ulzera cruris beider Unterschenkel. Ausgedehnte minuskorrigierte Myopie (Kurzsichtigkeit). Deutlicher foetor ex ore.

Vegetative Anamnese: Nichtraucher, wenig Alkohol, zuviel Schlaf (er gibt an, beim Sitzen in Räumen mit schlechter Luft schnell einzuschlafen).

Apparative Diagnostik: Labor: SGOT 50 U/1 (n: 5–17), Creatinin 0.67 mmg/dl (n: 0.8–0.2), Glucose 220 mg/dl (n: 75–115), HDL-Cholesterin 227 mg/dl (n: 30–80), BSG 15/33 mm n.W., restliches Routinelabor unauffällig. Nach 6wöchiger Therapie, gemäß unten angeführter Kombinationstherapie, konnte auch bei dieser Extremform der Adipositas eine Gewichtsreduktion von 15 kg erreicht werden. Mit einer deutlichen Therapiemotivation, sowie einem gut stabilisierten Eßverhalten wurde der Patient in die weitere ambulante Therapie, nebst Integration in eine Selbsthilfegruppe, entlassen. Es wurde zur langfristigen Therapiezielstabilisierung schon bei Entlassung ein erneuter stationärer Aufenthalt in einem halben Jahr vereinbart.

Der wegweisende Therapieansatz bei Übergewicht und Adipositas ist eine Kombinationstherapie aus diätetischen, verhaltens-, bewegungs-, sozial-, körpertherapeutischen sowie tiefenpsychologisch-psychodynamischen, naturheilkundlichen und ggf. kurzfristigen medikamentösen Komponenten. Einseitige Behandlungsansätze, wie „Heilfasten", „Nulldiät", diverse „Blitz- und Crash-Diäten" usw., machen bezüglich eines langfristigen Erfolges keinen Sinn.

Abb. 2–9
Schattenriß des
Patienten im
Fallbeispiel

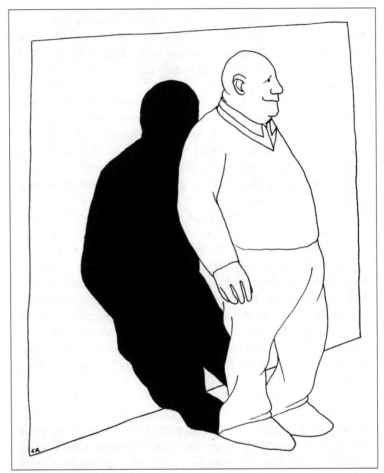

Therapie

1. Verhaltenstherapie (Verhaltensmodifikation):

   Die Verhaltenstherapie hat überzeugende und praktikable Verfahren zu dieser Kombinationstherapie beigetragen, welche in Studien auch langfristige Erfolge verzeichnen lassen. Verhaltenstherapeuten behaupten, gestörte Eßgewohnheiten müßten die Ursache für Adipositas sein, weil Adipöse durch veränderte Eßgewohnheiten ihr Gewicht verlieren können. Ein Beweis für diese Ursächlichkeit ist bislang nicht geliefert worden. Das pathologische Eßverhalten wird über die verschiedene Eßtypen diagnostiziert. So kennt man z. B.:

   ■ den „Daueresser", der von früh bis spät, z. T. aus reiner Langeweile heraus, immer wieder zwischendurch etwas ißt.

- den „Vielesser", der bei begonner Mahlzeit immer mehr Appetit entwickelt (bei deutlich herabgesetztem Sättigungsempfinden).
- den „Nachtesser", der nachtsüber sozusagen das nachholt, was er tagsüber nicht oder zuwenig ißt.
- den „Rauschesser", der alles um sich herum vergißt um rauschartig sein Essen hinunterzuschlingen (man spricht hierbei auch vom „oralen Orgasmus").

Hat man den entsprechenden Eßtyp diagnostiziert, so kann man gezielt eine Therapie ausarbeiten. Zusammenfassend sind jedoch folgende Punkte (Verhaltensprogramm) auf lerntheoretischem Hintergrund am wichtigsten:

- Verhaltensbeschreibung und Verhaltensanalyse (die Patienten werden angewiesen, Eßprotokolle anzufertigen in denen sie aufschreiben, was sie? wann sie? wieviel sie? wo sie? wie sie? mit wem sie? gegessen haben – und wie sie sich dabei fühlten?).
- Verlangsamung des Eßvorganges üben – sich bewußt Zeit zum Essen nehmen.
- Wahrnehmungsschulung für den Eßvorgang – Bewußseinslenkung auf die inneren Signale, Genuß und vor allem für das Erreichen des Sättigungspunktes (Bissen zählen; Kauen zählen – je nach Nahrung 30–60 mal kauen pro Bissen; Schlucken zählen; Eßpausen einlegen; Besteck beiseite legen nach jedem Bissen, usw.).
- Schrittweise Essensmengenbegrenzung (erst die Zwischenmahlzeiten, dann den Nachtisch weglassen, schließlich langsam das Hauptessen kürzen).
- Belohnungssysteme für erfolgreiche Verhaltensänderungen als auch für bewiesene Gewichtsreduktionen (regelmäßiges wiegen) entwikkeln. Am besten durch prompte Verstärkungen zum Beispiel durch Punktvergabe (Token-Economy-System) nach jedem Erfolg. Die Ziele müssen gut erreichbar sein.
- Kognitive Umstrukturierung, daß bedeutet, daß die Patienten versuchen sollen negative Gefühle und negative Gedanken in bezug auf sich selbst und ihr Eßverhalten durch positiv fördernde zu ersetzten.
- Rückfallverhütung: bereits während der Therapie wird versucht sich für einen Rückfall zu wappnen – für unvorhergesehene Probleme werden bereits während der Behandlung Problemlösestrategien entwickelt. Studien (von Uexküll, Thure 1996) zeigen, daß eine ambulante Vorgehensweise bei Übergewichtigen und eine stationäre bei Adipösen am erfolgversprechendsten sind.

2. Soziale Unterstützung
   Unter Einbeziehung des sozialen Umfeldes der Patienten. Im Sinne eines sozialen Kompetenztrainings lernt der Patient seine „Eßlücken" anderweitig zu schließen – er soll lernen, seine Bedürfnisse und Gefühle zu formulieren sowie soziale Kontakte herzustellen, damit er nicht all seine Gefühle mit dem Essen herunter zu schlucken braucht.

3. Körperorientierte Therapieverfahren (z. B. Bioenergetik)
   Seriös und kompetent durchgeführt, können sie hier eine große Hilfe sein, um die innewohnenden Gefühle und Energien zu aktivieren und bewußt erlebbar zu machen (der energetische Prozeß ist hier ohnehin insofern besonders, als adipöse Patienten sehr viel Energie „festhalten" und nicht nutzen, beziehungsweise noch nicht nutzen können).

4. Tiefenpsychologisch-psychodynamische Verfahren
   Diese sind vor allem nützlich in bezug auf Körperbildstörungen, vermindertem Selbstwertgefühl, zur Bearbeitung bestimmter Abwehrstrategien und zur Reflexion der „Freßanfälle". Voraussetzung zur Anwendung dieser Verfahren ist, ob eine genügende Introspektionsfähigkeit (Selbsteinsichtigkeit) für innere psychische Zusammenhänge vorhanden ist. Ansonsten muß im Vorfeld die Introspektionsfähigkeit erarbeitet werden.

5. Diätetisch (Ernährungswissensvermittlung)
   Hier wird eine ausgewogene energiereduzierte Mischkost (ca. 1200 kcal/d) empfohlen, wobei der Anteil der Kohlenhydrate bei etwa 50–60 %, der der Fette bei maximal 35 % (bei einer 2/3 Bevorzugung pflanzlicher und Fischöle mit mehrfach ungesättigten Fettsäuren und 1/3 tierischer Fette) und der Eiweiße bei ca. 15 % liegt. Qualitativ sollten die Nahrungsmittel vollwertig, das heißt, so einfach, naturbelassen und frisch wie möglich sein – auf eine ausreichende Flüssigkeitszufuhr in Form von mindestens 1,5–2,5 l Wasser ist ebenfalls zu achten. Geschmacklich verändert kann es in Kräutertees, frischgepreßten und verdünnten Naturfruchtsäften zu sich genommen werden.

6. Naturheilverfahren
   Hier sind unterstützend die Akupunktur, Neuraltherapie, Ordungstherapie sowie physikalische Therapien (z. B. Kneippsche Wassergüsse zum Kreislauftraining) zu erwähnen.

7. Bewegungstraining
   Ein kontinuierliches, individuell angepaßtes Bewegungstraining ist ebenfalls von entscheidender Bedeutung (Stoffwechselanregung, Appetithemmung, Abbau von Fett und Aufbau von Muskelmasse) für die Fettsuchtbehandlung – nur sollten auch hier die Ziele gut für den Patienten erreichbar sein, um frustrane Erlebnisse zu vermeiden.

8. Selbsthilfegruppen
Mit z. T. besseren Erfolgen als bei rein ärztlichen bzw. psychologischen
Therapien.

Alle oben genannten Therapieverfahren laufen parallel (in der Klinik, z. B. in
Form einer themenzentrierten Eßsuchtgruppe und dem praktischen Einüben wünschenswerten Verhaltens an einem sog. „Genießertisch") und werden z. B. nach der Entlassung aus einer Klinik durch Anbindungen an Selbsthilfegruppen oder durch eine weiterführende ambulanten Betreuung zur Stabilisierung ergänzt (ggf. erneuter kurz andauernder stabilisierender Klinik-
aufenthalt).

Medikamentöse Therapie

Die medikamentöse Therapie mit Appetitzüglern (Anorektika) wie *Fenflur-
amine* (Ponderax® oder Isomeride®) bewirken eine hypothalamische set-
point-Erniedrigung, mit anschließender übermäßiger Gegenregulation beim
Absetzen des Wirkstoffes. Sie ist äußerst umstritten und mit äußerster
Zurückhaltung einzusetzen. Eines der Neuerungen auf dem boomenden
Markt der Adipositasbehandlung, ist der Serotonin-Agonisten mit dem Wirk-
stoffnamen: *Dexfenfluramin*. Dem Behandler steht hiermit, jedoch – in
Ergänzung einer Bewegungs- oder Verhaltens-Therapie sowie einer Diät –
ein Sättigungsverstärker zur Verfügung, der „bei kritischer Anwendung und
der Abwägung von Nutzen und Risiko" ein sinnvoller Bestandteil einer Kombinationstherapie zur Gewichtsreduktion sein kann. Sowohl die amerikanische Ärztevereinigung AMA (American Medical Association) als auch das
British Royal College of Physicians und die Deutsche Adipositas-Gesellschaft
hatten sich zu einer Befürwortung von Dexfenfluramin als ergänzenden
Bestandteil einer Adipositas-Therapie entschlossen. Die Dauer der Therapie
sei jedoch unbedingt auf drei Monate zu begrenzen. Im Weiteren sind die
unter dem Begriff „Life-Style-Pillen" kategorisierten Präparate zu nennen.
Die Fettbremse Xenical® bewirkt, daß bis zu etwa ein Drittel, der mit der
Nahrung aufgenommenen Fette durch den Darm „hindurchrutscht" – also
nicht vom Darm resorbiert (aufgenommen) wird. Wer hier jedoch nicht auf
eine fettarme Kost achtet, läuft Gefahr, Ölflecken in der Unterhose zu
bekommen. Ein weiterer auf den Markt gekommener Appetitzügler ist
Reductil® (Wirkstoff: *Sibutramin*). Kreiert wurde letzteres Präparat ursprünglich für die Behandlung von Depressionen. Neben dem gewünschten Sättigungsgefühl kommt es hier unter anderem zu Schwindelgefühlen und zu
hohem Blutdruck.

2.2.3 Magersucht (Anorexia nervosa)

Allgemeines

Orexis bezeichnet im Griechischen das Verlangen (in diesem Sinne nach Nahrung), die Vorsilbe an- weißt auf die Verneinung hin. Dieses „Nicht-Verlangen nach Nahrung" ist die seltenste Form der Eßstörungen (etwa 1 %), aber zugleich auch die fürs Leben gefährlichste (Mortalität, je nach Quelle: etwa 10 %, infolge der Hypokaliämie, der Kreislaufinsuffizienz, der Kachexie und/oder der leukopenisch bedingten Infektionen). Diese schwere Erkrankung betrifft fast immer Jugendliche oder junge Erwachsene im Alter zwischen 13–25 Jahren (zwei Häufigkeitsspitzen bei 14 und 18 Jahren) und dabei ganz überwiegend Mädchen ($\male : \female$ = etwa 1: 20–30). Nicht immer ist eine saubere Abgrenzung zur im folgenden beschriebenen Bulimia nervosa möglich. Häufig führt die Erkrankung zu chronischer körperlicher und psychosozialer Invalidität (unbehandelt kommt es bei ca. 40 % zur Chronifizierung). Ein geschichtliches Beispiel für Magersucht ist die Prinzessin Margaret von Ungarn im 13. Jahrhundert. Als sie, wie es damals üblich war, von ihrem Vater zur Hochzeit versprochen wurde, arbeitete und fastete sie sich im Kloster zu Tode (sie starb im Alter vom 26 Jahren an den Folgen der Magersucht).

Ursachen

Ätiologisch ist die Erkrankung multifaktoriell zu sehen:

- Ein genetischer Erblichkeitsmodus wird angenommen (eine erbliche Komponente konnte an Zwillingsuntersuchungen signifikant nachgewiesen werden).
- Es besteht eine hohe Verletzbarkeit in der psychosozialen Entwicklung bei prädisponierten Persönlichkeiten (d. h. bei Persönlichkeiten mit besonderer intellektueller Differenziertheit und emotionaler Vulnerabilität).
- Familiär besteht eine enge Beziehungsverflechtung der Familienmitglieder mit mangelnder Privatsphäre für den Einzelnen, mit überstarker Abhängigkeit, mit Konfliktvermeidungsverhalten und z. T. auch mit der Unfähigkeit Konfliktlösungen zu erarbeiten. Charakteristisch ist weiterhin eine äußere asketische Reinheit sowie eine Familien- und Leistungsideologie, die als sinnen- und triebfeindlich zu werten ist (oft mit erhöhter Autorität und Dominanz verbunden). Tendenziell findet man nahezu immer, offensichtliche, als auch latente Spannungen zwischen den Familienmitgliedern.
- Kulturell ist das bestimmende Schönheitsideal von großer Bedeutung (Schlankheit im Schönheitsideal der Frau bis hin zur Androgynie).

■ Psychodynamisch findet sich eine deutliche Rigidität der Gesamtpersönlichkeit, verbunden mit Verdrängung oder Verschiebung sexueller Konfliktbereiche auf den oralen Bereich. Nicht selten sind Regressionen auf „vorsexuelle", frühe Stufen zu finden (z.T. inklusive hormonell präpubertärer Funktionsmuster). Der Symbolcharakter (psychisch-emotionale Defizite werden hier neben dem körperlichen Defizit besonders deutlich) der Erkrankung Magersucht spielt hier sicherlich eine große Rolle : „Ich bin noch nicht reif für diese Welt, bin noch zu klein"; „Ich verhungere an positiven Gefühlen, seht ihr das nicht ...?"; „Ich schaffe das nicht (kann es aber nicht sagen)"; „Ich habe Angst vor der Verantwortung als Erwachsener, möchte viel lieber noch ein Kind bleiben", „Mich nervt euer „Erwachsenensystem", ich will nicht zu Euch gehören"... u.a. m. Nahezu immer geht es um ein für die betroffene Personen „nicht anders ausdrückbares Defizit". Gerade für den Therapeuten liegt wesentliches für die Therapie in diesen Botschaften verborgen. Insgesamt gilt für diese klassischen „good girls", daß sie passiv abhängig bleiben.

■ Lerntheoretisch führen die Entwicklungs- und Lernprozesse zum Aufbau einer „individuellen Wirklichkeit" (mit überwiegend Schutz- und Abwehrfunktion), welche mit der „Wirklichkeit der Anderen" nicht mehr ausreichend übereinstimmt. Diese „gemeinsame Wirklichkeit" ist jedoch für das soziale Miteinander notwendig.

■ Schwellensituationen haben für die Erkrankung vielfach einen Auslösemoment. Gemeint sind hier natürliche, neu zu bewältigende Aufgaben im Leben, die mit körperlicher und psychosozialer Reifung verbunden sind, weniger Traumata und Schicksalseinbrüche. Zu diesen Aufgaben gehören z.B. die Loslösung vom Elternhaus oder die Aufnahme einer sexuellen Beziehung als junge Erwachsene.

■ Als wichtige Besonderheiten dieser Erkrankung ist noch zu erwähnen, daß die körperlich oft drastisch ausgehungerten (bis hin zur Kachexie) jungen Frauen sehr aufgeweckt, strahlend, findig und energisch erscheinen. Sie sind sich der potentiellen Lebensgefahr ihrer „Eßgewohnheiten" nicht bewußt. Zwanghafte Züge sind gewöhnlich genauso zu finden, wie der oben beschriebene starke Wunsch, passiv abhängig zu bleiben. Obwohl wenig Appetit und Gewichtsverlust typisch für tiefe Depressionen ist, ist eine Depression nicht notwendiger Weise präsent.

Diagnostik
Die psycho-bio-sozial-kulturellen Wechselwirkungen sind gerade bei dieser Erkrankung zum einen faszinierend (radikale Abwehrhaltungen in Form von Nahrungsabstinenz und Beziehungsverweigerung) zum anderen nur bruch-

stückhaft verstanden. Charakteristisch für das Syndrom Anorexia Nervosa ist ein absichtlich, selbst herbeigeführter und/oder anhaltender Gewichtsverlust (dieses, wie auch die anderen Merkmale sind leicht erkennbar, was zu einem hohen Grad an interklinischer Übereinstimmung führt). Im ICD 10 Katalog (International Classification of Diseases, 10. Revision) finden sich folgende diagnostische Leitlinien zur Anorexia nervosa, F50.0:

- Tatsächliches Körpergewicht mindestens 15 % unter dem erwarteten (entweder durch Gewichtsverlust oder nie erreichtes Gewicht) oder Quetelets-Index (W/H^2; W = Körpergewicht in Kilogramm, H = Körpergröße in Metern, ab dem 16. Lebensjahr) von 17,5 oder weniger. Bei Patienten in der Vorpubertät kann die erwartete Gewichtszunahme während der Wachstumsperiode ausbleiben.
- Der Gewichtsverlust ist selbst herbeigeführt durch:
  - ☐ Vermeidung von hochkalorischen Speisen; sowie eine oder mehrere der folgenden Verhaltensweisen:
    - Selbst induziertes Erbrechen
    - Selbst induziertes Abführen
    - Übertriebene körperliche Aktivitäten
    - Gebrauch von Appetitzüglern oder Diuretika
- Körperbildstörung („body image disturbance") in Form einer spezifischen psychischen Störung: die Angst, zu dick zu werden, besteht als eine tief verwurzelte überwertige Idee; die Betroffenen legen eine sehr niedrige Gewichtsschwelle für sich selbst fest.
- Eine endokrine Störung auf der Hypothalamus-Hypophysen-Gonaden-Achse. Sie manifestiert sich bei Frauen als Amenorrhoe und bei Männern als Libido- und Potenzverlust. Eine Ausnahme ist das Überdauern vaginaler Blutungen bei anorektischen Frauen mit einer Hormonsubstitutionsbehandlung zur Empfängnisverhütung. Erhöhte Wachstumshormon- und Kortisolspiegel, Änderungen des peripheren Metabolismus von Schilddrüsenhormonen und Störungen der Insulinsekretion können gleichfalls vorliegen.
- Bei Beginn der Erkrankung vor der Pubertät ist die Abfolge der pubertären Entwicklungsschritte verzögert oder gehemmt (Wachstumsstop; fehlende Brustentwicklung und primäre Amenorrhoe beim Mädchen, bei Knaben bleiben die Genitalien kindlich). Nach Remission wird die Pubertätsentwicklung häufig normal abgeschlossen, die Menarche tritt aber verspätet ein.

Unterschieden wird der Vollständigkeit halber im ICD 10 zum einen die Anorexie ohne aktive Maßnahmen wie Erbrechen, Abführen, etc. zur Gewichtsabnahme (F50.00), welche auch als restriktive Form (synonym:

passive oder asketische Form) bezeichnet wird, und zum anderen die Anorexie mit aktiven Maßnahmen zur Gewichtsabnahme (F50.01), welche auch als bulimische Form (synonym: aktive Form) bezeichnet wird. In jüngster Zeit wird zudem noch von einer Anorexia athletica gesprochen, einem Krankheitsbild, welches bei eßgestörten Athletinnen in ästhetisch besonders herausragenden Sportarten wie Sporttanzen, Turnen, Eiskunstlauf etc. vorkommt, hier aber nicht weiter erläutert werden soll. Des öfteren kommt es bei diesem Krankheitsbild zum Stehlen (z. B. von Kleidungsstücken).

Mit der Erkrankung, die in allen Ländern der westlichen Zivilisation vorkommt, ist eine Unterernährung unterschiedlichen Schweregrades verbun-

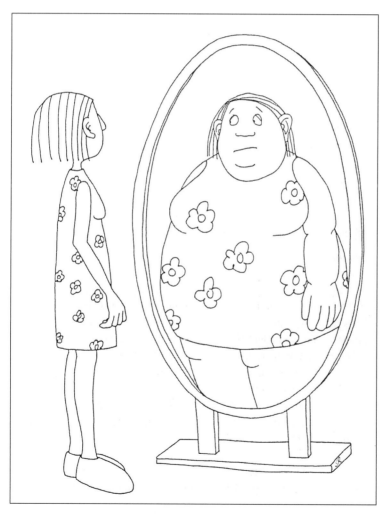

Abb. 2–10
Körperbildstörung
(body image
disturbance)

den. Diese führt in zweiter Linie zu endokrinen und metabolischen Veränderungen sowie anderen körperlichen Funktionsstörungen. In Ländern der sogenannten 3. Welt liegt nahezu immer ein echter Nahrungsmangel bei ähnlicher körperlicher Erscheinung zugrunde. Es bleiben einige Zweifel, ob die charakteristische endokrine Störung durch die Unterernährung und als direkte Folge der verschiedenen zugrundeliegenden Verhaltensweisen (z. B. eingeschränkte Nahrungsauswahl, exzessive sportliche Betätigung, induziertes Erbrechen und Abführen mit der Folge von Elektrolytentgleisungen) aufzufassen ist, oder ob andere bislang noch ungeklärte Faktoren eine Rolle spielen.

> „Klassische Symptomtriade": Amenorrhoe, Körperbildstörung und energisches Streben nach Gewichtsverlust (auf verschiedenen Wegen).

Rein körperlich findet sich bei ausgeprägter Anorexia nervosa eine Hypokaliämie, eine Erniedrigung der peripheren Schilddrüsenhormone T_3 und T_4, eine Verminderung der 17-Ketosteroide, ein verminderter Grundumsatz, eine Bradykardie, eine Leukopenie (zusammen mit der grundsätzlichen Mangelernährung besteht dadurch eine hohe, potentiell fatale Infektionsgefahr), eine Hypothermie, eine Hypotension und ein erhöhter Serumkarotinspiegel.

Fallbeispiel aus der Klinik (Anorexia nervosa)

Anamnese: Zur Aufnahme erscheint eine 17jährige Patientin in Begleitung ihres Vaters und ihrer Mutter. Es offenbaren sich große Ängste vor der klinischen Aufnahme. Seit 3 Jahren sei eine Magersucht bei ihr bekannt. Zudem bestehen seit Ihrer Kindheit Ängste, vor allem, im Sozialkontakt aufzufallen, beziehungsweise sich zu blamieren. Sie hat deshalb schon öfters Hyperventilationsanfälle bekommen. Wenn sie in der Stadt unterwegs sei, habe sie des öfteren Ohrenrauschen bekommen und das Gefühl, gar nicht richtig da zu sein (irgendwie würde sie dann abschalten). Eine ambulante Therapie habe sie bereits abgebrochen. 1994 ist sie klinisch parenteral und enteral ernährt worden (Gewicht 35 kg). Anschließend habe Sie allerdings rasch wieder abgenommen, worauf eine 5monatige stationäre Behandlung in der Kinder- und Jugendpsychiatrie folgte. Vom Kopf her weiß sie alles über ihre Krankheit und die Hintergründe. Das helfe ihr allerdings nicht weiter. Sie würde oft von ihren Eltern kontrolliert bzw. überbehütet. Oft habe sie unter Minderwertigkeitsgefühlen und Eifersucht auf ihre jüngere Schwester gelitten. Ihre Schwester sei das Lieblingskind ihrer Mutter gewesen. Großgezogen wurde sie von Ihrer Großmutter. Die Mutter, die als explosiv und unzugänglich beschrieben wird, ist während ihrer gesamten Kindheit als Sozialpädagogin im Schuldienst tätig gewesen. Ihr Vater, Betriebswirt bei einem großen Konzern, sei in Frührente gegangen. Seit dieser Zeit habe er sie zu Hause stark kontrolliert, was der Ausschlag dafür gewesen sei, daß sie rapide abgenommen habe. Sie sei stolz gewesen auf ihre Fähigkeit, ihr Gewicht zu kontrollieren, habe das als eine große eigene Leistung empfunden. Als sie dünn war, hätte sich alles um sie gedreht, sie sei im Mittelpunkt gestanden, hätte aber keine Leistung bringen können, da sie ja zu untergewichtig gewesen sei. Im letzten Jahr war es das Ziel der Familie, daß sie ihren Realschulabschluß machte. Während der Prüfungen habe sie das Fasten nicht mehr durchhalten können. Von April 1996 bis zur Aufnahme in der Klinik im Herbst desselben Jahres habe sie rasch zugenommen. Sie habe ca. 2–7 Eßanfälle pro Tag und seit ca. einem halben Jahr erbreche sie nach jeder Mahlzeit (was ihr allerdings schwer falle). Sie schäme sich dessen, daß sie so schwach sei. Das Fasten könne sie nicht mehr durchhalten und sie wolle eigentlich möglichst rasch wieder abnehmen. Nach dem erfolgreichen Realschulabschluß habe sie sich sozial völlig zurückgezogen und lebe seit einem halben Jahr ganz abgekapselt in der Familie, habe keinen Freundes- oder Bekanntenkreis mehr und gehe kaum mehr außer Haus. Sie fühle sich jetzt, mit 51–52 kg, fett. Außerdem glaube sie, daß sie eigentlich gar keinen Grund habe, hier zur Behandlung zu sein, da sie ja gar nicht dünn sei. Trotzdem kämpfe sie mit großen Ängsten und empfinde eine völlige Sinnleere in ihrem Leben, weil sie nicht wisse, wie es weitergehen solle. Ihr fehle so etwas wie eine Existenzberechtigung. Sie sei eigentlich sehr zerbrechlich, obwohl man ihr das jetzt nach dem Zunehmen gar nicht mehr ansehen würde. Sie hätte auch selbstzerstörerische Tendenzen, kratze dann sehr heftig auf ihrer Haut. Vor allem in den letzten Monaten, als das Gewicht gestiegen sei, seien auch Suizidgedanken in ihr aufgestiegen. Sie würde von ihren Eltern oft geschlagen und habe das Gefühl, daß es ihnen lieber wäre, wenn sie tot wäre. Es bestehen jetzt große Ängste, allein hier zur Therapie zu bleiben, in den Speisesaal zu gehen, sich unter eine große Menschenmenge zu begeben.

Diagnosen: Anorexia nervosa mit bulimischen Phasen (ICD 10 F50.01) sowie depressive Entwicklung (ICD 10 F43.21).

Internistischer Aufnahmebefund: 176 cm große, 51,2 kg schwere, sehr schlanke Patientin in ausreichendem AZ. Quetelets-Index 16,5. Blutdruck 105/80 mmHg, Puls 68/min, regelmäßig und rhythmisch. Keine kardiopulmonalen Insuffizienzzeichen. Gelosen beidseitig im Trapeziusbereich. Beidseitige Parotisschwellung (Ohrspeicheldrüse). Leichte Wirbelsäulenskoliose. Im übrigen ein unauffälliger internistisch-neurologischer Befund.

Vegetative Anamnese: Ein- und Durchschlafstörungen. Seit ca. 1 Monat ist das Gewicht mit 51–52 kg konstant. Die Patientin ist Nichtraucherin, trinkt keinen Alkohol. Keine Allergien bekannt. Kein Drogenkonsum. Zeitweilig habe sie Laxoberal® eingenommen, zur Zeit nehme sie keinerlei Medikamente. Seit 3 Jahren besteht eine Amenorrhoe.

Psychischer Befund: Gepflegte, hochgewachsene Patientin mit langen braunen Haaren. Bewußtseinsklar und in allen Qualitäten durchgehend sicher orientiert. Keine mnestischen Störungen. Keine formalen oder inhaltlichen Denkstörungen. Grundstimmung: depressiv. Affektiv verbirgt sie sich hinter der äußerlich sehr angepaßten und freundlich zugewandten Fassade. Insuffizienzgefühle, Niedergeschlagenheit bei Verzweiflung und Perspektivenlosigkeit sowie Schamgefühle sind waren erkennbar. Keine zirkadianen Besonderheiten. Antrieb ungestört. Psychomotorisch ruhig. Vorherrschende Abwehrmechanismen: Verdrängung, Verschiebung, Reaktionsbildung und Somatisierung. Die Patientin zeigt sich der Therapie gegenüber sehr ambivalent und ängstlich (sie wisse nur vom Kopf her, daß ihre Probleme durch das Abnehmen nicht gelöst würden). Die Patientin zeigt sich ausreichend introspektionsfähig. Suizidalität wird derzeit glaubhaft und sicher verneint.

Sozialanamnese: Bei Kontaktaufnahme sehr schüchtern, im Gesprächsverlauf sehr höflich, sich mehrfach bedankend und sich entschuldigend bei deutlicher sozialer Hemmung. Die Patientin beschreibt, sie habe das Gefühl, in „sozialen Situationen" einfach abzuschalten. Damit komme sie nicht klar. Außerdem habe sie soziale Ängste und panische Angst vor einer Gewichtszunahme.

Apparative Diagnostik: Labor: BSG 5/12 mm n. W., Cholesterin 167 mg/dl. Im übrigen unauffällige Routinelaborparameter für Serumelektrolyte, Nierenretentionswerte, Blutzucker, kleines Blutbild, Transaminasen und TSH-basal. Bei mehrfacher Blutbild- und Transamin-

asenkontrolle im Laufe des stationären Aufenthaltes fällt eine Leukozytopenie auf 3300/mm^3 auf (kontrollbedürftiger Befund).

Therapie und Verlauf: Nach anfänglich kurzfristiger sedierender
Therapie gelang es, die Patientin über die ersten schwierigen Tage
zur Teilnahme an der Therapie zu motivieren. Wir behandelten
gemäß eines multimethodalen therapeutischen Ansatzes. Im besonderen erfolgten interpersonell und verhaltenstherapeutisch orientierte Einzel- und Gruppentherapiesitzungen. Daneben führten wir
ein individuell auf die Patientin abgestimmtes Sport- und
Bewequngs- sowie ein physikalisches Therapieprogramm, inkl. körperorientierter Verfahren (Bioenergetik), nonverbaler Tanz- und
Musiktherapie, Einzeltanz mit Körperwahrnehmungsübungen und
Entspannungsverfahren durch. Wegen der ausgeprägt depressiven
Verstimmung, der latenten Suizidalität und dem Gefühl, keinen Sinn
mehr im Leben zu sehen und der nächtlichen massiven Ängste mit
Schlafstörungen, erfolgte die medikamentöse Therapie mit Remer-
gil® 30 mg (Mirtazapin) am Abend. Anfänglich kam es bei einem
Ausgangsgewicht von 51.2 kg zu einer Gewichtsabnahme innerhalb
einer Woche auf 49,3 kg. Nachdem mit der Patientin nochmals die
Therapiemotivation geklärt wurde, erreichte sie eine Gewichtszunahme auf 50,6 kg (worauf sie sich stabilisierte). Immer wieder ging
es im Rahmen der Therapie um die Förderung der Eigenmotivation,
Stärkung der eigenen Ressourcen und des eigenen Lebenswillens. Es
zeigten sich schwierige Interaktionsmuster im Rahmen der Familie,
wobei herausgearbeitet werden konnte, daß die Patientin als Sym-
ptomträger (unbewußt) bisher eine stabilisierende Funktion für das
Familiensystem eingenommen hatte. Es zeigten sich bei der Patientin weiterhin große Sehnsüchte nach Nähe und Geborgenheit. Sie
wisse sehr viel über ihre Erkrankung, allerdings besteht eine deutliche Diskrepanz zu dem, was sie tut. Deshalb wurde, verhaltenstherapeutisch orientiert, besonders Wert auf den Erwerb neuer Bewältigungsstrategien gelegt. Während des stationären Aufenthaltes
sistierten glaubhaft die bulimischen Attacken. Allerdings mußte die
Patientin, zumindest am Anfang der Therapie, immer wieder gegen
das Gefühl ankämpfen, abnehmen zu wollen. Gegen Ende der Therapie konnte die Patientin für sich deutlich formulieren: „Es ändert
sich nichts, wenn ich nichts ändere". Sie hat von sich aus selbständig
einen Termin beim Arbeitsamt vereinbart, sie wolle eine Lehre
beginnen. Sie brauche allerdings weiterhin eine ambulante Therapie, fühle sich insgesamt stabiler. Es kam zu einer deutlichen Stim-

mungsaufhellung. Die Motivation zu einer wirklichen Veränderung scheint aus Therapeutensicht allerdings noch recht wackelig. Der Patientin fällt es noch schwer, sich ihren Konflikten und Auseinandersetzungen zu stellen. Insgesamt zeigte sich allerdings eine erfreuliche Veränderung des persönlichen Gesamteindruckes, eine leichte strukturelle Verbesserung und ein zunehmendes Problembewußtsein.

Therapie

Da die Erkrankung, wie wir gesehen haben, multifaktoriell ist, muß auch der Behandlungsansatz den somatischen, psychischen als auch sozialen Aspekt berücksichtigen. Dieses hehre Ziel wird aber zunächst erheblich dadurch erschwert, das die Patientinnen geschickt versuchen ihr „kindliches", „hilfloses" Wesen so einzusetzen, um den Therapeuten bzw. die Therapeutin für sich zu gewinnen, wenn sie nicht von vorn herein der Behandlung massiv abwehrend gegenüberstehen. Sie haben wenig bis überhaupt keine Krankheitseinsicht und versuchen die Therapie selbst zu bestimmen. Sie tricksen herum, Erbrechen heimlich, nehmen heimlich Abführmittel zu sich, usw. Oft wird der Therapeut in der Gegenübertragung ärgerlich, was zu einer affektiven Isolierung der Patientin führt, die sich dann noch mehr zurückzieht. Oft wird dann ein „Sündenbock" in der weiteren Familie gesucht. Tapst man nicht in diese Fallen, so kann die Arbeit erfolgversprechender sein.

- Zur Grundlage der weiteren Arbeit ist, im Sinne eines Arbeitsbündnisses, zu dem auch am besten die Eltern zustimmen, eine gute therapeutische Beziehung notwendig. Wichtig ist es, gerade am Anfang den Ernst der Erkrankung deutlich werden zu lassen (Lebensgefahr, körperliche Beeinträchtigungen sowie die Tendenz zur Chronifizierung). Es geht im folgenden darum, den Patienten ein Gefühl zu vermitteln, daß sich die Krankheit verstehen läßt und das es Hilfen gibt. In der Regel stehen sie aber unter einem enormen Druck in Ihrem sozialen Umfeld – frei nach dem Motto: „Das Normalgewicht muß doch erreichbar sein". Wenn auch Behandler und Behandlerinnen dieses Motto zum zentralen Thema machen, werden die Kernprobleme nicht verstanden. Im Zentrum sollen die echten Probleme des inneren Selbstzweifels stehen, die Probleme, welche die inneren Defizite ausmachen und eine bestimmte Funktionalität aufweisen. Es ist also alles zu tun um die sozialen Phobien und Inkompetenzen aufzuspüren, anzusprechen und gemeinsam mit der Patientin Strategien zu deren Bewältigung zu entwickeln (soziales Kompetenztraining) – ohne jedoch die somatische Seite zu verharmlosen oder zu ignorieren.

■ Die somatische Seite sollte jedoch ein beständiges „Schattendasein" führen. Wenn irgend möglich sollte eine langsame „Wiederauffütterung" (2500–3000 kcal pro Tag) auf ein physiologisch gesundes Mindestgewicht (Sollgewicht minus 10 %) erfolgen um den substantiellen „Circulus vitiosus" des „Selbstmordes auf Zeit" auch organisch zu durchbrechen. Dies ist ein heikles Unterfangen, will man nicht in das Fahrwasser des bekannten sozialen Umweltdrucks hineinkommen – der die Patientinnenabwehr deutlich forciert. Noch heikler stellt sich für die psychische Seite eine erzwungene Aufrechterhaltung der Vitalfunktionen dar (parenterale und enterale Ernährung, Elektrolytsubstitution und Schockbekämpfung), wenn die Patientin absolut nicht der Überzeugung ist, das sie krank sei? Dennoch ist bei kritischem Untergewicht eine internistische Intensivtherapie mit psychiatrischen Maßnahmen indiziert.

■ In der Regel ist initial eine 8- bis 12wöchige stationäre Behandlung indiziert. Sehr erfahrene Therapeuten bzw. Therapeutinnen können in minderschweren Fällen eine ambulante Behandlung durchführen. Es ist jedoch zu bedenken, daß eine familiäre Trennung für den stationären Aufenthalt positive Züge zeigt.

■ Insgesamt ist eine strikte aber wohlwollende Führung von Nöten. Wichtig ist zudem zu wissen, daß Magersüchtige das große Talent haben ganze Teams „spalten" zu können, weshalb regelmäßige Besprechungen, Absprachen und Supervisionen notwendig sind.

Ein mehrdimensionales Behandlungsprogramm:

☐ Aktivierung der Patientin und Einbindung in einen Behandlungsvertrag

☐ Ein Behandlungsplan wird mit der Patientin gemeinsam entworfen (Problemgebiete: Beziehungen, Defizite, Selbstwahrnehmung und Gewicht)

☐ Psychotherapeutische Gruppen- und Einzelsitzungen in Gesprächsform

☐ Körpertherapeutische Verfahren (Bioenergetik, Massage, Tanz- und Bewegungstherapie, Progressive Muskelrelaxation, Spiegelübungen und Videoaufzeichnungen) mit dem Ziel, die „body image disturbance" anzugehen, als auch die Fähigkeit zur Selbstfürsorge und das Körpergefühl zu verbessern („to feel the body")

☐ Konfliktbearbeitende Familienbehandlung im Sinne einer Veränderung der Familienorganisation

☐ Verhaltenstherapeutisches Umlernen des Eßverhaltens (Belohnung für Essen und Gewichtszunahme); Belohnung von Sozialkontakten; Besprechung von Verhaltensstrategien

Am Ende sei prognostisch darauf hingewiesen, das es sich bei der Anorexia nervosa nach wie vor um eine Erkrankung mit einem hohem Chronifizierungs- und Mortalitätsrisiko handelt, die ein integratives multimethodales bio-psycho-sozial eingebettetes Behandlungskonzept benötigt. In seltenen Fällen kommt es bei den Patientinnen auch zu einem Symptomwechsel (z. B. Medikamentensucht).

2.2.4 Eß-Brechsucht (Bulimia nervosa)

Allgemeines
Die Wortbezeichnungen für diese psychogene Eßstörung gehen zurück auf das griechische „bus" für Ochse und auf „limos", was Hunger bedeutet. Zieht man beides zusammen wird im Deutschen „Ochsenhunger" daraus. Manchmal übersetzt man die Bulimie auch mit „Heißhunger", was etymologisch nicht so gut nachvollziehbar ist, die Krankheit aber ebenso gut kennzeichnet. In der Regel wird auf exzessive Weise, meist hochkalorische, leicht verfügbare Nahrung in kürzester Zeit zugeführt und anschließend Maßnahmen ergriffen, um das Körpergewicht in einem (sub)normalen Rahmen zu halten (z. B. durch periodisches Fasten, durch selbstinduziertes Erbrechen oder auch durch Mißbrauch von Laxanzien sowie Diuretika mit entsprechenden Komplikationen). Ein Eßverhalten mit „instrumentalisiertem" selbstausgelöstem Erbrechen zur Eßlustverlängerung kannten bereits die alten Griechen und Römer.

Betroffen sind von dieser Erkrankung, die in den letzten 10–20 Jahren zunehmend an Bedeutung gewinnt, etwa 3–4 % der weiblichen Bevölkerung im möglichen Manifestationsalter zwischen 12 und 30 Jahren (95 % Frauenanteil bei dieser Erkrankung). Demnach kommt sie häufiger vor als die Anorexia nervosa, wobei sich beide Krankheiten sehr ähneln und Übergänge als auch Überschneidungen vorkommen (einfache differentialdiagnostische Hinweise erfolgen hierzu am Ende dieses Kapitels). Die Dunkelziffer für beide Erkrankungen ist zudem sicherlich hoch, höher jedoch bei der in der Regel normgewichtigen Bulimikerin, die daher schwerer zu erkennen ist (ihre Symptomatik verheimlichen beide). Die Mahlzeiten werden oftmals so schnell heruntergeschlungen („Freßattacken") und anschließend wieder erbrochen („Kotzen"), daß in extremen Fällen pro „Mahlzeit" 5000–9000 kcal. konsumiert werden. Auch sind Verletzungen des Mundraumes bei diesen aggressiven „Eßakten" beschrieben worden (Zahn- und Zahnfleischschäden sowie Einrisse und magensäurebedingte Entzündung der Schleimhäute des Verdauungstraktes). Der 95%ige Frauenanteil bei dieser Erkrankungsform kommt sicherlich nicht von ungefähr. Der Widerspruch von werbemäßig verführtem Konsumverhalten einerseits und dem androgynen, schlanken Schönheitsideal andererseits, beschert gerade den Frauen enorme gesellschaftliche Zwänge und Druck. Diese Erkrankung spiegelt nahezu diesen gesellschaftlichen Widerspruch perfekt wieder, nicht selten sind Schauspielerinnen, Foto- und Topmodelle betroffen! Sie „hetzen" auf konsumierende Art und Weise (essen und brechen, essen und brechen ...) dem schlanken Schönheitsideal nach.

Ursachen

Insgesamt hat die Bulimie auch ursächlich grundsätzlich Parallelen zur Anorexie. Einige charakteristische Krankheitsursachen seien dennoch, teils wiederholend, erwähnt:

- Genetische Faktoren sind aufgrund von Konkordanzstudien (Übereinstimmungsstudien) bei eineiigen Zwillingen innerhalb der Gesamtpathogenese anzunehmen.
- Kulturelle Einflüsse, Körperbild und soziale Entwicklung: „Bulimikerinnen" haben, wie bereits im allgemeinen Teil beschrieben, gesellschaftliche Normen und Leistungserwartungen verinnerlicht. Das geltende Schönheitsideal spielt die entscheidende Rolle. Widersprüche, wie hinausgezögerte Familienbildung bei vorgezogenen engen sexuellen Kontakten sowie ein übermäßiges Nahrungsangebot bei bestehendem Schlankheitsideal tun ihr übriges dazu. Nicht zufällig ist gerade in den westlichen, hochindustrialisierten Ländern ein besonders hohes Vorkommen von Bulimie zu verzeichnen, reicht doch die informative Werbemacht, welche das Schönheitsideal transportiert in jeden Winkel „industriemenschlichen" Daseins.
- Prämorbide Persönlichkeitsmerkmale sind vor allem als depressiv (was auch die „Freßanfälle" aus depressiven Verstimmungen heraus erklärt), seltener als hysterisch erkennbar. Extrovertiertes, handlungsorientiertes und impulsives Verhalten gehören ebenfalls dazu.
- Psychodynamik: Sozialstudien zeigen interessanterweise, daß ca. 41 % der Bulimiekranken noch bei den Eltern lebten, was die intrapsychischen Konflikte (Triebkonflikte) unter einem deutlicheren Licht erscheinen lassen. Tiefenpsychologische Befunde sprechen für eine überwiegend frühe Störung im Sinne einer frühkindlichen Deprivation (dadurch mangelhafte Subjekt-Objekt-Differenzierung mit nachfolgenden Selbstentwicklungsstörungen), oraler Fixierung und Stillstand auf der Stufe des primären Narzißmus. Vereinfacht kann man auch von narzißtischen Spannungen bei gleichzeitigem Gefühl der inneren Leere reden. Das labile Selbstwertgefühl führt dann zur Selbstunsicherheit, was auch das Körperbild innerhalb des Selbstbildes als auch die Körperwahrnehmung mit einbezieht. Reife Objektbeziehungen werden aus Angst vor weiteren Verletzungen und Autonomieverlust abgewehrt.

Dabei existiert zugleich eine ersehnte und schmerzlich erlebte Abhängigkeit sowie eine regressiver Verschmelzungssehnsucht. Sexualitäts- und Schwangerschaftsimpulse werden unterdrückt, um das Spannungsfeld Autonomie-/Symbiosewunsch auszuhalten. Die Spannungen werden dann manipulativ und rein körperlich über Leibempfindungen durch „Fressen" (Magen dehnt sich und wird gespannt) und „Kotzen" (Magen entspannt sich) reguliert.

■ Auslösesituationen findet man nahezu immer zeitgleich mit verletztem Selbstwertgefühl, was die Symptomatologie förmlich einläutet. Berufliche Anforderungen; Prüfungsvorbereitungen; Trennung von nahestehenden Menschen; Verlassenheitsgefühl in eintönigen Lebenssituationen (z. B. ödes Dahinlernen); Enttäuschungen; Deprimierungen; Trennung, besonders von elterlichen oder geschwisterlichen Bezugspersonen, kommen ebenso in Betracht, wie lang erlebte Langeweile.

Diagnose

Gemäß des ICD 10 gilt zur Diagnosefindung folgendes: Bulimia nervosa (F50.2) ist durch wiederholte Anfälle von Heißhunger (Eßattacken) und eine übertriebene Beschäftigung mit der Kontrolle des Körpergewichts charakterisiert. Dies veranlaßt die Patientin, mit extremen Maßnahmen den dickmachenden Effekt der zugeführten Nahrung zu mildern. Der Terminus bezieht sich nur auf die Form der Störung, die psychopathologisch mit der Anorexia nervosa vergleichbar ist. Die Alters- und Geschlechtsverteilung ähnelt der Anorexia nervosa, das Alter bei Beginn liegt geringfügig höher. Die Störung kann nach einer Anorexia nervosa auftreten und umgekehrt. So erscheint eine vormals anorektische Patientin nach einer Gewichtszunahme oder durch Wiederauftreten der Menstruation zunächst gebessert, dann aber stellt sich ein schädliches Verhaltensmuster von Heißhunger (Eßattacken) und Erbrechen ein. Wiederholtes Erbrechen kann zu Elektrolytstörungen und körperlichen Komplikationen führen (Tetanie, epileptische Anfälle, über Hyperkaliämien zu kardiale Arrhythmien bis hin zum Herzstillstand, Muskelschwäche), sowie zu weiterem starken Gewichtsverlust.

Diagnostische Leitlinien

■ Eine andauernde Beschäftigung mit Essen, eine unwiderstehliche Gier nach Nahrungsmitteln; die Patientin erliegt Eßattacken, bei denen große Mengen Nahrung in sehr kurzer Zeit konsumiert werden.

■ Die Patientin versucht, dem dickmachenden Effekt der Nahrung durch verschiedene Verhaltensweisen entgegenzusteuern: selbstinduziertes Erbrechen, Mißbrauch von Abführmitteln, zeitweilige Hungerperioden, Gebrauch von Appetitzüglern, Schilddrüsenpräparaten oder Diuretika.

- Wenn die Bulimie bei Diabetikerinnen auftritt, kann es zu einer Vernachlässigung der Insulinbehandlung kommen.

- Eine der wesentlichen psychopathologischen Auffälligkeiten besteht in der krankhaften Furcht davor, dick zu werden; die Patientin setzt sich eine scharf definierte Gewichtsgrenze, deutlich unter dem prämorbiden, vom Arzt als optimal oder "gesund„ betrachteten Gewicht. Häufig läßt sich in der Vorgeschichte mit einem Intervall von einigen Monaten bis zu mehreren Jahren eine Episode einer Anorexia nervosa nachweisen. Diese frühere Episode kann voll ausgeprägt gewesen sein oder war eine verdeckte Form mit mäßigem Gewichtsverlust oder einer vorübergehenden Amenorrhoe. Es kommt zu zwei Ausprägungen der Bulimie, zum einen der Bulimie ohne Phasen einer Magersucht (Typ 1) und zum anderen der Bulimie mit vorangehender oder intermittierender Anorexie (Typ 2 oder auch „Bulimarexie" genannt). Als Begleitschäden und -erkrankungen sind: Zahnschäden, Speicheldrüsenentzündungen oder -erkrankungen (oft haben die betroffenen Patientinnen vergrößerte Ohrspeicheldrüsen mit daraus resultierenden erhöhte Serumamylasespiegeln), Reflux-Ösophagitis, Obstipation, Elektrolytveränderungen sowie deren oben beschriebenen Folgen, endokrinologische Veränderungen und Fehlernährungen zu nennen.

Differentialdiagnostisch – klinische Hinweise

Krankheiten	sekundäre Amenorrhoe	Körpergewicht
Anorexie	fast immer	erniedrigt
Bulimie	selten	eher „unauffälliges" pendelndes Gewicht innerhalb des Normal- bzw. Idealgewichtsbereich

Therapie

Auch hier erscheint ein mehrdimensionaler Behandlungsplan am erfolgversprechendsten. Dieser ähnelt in weiten Zügen dem der Anorexia nervosa. Bei ausreichender Motivation- und Introspektionsfähigkeit sollte hier unter stationären oder ambulanten Bedingungen konfliktaufdeckend gearbeitet werden. Körperorientierte Verfahren (Bioenergetik, u. a.) eignen sich hier gut zur Arbeit mit der Körperbildstörung. Verhaltenstherapeutisch sollte ein selbstkontrolliertes Eßverhalten aufgebaut werden, nach spezifischen Auslösern gesucht und das Eßverhalten insgesamt beschrieben werden. Soziales Kompetenztraining soll ebenso, zur Korrektur verzerrter Einstellungen zum Körper, Essen und Gewicht, mit einbezogen werden, wie stützende tiefenpsychologisch fundierte Psychotherapie. Ein verhaltenstherapeutisch orientiertes Behandlungsprogramm kann stichpunktartig z. B. so aussehen:

- Allgemeine Informationen über das Krankheitsbild Bulimie
- Essen als Bewältigungsreaktion auf Probleme („Konfliktessen"): Entwicklung alternativer Bewältigungsstrategien
- Perfektionismus, Selbstwertgefühl und Depression – Welche Veränderungsmöglichkeiten gibt es hier?
- Ärger und Selbstbehauptung – Ziele zur Stabilisierung des Selbst definieren und erarbeiten
- Kulturell bedingtes Schlankheitsideal diskutieren – Kognitive Umstrukturierung anbieten
- Ein neues Körperbild – Wege zur Selbstakzeptanz (auch mit Hilfe von Körperarbeit vor dem Spiegel).
- Weitere Schritte zur Verhaltensänderung bei Eßanfällen – Ziel: Reduktion der Eßattacken bis hin zur Auflösung des süchtigen Eßverhaltens.

Zum Abschluß des Kapitels Eßstörungen sei erwähnt, daß Übergewicht neben organischen Ursachen, auch im psychischen Bereich, bei emotional besonders belastenden Ereignissen (Verluste, Unfälle, Operationen u.a.) als „reaktives Übergewicht" vorkommen kann. Ebenso kann Übergewicht auch in Verbindung mit lang andauernder Psychopharmakamedikation (z.B. Neuroleptika) vorkommen.

Erbrechen auf der anderen Seite, ist für sich allein genommen als Symptom sehr unspezifisch und oft auch körperlich begründet. Hysterische (dissoziative) Störungen, hypochondrische Störungen als auch schwangerschaftsbedingtes Erbrechen (Hyperemesis gravidarum) in Konfliktsituationen sind ebenso bekannt. Diese Erscheinungsformen können auch als „psychogenes Erbrechen" zusammengefaßt werden.

2.3 Streßbedingte Störungen

2.3.1 Allgemeines

Der durch Hans Selye (1907–1982), einem amerikanischen Physiologen ungarischer Abstammung, geprägte Begriff Streß (genauer der belastende Distreß, s.u.) ist heutzutage in aller Munde. Das englische Wort „Streß" bedeutet so viel wie Druck, Belastung oder Anspannung. Ursprünglich wurde dieser Begriff bei Materialprüfungen zur Erklärung der jeweiligen Materialbelastbarkeit verwendet. Selye drückte damit die Verletzung der Integrität des Organismus durch abnorme Belastungen aus, vorwiegend im vegetativ-funktionellen Bereich.

2.3.2 Definition

Er definierte im Jahre 1981 Streß, als eine unspezifische körperliche Reaktion (im wesentlichen endokrin-vegetativ) auf irgendeine beliebige Anforderung bzw. Belastung. Die genannten Anforderungen bzw. Belastungen können zwar spezifisch sein, ihnen ist jedoch gemeinsam, daß sie eine Wiederanpassung (engl. readjustment) an die Normalität einfordern. Er unterschied zwischen Eustreß (dem sinnvollen, normalen und notwendigen Streß, der per Definition gar nicht wegzudenken ist) und dem Distreß (dem qualvollem, krankheitsbringendem Streß).

2.3.3 Ursachen

Stressoren, also Streß auslösende Faktoren, können unterschiedlicher Natur sein. Wir kennen:

- Umwelteinflüsse, wie Lärm, Licht, Kälte, Hitze, Vibrationen, Infektionen, Bestrahlungen, etc.
- Körperliche Einflüsse, wie Wunden und andere Traumata, Operationen, Organschäden, etc.
- Psychische Einflüsse, wie belastende life events (Verlust eines Angehörigen oder nahen Freundes, Scheidung, Verlust des Arbeitsplatzes, Erfahren über eine unheilbare Krankheit, usw.); Mobbing oder Bossing am Arbeitsplatz oder Übelrederei in der Nachbarschaft, etc.

Selye betrachtete das Phänomen Streß nun als einen allgemeinen biologischen Ablauf. Er wollte in einem interaktionellen System diesen Ablauf erläutern und begann damit, Mäuse unter Streßeinwirkung zu bringen. Danach untersuchte er systematisch die dabei aufgetretenen körperlichen und Verhaltensveränderungen seiner Versuchstiere. Sein Fazit faßte er unter dem Begriff generelles Adaptationssyndrom zusammen, welches neben den lokalen Wirkungen am „Angriffsorgan" abläuft. Das lokale Adaptationssyndrome läuft grundsätzlich bei lokalen gezielten Traumata zusätzlich ab. Beim generellen Adaptationssyndrom wurde ein phasischer Verlauf bezüglich des damit verbundenen Anpassungsmechanismus deutlich:

A. Alarmreaktion

Eine Alarmreaktion tritt auf, wenn der Organismus, vermittelt durch unsere Sinne, auf Umstände trifft, wo Stressoren wirkenden die er noch nicht kennt, also nicht an sie angepaßt bzw. adaptiert ist. Im weiteren Verlauf will er sich an diese anpassen. Es kommt zunächst zur „Schockphase", in der aus dem Nebennierenmark Adrenalin und Noradrenalin injektionsartig ausgeschüttet werden. Dies führt zu einem insgesamt gesteigerten Sympathikotonus mit einer Tachykardie, vermindertem Muskeltonus, Blutdruckabfall (die Muskeln müssen, zum Kampf bereit, erst mit Blut gefüllt werden), Bronchialerweiterung (die Lungen werden stärker ventiliert), Mydriasis (peripheres Bewegungssehen ist im Kampf wichtiger als punktuell genaues erkennen) und führt. Hier entscheidet sich der Mensch entweder anzugreifen (fight), zu flüchten (flight) oder in Angst, im Sinne eines „Totstellreflexes", wie gelähmt zu versteinern (fright). Nach kurzfristiger hochtouriger endokrin-sympathikotoner Reaktion stellt sich in der Regel eine Erholungsphase ein, in der der parasympatikotone Anteil überwiegt, siehe Abb. 2–11 und 2–12. Es sei denn der Kampf/die Flucht/ die Angst nehmen kein Ende und eine Überanstrengung stellt sich ein.

Abb. 2–11
Fight-Flight-Fright
Reaction

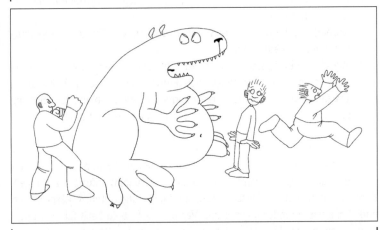

Zur weiteren Aufrechterhaltung der Reaktion benötigt der Organismus vermehrt Nährstoffe. Es kommt zum Blutdruckanstieg und zu einem erhöhten Muskeltonus. Die sich anschließende „Gegenschockphase" ist durch Ausschüttung von ACTH (Adreno(c)kortikotropen Hormon) aus dem Hypophysenvorderlappen und der darüber stimulierten Ausschüttung der Glukokortikoide (vorwiegend Kortisol) gekennzeichnet, welche sich in der Nebennierenrinde (cortex suprarenalis) befinden. Kurzfristig bewirkt das Kortisol, zur verbesserten Anpassungsfähigkeit des Organismus, eine Gluconeogenese (Glukoseneubildung). Langfristige Kortisolausschüttung bewirkt jedoch eine Verringerung der Abwehrkräfte des Organismus – die körpereigene Abwehr kippt somit förmlich um.

B. Widerstandsstadium

Hier kommt es zu einer Anpassung an die aktuelle belastende Bedingung, wobei zugleich die Widerstandsfähigkeit gegenüber einer anderen neuen Belastung verringert ist. Der Organismus wird gegenüber neuen, ihm unbekannten Stressoren anfälliger und verletzlicher. In dieser Phase werden das STH (Somatotropes Hormon zur Proteinbiosyntheseanregung, Anregung der Glucagonausschüttung in den Pankreasinselzellen zur Blutzuckerspiegelerhöhung) aus dem Hypophsenvorderlappen, als auch Mineralokortikoide wie Aldosteron aus der Nebennierenrinde ausgeschüttet, was in der Art und Weise auf den Wasser- und Elektrolythaushalt einwirkt, daß es die Natrium-Retention (Natriumzurückhaltung) in den Nierentubuli verstärkt und somit Wasser zurückhält, weil dies dem Natrium folgt. Über diese Mechanismen bleibt der Wasser- und Elektrolythaushalt konstant und das Plasmavolumen erreicht die notwendige Fülle. Wasserverluste durch Schwitzen werden kompensiert. Des weiteren laufen in diesem Stadium Entzündungsreaktionen ab, die als Korrelat der Wundheilung nach Angriffen zu verstehen sind.

C. Erschöpfungsstadium

Dauert die Belastung zu lange an oder ist sie zu stark, so daß keine Heilung oder Regeneration stattfinden kann, desintegriert der Organismus und die Nebennierenrindenfunktion transformiert regressiv, daß heißt, sie glüht aus und der Organismus gibt an dieser Stelle auf, den Kampf weiterzuführen. Es kommt zu einem Postaggressionssyndrom bzw. einer Anpassungskrankheit mit Zellstoffwechselstörungen und -untergang, kataboler (abbauender) Stoffwechsellage, negativer Stickstoffbilanz, Glukoseverwertungsstörungen, Resorptionsfieber, generalisierter peripherer Durchblutungsstörungen mit nachfolgendem Funktionsversagen minderperfundierter Organe.

Dieses vernetzte Bild bedeutet sogar, daß der Streßmechanismus nicht nur die erwähnten typischen Streßkrankheiten auslöst, sondern daß er im Grunde bei sämtlichen Krankheiten an irgendeiner Stelle in Aktion tritt. Vielen Krankheiten geht so eine Langzeitschädigung voraus, die durch die Summe kleinster, aber ständiger, nicht umgesetzter Streßreize erfolgt und über Jahre unbemerkt vonstatten geht.

2.3.4   Streßbedingte Störungen im eigentlichen Sinne

- Schleimhautschäden des Gastrointestinaltraktes (Streßulzera des Magens und Duodenums, Morbus Crohn, Colitis ulcerosa, chronische Verstopfung, Diarrhoe). Über die Störung des vegetativen Systems kommt es zu einer Fehlregulation der innersekretorischen Drüsen und der nervösen Versorgung der Verdauungsorgane, gefolgt von späteren Magen- und Darmgeschwüren (Vester, F. 1978).
- Streßinduziertes Asthma bronchiale
- Crush-Syndrom (ausgedehnte Parenchymschäden im Muskel- und Organbereich nach Quetschungen)
- Akutes Nierenversagen/chronisches Nierenversagen (oft „renal vascular disease" bedingt)
- Periarteriitis nodosa
- Koronare Herzkrankheit
- Hypertonus
- Die mobilisierten Lipoide unserer Fettdepots erhöhen den Blutfettspiegel und werden zum Risikofaktor für Arterienverkalkungen und Kreislaufschäden (Vester 1978)
- Die Nieren selbst werden durch ihre ständige Erregung geschädigt. Dadurch wird die Blutreinigung vermindert, die Tendenz zu Schäden am Gefäß- und Kreislaufsystem verstärkt und die Rückkoppelung mit der Hypophyse gestört, was zu weiteren Folgeschäden im übrigen Hormonhaushalt führt (Vester 1978)
- Das delikate System unserer sexuellen Funktionen (Sexuelle Störungen: z.B. Potenzstörungen, Ejakulationsstörungen, erektile Dysfunktion, Orgasmusstörungen und Lubrikatiosstörungen) wird gestört, der Zyklus der Frau durcheinandergebracht. Eine Rückkoppelung auf die Schilddrüsen bleibt nicht aus. Besonders Menschen mit leichter Schilddrüsenüberfunktion geraten dann aus dem hormonellen Gleichgewicht (Vester 1978)
- Stoffwechselstörungen (z.B. Diabetes mellitus)
- Marschfrakturen (z.B. Mifftelfußknochenbrüche bei Gewaltmärschen)
- Schwindel
- Wirbelsäulenbeschwerden (z.B. HWS-, LWS-Syndrome)
- Apoplex
- Periphere arterielle Verschlußkrankheit (pAVK)
- Sudecksche Dystrophie (Algodystrophie) – nach gelenknahen Knochenbrüchen oder Weichteilverletzungen auftretende Erkrankung mit nachfolgenden geweblichen Ernährungsschäden (Atrophien)
- Verbrauchskoagulopathien

- Rheumatische Erkrankungen
- Lumbago/Ischialgien
- Gelenkschäden
- Diabetes mellitus
- Hautschäden
- Ausgetrocknete Schleimhäute im oberen Respirationstrakt
- Venös statische Schäden (Varizen)
- Die Schwächung unseres Immunsystems bewirkt eine Senkung der Abwehr gegen Infektionen durch Mikroorganismen sowie eine Steigerung der Krebsdisposition (Vester, F. 1978) u. v. m.
- Auch das „Mobbing" am Arbeitsplatz ist in diesem Zusammenhang purer „psychosozialer Streß". Als Mobbing am Arbeitsplatz bezeichnet man ein unter Druck setzen durch Kollegen oder Vorgesetzte, so daß sich die Betroffenen „Mobbing-Opfer" von diesen verfolgt fühlen. Rund 1,6 Millionen Deutsche werden nach Expertenangaben (Gesellschaft gegen Psychosozialen Streß und Mobbing in Berlin, gegründet von Dieter Groeblinghoff, einem Hamburger Facharzt für Psychiatrie. Der geschätzte volkswirtschaftliche Schaden (höhere Krankheitsrate, sinkende Produktivität) beziffert sich auf rd. 25–30 Milliarden DM) pro Jahr jährlich am Arbeitsplatz gemobbt (Anette Harms-Böttcher).

Als Besonderheit bezüglich der psychischen Stressoren kennen wir in diesem Zusammenhang das posttraumatische-psychoreaktive Streßsyndrom, welches auch das psychisches Anpassungssyndrom genannt wird. Dieses tritt in der Regel zeitversetzt, mehrere Jahre nach dem oft als extrem traumatisch erlebtem Ereignis (Lagerhaft wie z.B. im KZ, Folter, Geiselhaft, Terrormaßnahmen, etc.) in Erscheinung. Symptomatisch sind unspezifische Leistungsschwäche, Konzentrations- und Denkstörungen, Kontaktstörungen, Phobien, Depressionen und Suizidalität. An dieser Stelle ist es erwähnenswert, daß ein „Programm" wie das der Streßreaktion in unserem Organismus zu zeitlich 98 % unserer Entstehungsgeschichte überlebenswichtig war um Gefahren in unserer Umwelt zu begegnen. Erst nachdem wir Menschen vor etwa 10 000 Jahren Pfeil und Bogen entdeckten und uns in Zivilisationsformen begaben, in denen wir uns zunehmend sicher fühlen konnten, verlor dieses „Programm" für uns anscheinend an Bedeutung. Anscheinend deshalb, weil wir z.B. im Straßenverkehr täglich unkalkulierbaren Gefahren ausgesetzt sind (ein alkoholisierter oder unter Drogen/Psychopharmaka stehender Autofahrer hält auf einen Passanten zu) in denen wir „subkortikal" (ohne Nachzudenken) schnellstens reagieren müssen und dieses Streßprogramm zum Überleben weiterhin dringend brauchen. In den letzten 2 % der Menschheitsgeschichte (ohne absolut werden zu wollen) zeigt das Streßprogramm auch negative Seiten:

Abb. 2-12
Streßkurvenverlauf
(nach F. Vester)

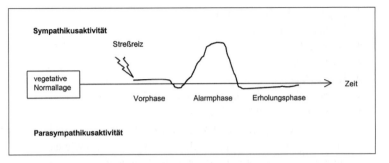

- Wir benötigen es in der Regel nicht mehr so oft wie früher. Es „verselbstständigt" sich bisweilen – es läuft auch bei irrealen Gefahren ab, wenn wir Mord und Totschlag im Fernsehen sehen
- Es kann im ungesunden Dauerstreß (Disstress) als Schwelfeuer üble Auswirkungen zeigen (z. B. schwelender Dauerstreß bei Langzeitarbeitslosigkeit mit negativen biopsychosozialen Folgen)
- Es schlägt bei chronischen Über- als auch bei Unterforderungen als Dauerbrenner an (es gibt dann nahezu keine parasympatotonischen Erholungspausen, siehe Abb. 2–12)
- Wir beantworten das „Programm", aus verständlichen und wichtigen nachvollziehbaren Gründen nicht immer mit der körperlichen Aktivität für die es konzipiert wurde. Wenn uns einer die Vorfahrt schneidet, werden wir sehr schnell wütend, können uns aber körperlich in diesem Moment kaum abreagieren. Wir werden sozusagen durch unsere eigenen Katecholamine in vergiftender Art und Weise überschwemmt, so daß unser eigener Motor im Leerlauf, bei getretener Kupplung durchdreht.

Selye erklärte später mit weisen Worten, daß Streß grundsätzlich nicht vermeidbar und auch im Sinne eines Eustresses positiv, als lebenswichtig zu bewerten ist. Wie immer gibt es auch hier ein Übermaß bzw. ein gefährliche Unterforderung hinsichtlich entstehendem Disstress (also krankmachendem Streß). Seiner Meinung nach könne man unnötigen Streß vermeiden oder gar verhindern, damit neutrale Ereignisse nicht zu Stressoren würden.

2.3.5 Verhaltensstreß und Erkrankungsneigungen gemäß verschiedener Persönlichkeitsstrukturen

(Vester, F. 1978)

Vielfach werden in der Medizin zwei Reaktionstypen unterschieden, wobei das psychologische Verhalten in engem Zusammenhang mit blutchemischen und hormonell-nervalen Eigenschaften steht. Diese beiden Verhaltenstypen A und B überschneiden sich, in gewisser Weise mit der Einteilung nach den Streßtypen: Vagotoniker und des Sympathikotoniker.

- Zum Verhaltenstyp A (hostility and coronary prone behavior) rechnet man aktive, agile, ehrgeizige, dynamische Menschen, die oft gegen den Widerstand der Umgebung und in möglichst kurzer Zeit viel erreichen wollen. Man kann bei diesen Personen auch von einer chronischen Parforce-Stimmung (frz. parforce = hetzen) sprechen. Dieser Typ nimmt besonders in den Großstädten ständig zu. Es gehören ihm immer jüngere Jahrgänge an, und er zeigt eine hohe Rate an Herzkranzgefäß-Erkrankungen: Herzinfarkte sind bei ihm siebenmal so häufig wie in Gruppe B. Sein Blut bzw. sein Gefäßsystem zeigt Eigenschaften, die wir bereits aus der vom Sympathikus beherrschten Hauptphase des Stresses kennen, zum Beispiel Cholesterinablagerung, erhöhte Gerinnungsbereitschaft, Hochdruck und anderes.

- Dem Verhaltenstyp B entsprechen demgegenüber gemütliche, ausgeglichene Menschen – oft von der gelassenen südländischen italienischen Art in ihrem Verhalten – die weit seltener an Herzinfarkt erkranken und die in gewisser Weise mit den Vagotonikern übereinstimmen. Sie erleiden oft Magen-Darm-Erkrankungen, Ulcera, Obstipationen, Diarrhoe, etc.

2.3.6 Therapie

Die manigfaltigen Erkrankungen, Leiden und Ängste (s. o.), die aus dem Disstreß resultieren, haben als gemeinsamen Nenner die chronisch gewordene Daueranspannung im Organismus, die es von therapeutischer Seite her gilt abzubauen. Streßabbauend sind bestimmte psychotherapeutische Verfahren und Methoden. Besonders körperorientierte Verfahren wie Progressive Muskelrelaxation nach Jacobsen, Massagen, Feldenkrais und Bioenergetik bieten sich an. Darüber hinaus haben psychotherapeutische Gespräche, verhaltenstherapeutisch-kognitive, als auch suggestionstherapeutische Verfahren wie Autogenes Training und Hypnose gute Ansätze zur Streßbewältigung entwickelt. Vergessen sollte man in diesem Zusammenhang keinesfalls den Wert sportlicher und alltäglicher Betätigungen (Schwimmen, Jogging, Spaziergänge ...) zum Streßabbau. Grundsätzlich gilt, daß gute Vorbereitung auf eine neue Situation in jeder Hinsicht Streßabbaubetätigung ist.

2.4   Funktionelle Herz-Kreislaufstörungen

2.4.1   Allgemeines

Herz und Kreislauf sind in jede lebendige Tätigkeit, in der Regel nicht wahrnehmbar, mit einbezogen. Sie steht im Dienste der gesamten körperlichen, vor allem der motorischen und metabolischen Leistung. Das Herz (gr. cor, lat. cardia) schlägt Tag für Tag, in der Regel rhythmisch, mit einer zirkadianen (tageszeitabhängigen), belastungsabhängigen Frequenz von 60–100 Schlägen pro Minute und transportiert das Gesamtblutvolumen (flüssiges Gewebe) von ca. 4–6 l (alters-, geschlechts- und größenabhängig) inklusive der Nährstoffe, Zellen und Blutgase auf pumpende Art und Weise in unseren Gefäßen (arterielle und venöse) durch unseren Organismus. Die einzigartige, andeutungsweise spiralig ablaufende Pumpbewegung des Herzens, die wir Systole (zusammenziehen) und Diastole (erweitern) nennen, ist hoch komplex und involviert ein proper funktionierendes Herzreizleitungssystem, eine zentrale vegetative Regulation durch den Nervus vagus (vertritt den Parasympathikus in Richtung Bradykardie) und des Sympathikus (in Richtung Tachykardie), genauso wie im Herzen produzierte Hormone (ANH = Anti-Natriuretisches-Hormon) und viele andere, höchst interessante anatomisch-physiologische Phänomene, die in den entsprechenden Lehrbüchern zu vertiefen sind. Wichtig ist gerade an dieser Stelle, das neben der mechanischen, nerval regulierten Pump- und Ansaugfunktion, das Herz weitaus mehr zu bieten hat. Es ist demnach nicht bloß „die Pumpe", sondern auch ein sehr sensibles und damit fühlendes Organ, das wir allein schon im Umgangssprachlichen (besonders einst im Zeitalter der Romantik) mit Gefühlen, insbesondere der Gefühle: Liebe und Haß sowie Traurigkeit, Heiterkeit sowie Angst in Verbindung bringen. „Er oder Sie hat das Herz am rechten Fleck", „mir bricht es das Herz vor Traurigkeit", „er ist ein Herzensbrecher", „herzhaft lachen", „beherzt an eine Sache herangehen", „sich ein Herz fassen", „mein Herz zerfließt", „sie hat ein Herz aus Stein", „mir (zer)springt das Herz vor Freude", „es macht mir das Herz so schwer" und vieles mehr finden wir in unserer Umgangssprache wieder. Heutzutage amerikanisieren wir diese Worte in der Umgangssprache gerne („Heartbreaker", „Stoneheart", „he/she has a heart of gold", etc.). Unsere Existenz hängt von seiner kontinuierlichen, rhythmischen Tätigkeit ab. Wenn dieser Rhythmus auch nur momentan gestört ist, wenn das Herz beispielsweise einen Schlag aussetzt oder zu schnell schlägt, spüren wir Angst im Kern unseres Seins. Ein Mensch, der in seinen jungen Jahren eine solche „Herzensangst" massiv erlebt hat, wird viele Abwehrmechanismen entwickeln, um sein Herz vor der Gefahr von Funktionsstörungen zu schützen.

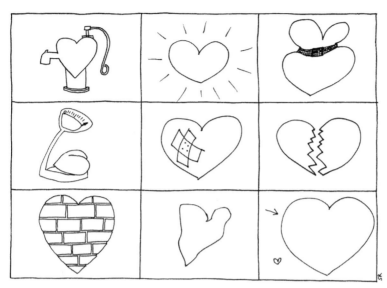

Abb. 2–13
Das Herz, nicht nur
eine „Pumpe"

Nach Bräutigam läßt sich zeigen, daß der seelische Bereich und die geistige Tätigkeit des Menschen die Herz- und Kreislauffunktion ebenso bestimmen, wie körperliche Leistungsanforderungen und auch für die Pathogenese von Bedeutung sind. Aktivität und Ruhe, Schlaf oder Wachheit, seelische Bewegtheit und Erregung, geäußerte und unterdrückte Gefühle sind mit sehr unterschiedlichen Kreislaufeinstellungen verknüpft. Die Verknüpfung von Vorstellungen und Phantasien von Situationen nimmt nachweisbar eine Kreislaufeinstellung vorweg. Ein 100-m-Läufer hat schon vor der eigentlichen körperlichen Anstrengung im Startblock deutlich erhöhte Werte für Pulsfrequenz und Blutdruck. Bei Piloten sind die Kreislaufparameter besonders vor dem Abflug bzw. vor der Landung höher als während des gesamten Fluges. In einem analytischen Interview steigen die Kreislaufparameter nachweisbar bei Erreichen der angstbesetzten Konfliktbereiche (Bräutigam, 1981). Die „Organsprache", wie oben aufgezeigt, hält in der wissenschaftlichen Medizin jedoch nicht unmittelbar Eingang, vielfach tragen die Patienten Beschwerden vor, die sehr indirekt Aufschluß geben oder die direkt auf eine Funktionalität hinweisen (Herzstolpern, Herzklopfen, Herzbeben, Unruhe, etc.). Das wir ein Herz haben, kommt uns in der Regel erst dann via Herzjagen, Herzstolpern, bei extremer Angst etc. in unser Bewußtsein, wenn es überanstrengt ist. Im ICD-10 ist unter F45.3 eine Klassifizierungsmöglichkeit bereitgehalten, die kein unmittelbares organisches Korrelat aufweist und somit unter dem Begriff „funktionell" zusammengefaßt wird. F45.3 somatoforme autonome Funktionsstörungen, aus dem Formenkreis der neurotischen Störungen, läßt sich um das entsprechende Organsystem ergänzen. Beim kardiovaskulären System, welches dann mit F45.30 komplett klassifiziert wird, verbergen sich dahinter die Herzneurose, die neurozirkulatorische Asthenie sowie das Da-Costa-Syndrom. Die essentielle Hypertonie vervollständigt dann den Kreis der psychosomatischen oder funktionellen Erkrankungen dieses Organsystems.

> Bei etwa 5 % der Gesamtbevölkerung lassen sich funktionelle Herz-Kreislaufbeschwerden finden.

Die Symptome, die das Herz-Kreislaufsystem betreffen, gehören zu den häufigsten in der internistischen Praxis, als auch der Allgemeinarztpraxis (10–15 %). Bei ca. 40–45 % aller Patienten mit Herz-Kreislaufbeschwerden findet man einen typischen, meist auf Angst basierenden, Konflikthintergrund. Des weiteren ist auch beim Patienten mit einem essentiellen Bluthochdruck in aller Regel ein nachvollziehbarer intrapsychischer Spannungszustand erkennbar. In den frühen psychophysiologischen Untersuchungen von Walter B. Cannon (1929) wird deutlich, daß der Kreislauf bei Emotionen wie Angst und Wut besonders stark reagiert. Angst führt über die Sympathikusaktivitätszunahme zu einer Herzfrequenzerhöhung und zu einem stärkeren Herzschlag, so daß man bisweilen das Herz bis in die Hals- und Kopfregion schlagen fühlt. Das vom Herzen bewegte Blut wird zudem von Orten, an denen es nicht akut gebraucht wird – wie Verdauungstrakt (dort kommt es zu Gefäßverengungen) – zu Orten mit höheren Stoffechselanforderungen – wie Skelettmuskeln (hier kommt es zu Gefäßerweiterungen) – nerval-hormonell gesteuert, umverteilt, um der bereits zuvor beschriebenen „fight-flight-fright" Reaktion gemäß körperlich-seelisch einsatzbereit zu sein.

2.4.2   Herzneurose

Allgemeines
Synonym: Herzphobie, Herzangstneurose, Herzangst, funktionelles kardiovaskuläres Syndrom, engl. cardiac neurosis.

Definition
Definitionsgemäß handelt es sich bei diesem, vorwiegend jüngere Altersgruppen betreffenden (Alter 18–40, m>f), um einen meist als akuten sympathikovasalen Herzanfall (d.h. Sympathikus und Gefäße betreffend) beginnenden Angstzustand (Herzstillstandsangst) mit einem diffusen hypochondrischen und phobischen Beschwerdebild, bei häufig sich anschließender chro-

nisch neurotischer Entwicklung. Da ein Übergang zur Angstneurose fließend ist, bezeichnet man dieses Krankheitsbild auch treffender als Herzangstneurose. Wichtig ist an dieser Stelle zu erwähnen, das nicht das Herz neurotisch ist, sondern die betreffende Person neurotische Züge aufweist.

Ursachen

Psychodynamisch gesehen liegt mit großer Regelmäßigkeit ein Abhängigkeits-Autonomiekonflikt, bei ambivalentem Erleben gegenüber einerseits Schutz repräsentierenden, andererseits demütigenden nahen Personen vor. Im Todes-, Umzugs-, Krankseins- oder sonstwie bedingten Wegfall der als ambivalent erlebten Bezugsperson, kommt es zu einem bedrohlichen Alleinsein im Erleben der Patienten (vom depressiven Typus) mit zugleich bestehenden aggressiven Todeswünschen und fortlebender Sehnsucht nach Geborgenheit. Das Problem der Patienten, die eigene Person von der anderen zu trennen („weil symbiotisch vereint") macht ihnen das Leben derart schwer, daß die folglichen Nähe-Distanzschwierigkeiten sie dazu bringen, jegliche Botschaften (z. B. Nachrichten von Todesfällen) aus der Umgebung als Schicksalhaft mit sich verknüpft zu sehen (mysterische Anteilnahme). Oft trifft die symbiotische Bindung für Einzelkinder (bei oft fehlendem Vater) im Sinne einer Mutter-Sohn-Symbiose zu, bei denen der Sohn, der dann nur wenig beständige vorbildhafte männliche Identifikationsmöglichkeiten außerhalb der Familie hat, in seinen Beziehungen auf eine Person (die Mutter) eingeengt bleibt und später Unselbständigkeit und Trennungsschwierigkeiten aufweist. Freud erwähnte, daß es nicht so sehr die Versagung als vielmehr die Verwöhnung ist, was die Menschen unfähig mache, später auf Liebe zu verzichten, beziehungsweise sich mit weniger zu begnügen. Der Autonomie-Abhängigkeitskonflikt liegt in der bevorstehenden Trennungssituation bei der die Trennung zugleich gewünscht und gefürchtet wird. Persönlichkeitsspezifisch erkennt man ganz ähnliche Zusammenhänge wie sie im Kapitel streßbedingte Störungen bereits erläutert wurde (Verhaltenstyp A).

Diagnostik

Als eine somatoforme autonome Funktionsstörung, was soviel bedeutet, wie eine Störung ohne Organveränderung mit Beteiligung des vegetativen Nervensystems (Syn. autonomes Nervensystem), geht die Herzneurose vorwiegend mit den Symptomen:

- anfallsartige, allgemeine innere Unruhe und Anspannung, Herzklopfen, Herzjagen (mit Tachkardien von 120–160 Schlägen pro Minute, Blutdrücken von 200/110 mmHg und höher), forcierter tiefer Atmung sowie Zittern, zum Teil Schweißausbrüchen und Gesichtsröte (komplette Beschreibung des sympathikovasalen Herzanfalls)

- evt. präkordiale Herzschmerzen mit zum Teil hellwach erlebter Todesangst (ohne faßbarer organischer Ursache)
- einer dem „Herzanfall" folgenden Angstkrankheit (mit Angstfixierung auf das Herz), mit der Befürchtung, herzkrank zu sein („Infarktfurcht", „Herzstillstandsfurcht, -angst") oder einen erneuten sympathikovasalen Herzanfall zu bekommen (die Patienten kontrollieren ihren Puls, schonen sich, gehen von Arzt zu Arzt, etc.)
- einem Herabgestimmtsein (Interesselosigkeit für Beruf und Arbeit mit langen Arbeitsunfähigkeitszeiten)
- diffuse Ängstlichkeit, als auch konkrete Claustro- und/oder Agoraphobie (Raumangst bzw. Platzangst)
- hypochondrische Ausweitung auf den Gastrointestinaltrakt
- einer Selbstunsicherheit sowie einem Minderwertigkeitsempfinden (Insuffizienzgefühle) mit starken Anklammerungstendenzen (die Patienten können nicht allein sein, klammern sich an Verwandte oder Ärzte) einher. In ähnlicher Weise beschrieb der amerikanische Internist Jacob DaCosta den psychosomatischen, kardiorespiratorischen Symptomenkomplex, einhergehend mit belastungsunabhängiger Hyperventilation, Tachykardie und Herzschmerzen, den er Effort-Syndrom (Syn. Anstrengungssyndrom, DaCosta-Syndrom oder „irritable heart syndrome") nannte.

Differentialdiagnose

Es ist vor allem der Herzinfarkt vom sympathikovasalen Anfall zu unterscheiden. Letzterer ist vor allem bei jüngeren Patienten zu finden, wobei die Angst und nicht das Schmerzereignis (teilweise Vernichtungsschmerzgefühl) im Vordergrund steht. Gleichwohl kommt Angst als Begleitsymptom beim Herzinfarkt zu etwa einem Zehntel der Fälle vor. Des weiteren muß an eine Krise bei zugrundeliegendem Phäochromozytom differentialdiagnostisch gedacht werden (deutlich erhöhte Katecholaminwerte im Urin).

Therapie

Zunächst ist es eminent wichtig, den Patienten ernst zu nehmen, ohne es insgesamt an klaren Äußerungen fehlen zu lassen. Nach gründlicher körperlicher Untersuchung und zweifelsfreiem Ausschluß einer organischen Ursache (dabei Wiederholungsuntersuchungen auf das Notwendigste reduzieren) kommt es darauf an, dem Patienten zuwendend und behutsam zu vermitteln, daß die Herzbeschwerden zwar ebenso real sind wie seine Angst, dies aber Krankheitsfolge und nicht deren Ursache ist. Man kann ihm versichern, daß er sicherlich nicht an einem Herzinfarkt sterben wird und somit das begonnene Arbeitsbündnis stärken und ausbauen kann. Nach einer der akuten Krisenintervention (hier sind kurzfristig neben dem guten Zureden = talking down, ergänzend Medikamente wie Tranquilizer vom Benzodiazepintyp oder Betarezeptorenblocker ratsam) folgenden Motivationsphase, vorwiegend aus stützenden Gesprächen bestehend, geht es zur aufdeckenden Erarbeitung etwaiger Auslösesituationen sowie Ursachen und ihrer Bedeutung aus psychodynamischer Sicht (konfliktzentrierte Bewußtmachung des Abhängigkeits-Autonomiekonfliktes). Flankierend ist es wichtig, der tendentiellen Schonhaltung entgegen zu wirken. Hierzu bieten sich balneophysikalische Maßnahmen sowie Sport und Physiotherapie an. Gut durchgeführte psychodynamisch körperorientierte Therapieverfahren wie Bioenergetik oder konzentrative Bewegungstherapie können ebenso sehr hilfreich sein.

2.4.3 Essentielle arterielle Hypertonie

Allgemeines

Synonyme: Psychogener arterieller Bluthochdruck, funktioneller arterieller Hypertonus, primärer arterieller Hypertonus

In der Industriewelt stellt die essentielle arterielle Hypertonie (im Folgenden einfach Hypertonie, bzw. essentielle H. genannt) die häufigste Krankheit dar. Allein in Deutschland haben rund 8,5 Millionen Menschen eine essentielle Hypertonie, etwa 5,1 Millionen erleiden eine hypertensive Herzkrankheit. Aufgrund schneller Ausbreitung der „Industrialisierung und Technisierung" sowie sozialer globaler Umwandlungen verbunden mit dem Transport „westlicher Lebensformen" breitet sich diese Krankheit nun auch in den Naturvölkern aus. Bei den in geschlossenen Reservaten und isoliert lebenden Indianern Nordamerikas kommt die Hypertonie deutlich seltener vor.

Definition

Die oberen Normgrenzen des Blutdrucks bei Erwachsenen liegen bei 140/90 mmHg, der Bereich zwischen 140/90 und 160/95 werden dem Grenzwerthypertoniebereich zugeordnet. Bei dem essentiellen arteriellen Hypertonus handelt es sich um einen ursächlich nicht sicher organisch begründbaren Bluthochdruck mit systolischen Blutdruckwerten über 160 mmHg sowie diastolisch über 95 mmHg (mehrfache Messungen über einen längeren Zeitraum, i. d. R. mittels Langzeitblutdruckmessung über 24 h – zu berücksichtigen ist diesbezüglich, das der Blutdruck physiologischer Weise Tagesschwankungen von bis zu 30–50 mmHg unterliegt). Essentiell (lat. essentia = Wesen) hebt in diesem Zusammenhang auf die „Selbstständigkeit" im Sinne von Eigenständigkeit des Krankheitsbildes, ohne faßbare Ursache ab.

Ursachen

In Wirklichkeit handelt es sich bei dieser essentiellen Hypertonie, welche sich gewöhnlich erst nach dem 30. Lebensjahr äußert, um eine multifaktoriell bedingte Störung der Blutdruckregulation mit wahrscheinlich zugrundeliegender genetischer und sicher streßbedingter (physikalische, emotionale, soziale Stressoren) Voraussetzung. Zudem werden in begründeter Weise Ernährungs- und Stoffwechselfaktoren (Kochsalzkonsum, Übergewicht, Cholesterin, Lipoproteine, u. a.) sowie endokrine Faktoren (Diabetes, fehlendes Östrogen, u. a.) als ursächlich diskutiert. Psychophysiologisch kann man neben einer normalerweise auftretenden Blutdruckerhöhung (Normotoniker) bei körperlicher Belastung erkennen, daß ebenso streßerzeugende Ereignisse wie inter- und intrapsychische Konflikte, Erwartungshaltungen sowie Notsituationen unter emotionaler Belastung (Wut, Ärger, Angst) eine deutliche Sympathikusaktivitätssteigerung (Normotoniker) mit daraus folgender Blutdruckerhöhung bewirken. Tierexperimentell zeigte sich, daß eine längere emotionale Belastung zu einer lang andauernden Blutdruckerhöhung führte. Geht man in eine Schlußfolgerung, so lautet am Ende die Feststellung, daß die psychophysiologisch aufzeigbaren hämodynamischen Prozesse von Normotonikern (Blutdrucknormalen) unter emotionaler Belastung sowie bei Vorbereitung auf eine körperlich anstrengende Arbeit der des Hypertonikers unter absoluten Ruhebedinungen vergleichbar sind. Dies macht die chronische innewohnende Anspannung (chronische Erwartungsspannung) und den permanenten körperlichen Streß eines Hypertonikers deutlich – er befindet sich buchstäblich „ständig unter Gefäßdruck".

Abb. 2–14
„Ständig unter psychophysischem Druck"

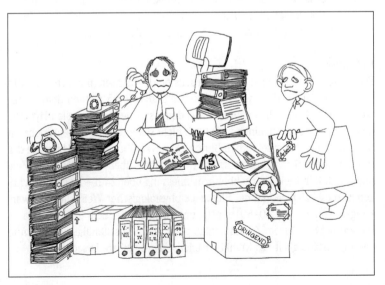

Typische Äußerungen von Hypertonikern sind: „Ich muß das alles noch schnell fertig kriegen"; „Ich mach das auch noch mit"; „Ich muß für alle da sein"; „Ich muß für alles bereit sein"; „Ich stehe ständig unter Strom", u.s.w.

Als Überschrift hinsichtlich der Psychodynamik könnte stehen: „Hypertonie bei prolongierter Konfliktsituation".

Im Zentrum psychodynamischen Geschehens steht für den Hypertoniker die Abwehr hochkochender aggressiv-feindseliger Emotionen, die sie primär deshalb zügeln, weil sie fürchten, die Zuneigung ihrer Mitmenschen zu verlieren, wenn sie den Dampf ablassen (chronisch-aggressive Gehemmtheit). Damit entstehen weitere Probleme bezüglich ihrer Selbstbehauptung und Selbstachtung. Unter ihrer „eigenen" Beschränkung werden sie gefügig und angepaßt, verhielten sich als Kinder jedoch aggressiv und wütend. Sie haben die Erfahrung gemacht, die Zuwendung ihrer Eltern zu „verspielen", wenn sie tobsüchtig und aggressiv in Erscheinung traten, somit lernten sie Ihre

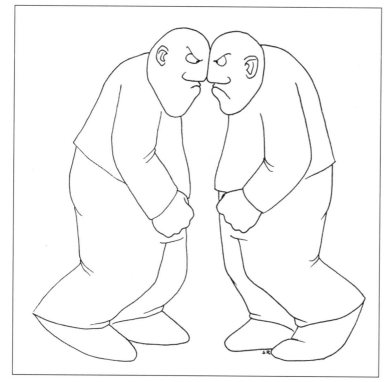

Abb. 2–15
Chronisch-aggressive Gehemmtheit oder wenn zwei gleich-starke Autos „Stoß-stange" an „Stoß-stange" ...

feindseligen Impulse zurückzuhalten. Oftmals sind sie später beruflich über lange Zeiträume geduldige „Arbeitstiere" mit masochistischen Tendenzen. Konflikthafte Lebensumstände mobilisieren die unterschwelligen Feindseligkeiten und die Selbstbehauptungswünsche, zugleich verbietet er/sie sich die freie Ausdrucksmöglichkeit. Somit entsteht der Eindruck als würden sich zwei gleichschwere und -starke Autos, jeweils Stoßstange an Stoßstange, frontal gegenseitig wegdrücken wollen und in Wirklichkeit nahezu auf der Stelle stehen bleiben. Dabei blockieren sie sich gegenseitig und verbrauchen Unmengen an Energie, wobei der zugrundeliegende Konflikt verkrustet und chronisch ungelöst bleibt.

Vom Persönlichkeitsprofil her werden Hypertoniker als ehrgeizig leistungsorientiert, zwanghaft pflichtbewußt, perfektionistisch und überangepaßt bei hohem Anspruchsniveau an sich selbst beschrieben. Andererseits sind sie empfindsame Menschen. Mit diesem inneren „Programm" geraten sie oft in Konflikte (innere sowie äußere) die für sie nicht entlastbar erscheinen. Sie geraten unter enormen psychophysischen Druck. Im Begegnungsmuster fällt ein aggressives Abwehrverhalten mit vordergründiger Fügsamkeit im Wechsel mit situatiosinadäquaten feindseligen Affektladungen auf. Hinter einer Bescheidenheitsfassade verbirgt sich eine protestvolle Unterwerfung, welche einem grotesken Kniefall gleicht. Es ergibt sich hieraus ein ausgeprägter Nähe-/Distanzkonflikt als Ausdruck einer meist verborgenen Beziehungsstörung bei großer Liebesbedürftigkeit und gleichzeitiger Angst vor Liebesverlust. Bei den meisten der Patienten mit essentieller Hypertonie ist ein seelisches Krankheitsbewußtsein nicht zu erwarten. Der leistungswillige und angepaßte Hypertoniker wirkt ordentlich pflichtbewußt und kontaktfreudig (irgendwie aber gespannt höflich). All dies macht ihn zu einem scheinbar unkomplizierten Patienten, doch der Schein trügt. Die latent schwelenden Konflikte kommen eher indirekt zum Vorschein und es bedarf einer akzeptierenden Haltung, in der sich der Therapeut nicht gekränkt zurückzieht oder fruchtlose Vorhaltungen macht. Der Grund liegt vielfach in der fehlenden Artikulationsfähigkeit für Aggressionen auf Seiten des Patienten, gerade dann, wenn er sich im Konfliktfeld befindet.

Diagnose
Die Form der essentiellen Hypertonie macht etwa 80–90 % aller Hypertonien aus. Dem gegenüber stehen organisch faßbare Bluthochdruckformen (sekundäre Hypertonien genannt), welche allesamt zu etwa 10–20 % auftreten:
- Renale Hypertonie (bei Nierengewebserkankungen oder Nierenterienverengungen)
- Endokrine Hypertonie (beim Phäochromozytom, Cushing-/und Conn-Syndrom, Akromegalie sowie beim Adrenogenitalen Syndrom)

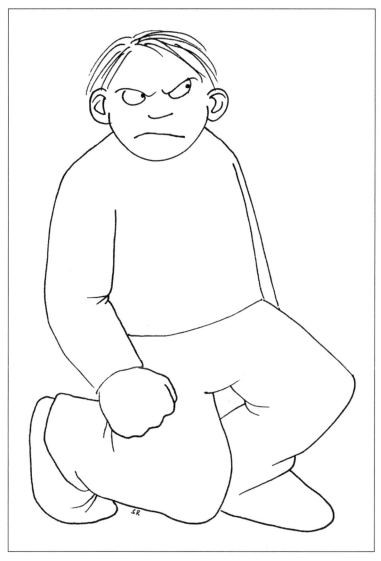

Abb 2–16
Der groteske Kniefall
des Hypertonikers

- Hypertonie bei Aortenisthmusstenose
- Temporäre Blutdrucksteigerungen (bei ZNS-Erkrankungen wie Enzephalitiden, Poliomyelitis, Intoxikationen, wie z. B. mit Kohlenmonoxid oder erhöhtem Hirndruck unterschiedlichster Genese)
- Isolierte systolische Blutdruckerhöhungen (bei Aorteninsuffizienz, ausgeprägter Bradykardie, AV-Block des Herzens, Hyperthyreose oder bei älteren Menschen)

- Pharmakologisch oder drogeninduzierte Bluthochdruckformen, welche i. d. R. nach dem Absetzen reversibel sind (Ovulationshemmer, Kortikosteroide, nichtsteroidale Antiphlogistika, Cyclosporin A, Lakritz, Kokain, Amphetamine, Designerdrogen wie Ecstasy)
- Schwangerschaftsinduzierte Hypertonie (SHI), i. d. R. jüngere Erstgebärende betreffend, meist ab der 22. Schwangerschaftswoche, vorübergehend auftretend.
- Situativ bedingte Blutdruckerhöhungen (z. B. bei Prüfungsangst, in realen Schreckmomenten, bei psychotischer Erregtheit u. a.)

Alle oben aufgezeigten sekundären Hypertonieformen müssen vor der Diagnosestellung „essentielle Hypertonie" (= primäre Hypertonie) ausgeschlossen werden (daher der Begriff: Ausschlußdiagnose). Wichtig ist weiterhin, daß erst der chronisch hohe Blutdruck zu der gefürchteten Bluthochdruckkrankheit wird, die sich als hypertensive Gefäßerkrankung an Herz, Nieren und Gehirn auf unterschiedlichste Art und Weise äußert. Tückisch ist jedoch der Umstand, daß eine Blutdruckerhöhung jahrelang ohne Symptome zu machen, bestehen kann.

> Von einer grenzwertigen Hypertonie spricht man bereits bei Blutdruckwerten zwischen 140/90–160/95 mmHg.

Symptome
Nach jahrelanger Symptomlosigkeit treten die typischen Hypertoniesymptome wie Kopfdruck bis Kopfschmerzen (oft frühmorgendlich im Hinterkopfbereich), Augenflimmern, Dyspnoe, Müdigkeit, Nasenbluten, Ohrensausen, Merk- und Konzentrationsschwierigkeiten, Herzklopfen, Präkordialschmerzen, Schlafstörungen, Schweißausbrüche, Erregbarkeit und Schwindelgefühl auf unterschiedlichste Art und Weise in Erscheinung.

Therapie
Neben der medikamentös blutdrucksenkenden Therapie (ACE-Hemmer, Calciumantagonisten, Betarezeptorenblocker, Diuretika, Alpha1-Blocker nach Stufenplan) sind in jedem einzelnen Fall persönlich zugeschnittene Beratungen notwendig, die Fragen zur allgemeinen Lebensführung (ausreichend Bewegung, Schlaf, Einteilung des Arbeitspensums, Urlaubsplanung, Gewichtsreduktion, Ernährung, Nikotin- und Koffeinreduktion, etc.), als auch zur spezifischen Lebensführung (Konfliktmanagement, Copingstrategien, Psychohygiene, etc.) zum Inhalt haben. In der Arzt-Therapeuten-Beziehung ist darauf zu achten, daß der Patient zum indirekten Handeln hinsicht-

lich eigener Bedürfnisse neigt und z. B. unmotiviert bei abgesprochenen Terminen fernbleibt. Es soll hier nicht unerwähnt bleiben, daß allein die Tatsache einer bevorstehenden Blutdruckmessung via der bestehenden Erwartungshaltung bereits zu erhöhten Werten führt. Dieser Umstand sollte therapeutisch entsprechende Berücksichtigung finden. Bezüglich eines psychotherapeutischen Einstieges hat sich bewährt, über stützende psychotherapeutische Gespräche eine tragfähige, vertrauensvolle Beziehung zum Patienten herzustellen. Darauf aufbauend bieten sich Möglichkeiten:

- konfliktzentriert (aufdeckend),
- gestalttherapeutisch,
- psychodramatisch,
- psychodynamisch körperorientiert (bioenergetisch) – wenn körperlich belastbar weiterzuarbeiten.

Verhaltenstherapeutische Interventionen eignen sich besonders zur Modifikation des Risikoverhaltens (Rauchen, Diät, Gewichtskontrolle). Zudem sind Entspannungsverfahren wie Autogenes Training, konzentrative Bewegungstherapie, Progressive Muskelrelaxation, katathymes Bilderleben (KB) und Biofeedback sowie sportliche Aktivitäten (Radfahren, Wandern, Schwimmen, Skilanglauf, Jogging) sinnvoll einsetzbar, um die Hypertonie in ihrem Verlauf positiv zu beeinflussen. Natürlich gehören der Herzinfarkt, die Herzrhythmusstörungen, die koronare Herzkrankheit, synkopale Zustände, das ICU-Syndrome (Intensive care unit syndrome) sowie juvenile hypertone Regulationsstörungen im weiteren Sinne in die psychosomatische Betrachtungsweise. Letztlich existiert keine körperliche Erkrankung ohne eine seelische Mitbeteiligung im Sinne einer holistischen Psychosomatik. Im vorliegenden Buch beschränke ich mich jedoch aus Gründen des begrenzten Umfanges auf die im klassischen Sinne rein „funktionellen" Krankheitsbilder. Bezüglich der Patienten mit einer koronaren Herzkrankheit = KHK (und dem sich evtl. einstellenden Herzinfarkt) sei zu Abschluß dieses Kapitels jedoch erwähnt, daß diese Patienten psychodynamisch nicht dem typischen Bild „neurotischer Menschen" entsprechen. Gerade vor dem Hintergrund einer Leistungsgesellschaft können sie mit Konkurrenzverhalten, dauerhaftem Ehrgeiz und der Vermeidung unmittelbarer aggressiver Auseinandersetzungen als besonders angepaßt (teilweise überangepaßt) und normal bezeichnet werden. Zur Bewältigung eines depressiven Grundkonfliktes arbeitet ein enormes Abwehrarsenal (Rationalisierung, Affektisolierung, Verdrängung, Flucht in Aktivität, gesteigerte orale Bedürfnisse, u. a.) gegen die vorhandenen Abhängigkeitsbedürfnisse. Neben den traditionellen Risikofaktoren (Rauchen, Hypertonus, Hyercholesterinämie, Diabetes mellitus, Übergewicht und Bewegungsmangel) werden für die Entstehung der KHK, psychosoziale Faktoren (soziale Isolation, geringes Selbstwertgefühl u. a.), lebensverändernde Ereignisse mit starker emotionaler Bedeutung – „Life events" (Nichtaustragen von Spannungen, unzulängliche Selbsthilfe), berufliche Überbeanspruchungen, geschlechtsspezifische Faktoren (männliche Hormone) sowie genetische Dispositionen aufgeführt.

2.5 Funktionelle Magen-Darm-Störungen

2.5.1 Allgemeines

Als komplexes und ganz überwiegend vegetativen (Einfluß des vegetativen Nervensystems bestehend aus Sympathikus und Parasympathikus) Regulationen unterstehendes Organsystem kann und wird der gesamte Verdauungstrakt – „von Natur aus" – sehr empfindlich auf psychovegetative Ungleichgewichte reagieren. Man kann mit Fug und Recht sagen, daß der Verdauungstrakt in seinem empfindlichen Antwortspiel auf seelische Störungen als eine wahre „Spielwiese" für psychosomatischer Krankheiten gesehen werden kann. Wenn wir segmental anatomisch den Verdauungstrakt in seiner Gesamtheit zusammenfassen, so sprechen wir vom oralen zum aboralen Pol (mit anderen Worten vom Mund zum Anus), von: der Mundhöhle, dem Rachen, der Speiseröhre, dem Magen, dem Dünndarm, dem Dickdarm, dem Mastdarm, dem After sowie den Zusatzorganen wie Speicheldrüsen, Zunge, Zähne, Leber, Gallenblase, Bauchspeicheldrüse und Wurmfortsatz. Physiologisch-anatomisch handelt es sich im wesentlichen um einen langen Verdauungsschlauch in deren Wandung sich die glatte, vegetativ versorgte Muskulatur befindet, die in der Lage ist, entsprechend mischende und peristaltische Bewegungen hervorzubringen, um die Nahrung, welche auf ihrem Wege zerkleinert und verdaut wird, voran zu transportieren. Neben der im Anschluß erörterten Störungen, gibt es im Bereich der oberen Verdauungsabschnitte die Schluckstörungen (das Luftschlucken = Aerophagie, das Globusgefühl = „Kloßgefühl im Hals ohne Kloß" und die Schluckstörung mit Erbrechen), auf die ich nicht eingehen werde.

Ganz allgemein ausgedrückt kann man davon sprechen, daß orale Konflikte aus psychodynamischer Sicht sich eher im oberen Abschnitten des gastrointestinalen Systems (Verdauungssystems) widerspiegeln und tief verwurzeltete, nicht gelebte aggressive Konflikte, eher in den tieferen Abschnitten. Charakteristisch sind dann entsprechend Symptome wie Globusgefühl, Erbrechen, beziehungsweise allgemeine Bauchschmerzen, Durchfall oder Obstipation.

I. Magen- und Dünndarmbereich

2.5.2 Neurotische Magenfunktionsstörungen

Allgemein
Synonyme: Reizmagen, funktioneller Reizmagen, Gastropathia nervosa (gr. gaster = Magen), Neurotische Magenfunktionsstörungen, Dyspepsie

Definition
Als Magenneurose bezeichnet man Störungen im Magenbereich, ohne daß man einen organisch faßbaren Befund erheben kann. Man findet Funktionsstörungen im Bereich der nerval-vegetativ gesteuerten glatten Magenwandmuskulatur (Peristaltikstörungen) sowie relativ blande Sekretionsanomalien der Magenwanddrüsen (meist im Sinne einer Hypersekretion, also einer erhöhten Produktion der Magensäfte).

Ursachen
Die Ursachen sind nicht eindeutig herleitbar. Epidemiologisch kann man feststellen, das etwa 1/3–1/2 der ambulanten Patienten mit Magenbeschwerden rein funktionelle Störungen aufweisen. Es gibt eine deutliche Beziehung zum emotionalen Erleben des Patienten. Nahezu immer kann herausgearbeitet werden, daß Konflikte, Belastungen und andere psychogene Kräfte „auf den Magen geschlagen" sind. Somit hat dieses sensibel reagierende Organ eine Art indirekte Aussagekraft für gesammelte innewohnende Konflikte („Triggerpunkt, also Auslösepunkt für psychische Konflikte"). Hinsichtlich soziologischer Faktoren fand man Korrelationen von Magenneurose und Wechselschichttätigen, Frauen mit der Doppelbelastung von Beruf und Haushalt sowie von in „typischen Streßberufen" Tätigen (Börsenmaklern, Flugkapitänen u. a.). Bevorzugt erkranken auch eher jüngere als ältere Patienten – immer wieder mit der Koinzidenz (Zusammentreffen) von Magenbeschwerden und konflikthaften Belastungen. Aggravierend kommt ein habituell-substantiell negativer Effekt säureproduktinssteigernder „Genußgifte" wie Alkohol, Koffein und Nikotin hinzu.

Psychodynamik
Im Hinterkopf sollte man stets daran denken, daß Magenbeschwerden bei sozialen und innerpsychischen Konflikten (Belastungen), insbesondere auch schwelender Art, ohne daß diese offensichtlich zu Ausbruch kommen, vorkommen. Nicht selten sind sie im Zusammenhang depressiver Verstimmungen erkennbar. Oft versuchen gerade diese Patienten „eigenbrötlerisch" mit

Abb. 2–17
„Es schlägt einem
auf den Magen"

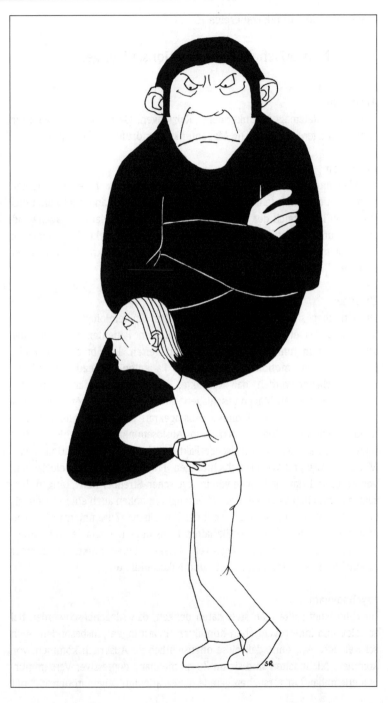

ihren Konflikten umzugehen und lassen kaum jemanden an sich heran oder sie ignorieren sie, im Sinne einer Abwehrformation, ganz „einfach". Tiefenpsychologisch gehört die Magenneurose, rein psychodynamisch eher in den Bereich der Konflikte auf „oraler Stufe". Abgrenzungen zu den folgenden Ulkuskrankheiten sind hinsichtlich der Persönlichkeit und der innewohnenden psychischen Dynamik nahezu unmöglich.

Symptome

Typisch ist insgesamt ein chronisch rezidivierender Verlauf bei überwiegendem Druck- und Völlegefühl im Magenbereich, z. Teil vergesellschaftet mit Aufstoßen und Unbehagen. Zeitweilig kann es zu krampfartigen Schmerzempfindungen mit Übelkeit und Brechreiz (Nausea) kommen. Auch ein, bei Nahrungsaufnahme sich bessernder Nüchternschmerz wird beschrieben. Dieser muß jedoch sorgfältig von ernsteren Magenschleimhautaffektionen wie Gastritiden und Ulcera abgegrenzt werden. Die Patienten klagen über unspezifische Unverträglichkeiten gegenüber z. B. Fetten, Alkohol, Koffein, aber auch gegenüber anderen Nahrungsmitteln wie Gemüse, Fleisch, etc. Appetitlosigkeit ist ein weiteres Hauptsymptom.

Diagnose

Die Diagnosefindung ist nicht immer ganz einfach. Nach obig angeführten anamnestisch erkennbaren Beschwerden (Symptome) müssen natürlich zunächst eindeutig objektivierbare Magenerkrankungen wie Gastritiden, Ulzerationen und Tumoren ausgeschlossen werden (Endoskopie, Nativ- und Kontrastmittelröntgenaufnahme des Magens). Der nervöse Reizmagen zeigt i. d. R. eine röntgenologisch sichtbare Tonussteigerung und Hypermotilität in der Schleimhautwand. Bei begleitender Hypersekretion fehlt ein histologischer Entzündungsnachweis in der Magenschleimhaut (PE = Probeexzision). Die Übergänge zu nachweisbaren Gastritiden sind jedoch fließend und die Abgrenzung zu toxischen Magenschleimhautschäden oder atrophischen Magenschleimhautentzündungen in der Praxis schwierig.

Therapie

Nach Erarbeitung einer therapeutisch tragfähigen Beziehung ist die Aufdeckung der neurotischen Konfliktanteile langsam fortschreitend angezeigt. Flankierend stehen langfristig stützende, kombinierte Therapieformen im Vordergrund:

- Psychotherapeutische Beratungen
- Verhaltenstherapeutisch ausgerichtete Korrekturen im Schlaf/Wach- und Eßverhalten (Koffein, Alkohol, Nikotin)

■ Ggf. zeitlich begrenzter symptomatisch-medikamentöser Einsatz von magensäureproduktionshemmenden (H_2-Blockern, Protonenpumpenblockern, Anticholinergika) bzw. magenschleimhautprotektiven Substanzen (Antazida u. a.).

2.5.3 Magen- und Darmgeschwüre

Allgemein:

Etymologisch: lat. ulcus = Geschwür, Schicht- bzw. Wanddefekt; lat. ventriculus = Magen; lat. duodenum = Zwölffingerdarm; gr. pepsis = verdauen, kochen

Synonyme: Gastroduodenale Ulkuskrankheit, Ulcus pepticum oder peptische Ulkuskrankheit als Oberbegriff für Ulcus ventriculi (Magengeschwür) und Ulcus duodeni (Duodenalgeschwür).

Magen- und Darmgeschwüre sind weltweit verbreitet und seit Jahrhunderten bekannt. Geschlechtsunabhängig betrachtet ist das Duodenalgeschwür 3 mal so häufig wie das Magengeschwür. Das Verhältnis Mann : Frau ist wie 3 : 1 beim Duodenalgeschwür und etwa 1 : 1 beim Magengeschwür. Erkrankungsgipfel liegt beim 35. Lebensjahr hinsichtlich des Duodenalgeschwüres und 45. Lebensjahr hinsichtlich des Magengeschwüres.

Im folgenden werde ich überwiegend nicht mehr zwischen den Lokalisationen Magen bzw. Zwölffingerdarm unterscheiden, sondern erläutere die Ulcera im Magen-Darmbereich zusammenfassend als Gastroduodenale Ulkuskrankheit.

Definition

Definitionsgemäß handelt es sich um eine chronisch-rezidivierende Geschwürsbildung (Ulkus) im Bereich der Magen- und/oder Zwölffingerdarmwand (in den restlichen Dünndarmabschnitten sowie in der Speiseröhre eher eine Seltenheit).

Ein Ulcus ist ein benigner umschriebener Substanzdefekt in der Magen- oder Darmschleimhaut, der mindestens die Muscularis mucosa (erste Schicht in der Magenwand, von der Schleimhaut aus gesehen, die glatte Muskelfasern aufweist) der Magenwand durchdringt, teilweise auch tiefere Schichten betrifft (wenn alle Wandschichten betroffen sind spricht man von einer Perforation).

Schaut man sich die Beeinträchtigungen und Verletzungen der Magen-Darmwand im zeitlichen Verlauf an, so kann man erkennen, daß nach:

■ den funktionellen Beeinträchtigungen (ohne histologisch-organisch faßbaren Befund) die ersten histologisch-organisch feststellbaren Veränderungen in folgender Reihenfolge erkennbar sind:

- ☐ Entzündliche Schleimhautveränderungen (Gastritiden, Duodenitiden)
- ☐ Erosionen (Magen- und Darmmukosadefekte ohne Durchdringung der Muscularis mucosae, oft mit nachfolgenden diffusen Blutungen)
- ☐ Ulcera (als die eingangs erwähnten Läsionen)

Ursachen

Streßfaktoren (psychogene, physikalische, soziale, traumatische), welche sich im Sinne eines überwiegenden Disstresses bemerkbar machen, „schlagen auf den Magen nieder" und stören das Gleichgewicht zwischen aggressiven Faktoren und Schutzmechanismen in, bzw. auf der Magenschleimhaut. Im Kapitel (2.3) streßbedingte Störungen wurde von den „Sympathikotonikern" und „Vagotonikern" hinsichtlich der Streßreaktionen gesprochen. Waren erstere eher anfällig für Erkrankungen im Herz-Kreislauf-Organbereich, so sind letztere eher anfällig im gastrointestinalen Organbereich. Die vagale Übererregbarkeit ist das „funktionelle Zeichen" des nach außen so lasziv und ruhig wirkenden Vagotonikers".

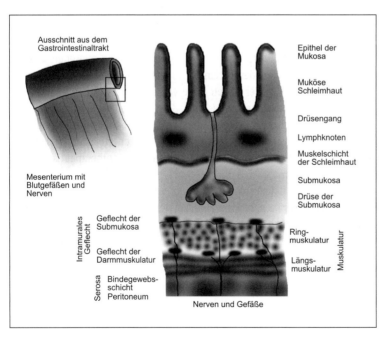

Abb. 2-18
Schematischer Aufbau der Magen- und Darmwand

> Der Streß ist förmlich an der erhöhten basal-gastralen Säuresekretionsrate ablesbar. Neben den oben beschriebenen Streßfaktoren sind die Genußgifte (Nikotin, Alkohol, Koffein) an der erhöhten Basalsekretionsrate beteiligt, weil frequent und habituell genossen.

Neben der Streßkomponenten spielen Pharmaka (NSA = nichtsteroidale Antiphlogistika, Kortikosteroide), Mikroorganismen (HP = Helicobacter Pylori) sowie erbliche Veranlagung (eineiige Zwillinge bis zu 50 %, zweieiige Zwillinge bis zu 15 % Konkordanz hinsichtlich der Geschwürsbildung) eine Rolle in der Ulkusentstehung. Des weiteren findet man eine Häufung der Ulkuskrankheit in den Städten sowie in Kriegszeiten.

> Ohne Störung des protektiv-aggressiven Gleichgewichtes im Magenmilieu ist keine Geschwürsbildung möglich.

Psychodynamisch neigen die Patienten dazu den Therapeuten ungeduldig zu machen und zu überfordern. Die oral-rezeptiven Wünsche nach Zuneigung und Geborgenheit führen ihn in eine Passivität und Abhängigkeit von anderen. Hinsichtlich aggressiv-oraler Tendenzen, die ebenfalls vorhanden sind, kommen diese Patienten oft in Streit mit Pseudounabhängigen, was zerstörerische Elemente (beißen, verschlingen etc.) zum Vorschein kommen läßt. Auch für den Therapeuten ist es eine Gratwanderung zwischen anleiten einerseits und behüten des Patienten andererseits. Entwicklungspsychologisch ist der Patient in der oralen Stufe verhaftet. Verwöhnung bzw. Versagung spielen eine entscheidende Rolle. Die geschilderten Ambivalenzkonflikte sind bei gleichzeitig bestehendem Autonomiebedürfnis im Sinne eines Überkompensationsversuches zu werten und führen zu einer Pseudounabhängigkeit. Viele Patienten lassen sich nur durch organtherapeutische Maßnahmen behandeln.

Eine typische Ulkus-Persönlichkeit gibt es jedoch allem Anschein nach nicht. Je nach überwiegen der oral-rezeptiven bzw. oral-aggressiven Tendenzen kann man jedoch von einem seine regressive Wünsche einfordernden abhängig-passiven bzw. seinen Überkompensationen nachgehenden aktiv-aggressiven „Persönlichkeitstypus „sprechen", der keine Hilfe annehmen will.

Symptome

Chronisch rezidivierende Oberbauchbeschwerden bzw. -schmerzen stehen ganz im Vordergrund. Differenziert man, so findet sich in der Regel beim Ulcus duodeni ein Spät-, Nacht- und Nüchternschmerz im Oberbauch, der sich nach Nahrungsaufnahme eher bessert. Hingegen zeigt das Ulcus ventriculi einen typischen Sofortschmerz nach Nahrungsaufnahme (aber auch nahrungsunabhängige Schmerzen). Übelkeit und Brechreiz sind ebenso häufige Begleitsymptome wie Appetitlosigkeit und Gewichtsverlust. Durch Pharmaka (NSA = nicht-steroidale Antiphlogistika) hervorgerufene Ulzera verlaufen oft asymptomatisch und führen vermehrt zu Blutungen im Magen- bzw. Darmtrakt (ggf. verbunden mit einer hämatogenen Diarrhö).

Diagnose

Es müssen in jedem Fall eine saubere internistisch-apparative Abklärung (Endoskopie mit Biopsie, evt. Röntgen bzw. Magen-Darm Passage, Helicobacter pylori-Diagnostik) sowie der Ausschluß andersartiger Erkrankungen wie Karzinome, Hiatushernie, Gastritis, Refluxösophagitis, usw. erfolgen. Bei Verdacht auf eine psychogene Mitverursachung sollte eine ausführliche soziobiographische Anamnese (ggf. testpsychologische Zusatzdiagnostik hinsichtlich der Persönlichkeitszuordnung) und eine weitergehende Exploration erfolgen.

Therapie

A. Neben der konservativen und chirurgisch-somatischen Therapie bestehend aus:

■ Weglassen ulzerogener Medikamente (NSA = nicht-steroidale Antiphlogistika, Cholinergika und Glukokortikosteroide)

■ Nikotin-, Koffein- und Alkohohlverzicht bzw. Reduktion

■ Antazida (z.B. Mg- und Al-hydroxid = Maalox®), H_2-Blocker (z.B. Cimetidin = Tagamet®), Protonenpumpenhemmer (z.B. Omeprazol = Antra®), Anticholinergika (z.B. Pirenzepin = Gastrozepin®), Antiemetika (z.B. Metoclopramid = Paspertin®), Schleimhautprotektiva (z.B. Sucralfat = Ulcogant®), Helicobacter pylori (HP)-Eradikationstherapie (z.B. bestehend aus der Dreifachkombination: z.B. Omeprazol = Antra® + Clarithromycin = Klazid® + Amoxicillin = Amoxypen®)

■ 2/3-Magenresektion nach Billroth beim Ulcus ventriculi mit Perforationen, Karzinomverdacht, Magenausgangsstenosen bzw. arteriellen Blutungen

■ SPV = selektive proximale Vagotomie zur Säuresekretionsminderung

■ SPV mit Pyloroplastik und Magenulkusexzision bei kombiniertem Ulkus ventriculi und duodeni

B. stehen Allgemeinmaßnahmen wie:

■ Der oben beschriebenen Genußgiftreduktion

■ Regulierung der Lebensweise im Sinne einer Psychohygiene

- Zuführung leichter gemischter Kost unter Weglassen unverträglicher Speisen
- Essen häufiger kleiner Mahlzeiten, keine späten Abendmahlzeiten
- Gebißsanierung

C. und gezieltere psychotherapeutische Maßnahmen zur Verfügung, wie:
- Verhaltenstherapeutisch durchgeführtes Eßtraining („Kauschule")
- Autogenes Training, Progressive Muskelrelaxation zur Entspannung
- Aufdeckende Einzel- und/oder Gruppentherapie (auch körperorientierte Therapieverfahren)
- Klientenzentrierte Gesprächstherapie mit Herausarbeitung der Konflikte und Beratung der Lebenssituation

Prognose

Trotz der Tendenz zu Spontanremissionen kommt es überwiegend zu einem chronisch-rezidivierenden Verlauf. Bei Ausschluß exogener Noxen (Genußgifte, NSA) und optimaler Nutzung somato-psychotherapeutischer Therapiemöglichkeiten ist die Prognose insgesamt doch eher günstig. Nach zusätzlichen HP-Eradikationen kommt es zu langfristigen Remissionen. Offenbar haben passiv-abhängige Persönlichkeiten jedoch insgesamt relativ schlechtere Prognosen.

Komplikationen

Ulzera können zu entzündlichen bzw. narbigen Verengungen des Pylorus (Magenausgangsmuskel) und des Zwölffingerdarmanfangs, der sogenannten Magenausgangsstenosen führen (die Patienten leiden unter Völlegefühl und Erbrechen). Ein Ulkus kann die Magen- bzw. Darmwand völlig durchbrechen und in Nachbarschaftsorgane wie z. B. in die Bauchspeicheldrüse einbrechen, dann sprechen wir von einer Ulkus-Penetration (der Patient empfindet einen starken, oft in den Rücken ausstrahlenden Dauerschmerz). Ein Ulkus kann in die freie Bauchhöhle perforieren (Perforation) und eine diffuse Peritonitis mit nachfolgend höchster Lebensgefahr auslösen (schwerste Oberbauchschmerzen bei bretthartem Bauch und auskultatorisch fehlenden Darmgeräuschen). Die sofortige operative Versorgung (z. B. Übernähung des Ulkus) ist dann unverzüglich anzustreben. Ulzera können des weiteren Bluten und zu Bluterbrechen (Hämatemesis) und/oder Teerstuhl (Melaena) führen. Eine Notallendoskopie zur Blutungslokalisation und anschließender lokaler Blutstillung wird dann in der Regel notwendig sein.

II. Dickdarmbereich

2.5.4 Allgemeines und Psychodynamik des Dickdarmbereiches

Während es im Dünndarm vorwiegend zur Aufnahme (Absorption) der enzymatisch aufgeschlossenen Nährstoffe ins Blut kommt, ist der Dickdarm überwiegend damit beschäftigt, die nicht absorbierten Nahrungsbestandteile weiter aufzubereiten. Aus den Fäzes (Kot) werden bei langsamer Passage durch die einzelnen Dickdarmabschnitte größere Mengen an Wasser und Elektrolyte resorbiert, um den Salz- und Wasserhaushalt auch an dieser Stelle (ansonsten geschieht dies ja vorwiegend in den Nieren, dem Respirationstrakt und über die Haut) zu kontrollieren. Notwendig ist hierzu unter anderem die physiologisch im Dickdarm vorhandene Bakterienflora (ca. 10^{12} Bakterien pro Gramm Dickdarminhalt). An dem reibungslosen Ablauf der Darmentleerung sind vegetativ-nervale, muskuläre, humorale sowie hormonale Faktoren, fein aufeinander abgestimmt, beteiligt. Auf Rückenmarksebene (sakrales Rückenmark) senden vegetative Nervenfasern über vegetative Nervenfaserknoten (Ganglien) Impulse zur abgestimmten Darmentleerung in die glatte Muskulatur der Dickdarmwandung (Peristaltik wird ausgelöst, Mukosaschleim wird sequentiell produziert). Hierzu werden Reflexe ausgelöst, wobei Dehnungsrezeptoren in der Beckenbodenmuskulatur als reflexiver Auslöser neben dem sogenannten gastro-kolischen Reflex (Magenfüllung bewirkt peristaltische Tätigkeit in der Dickdarmwand) am Werke sind.

Des weiteren haben auf subtilere Art und Weise Emotionalität und Gewohnheiten auf die komplexe Funktionsweise der Darmtätigkeit Einfluß. Am Eingang dieses Kapitels habe ich erwähnt, daß nicht gelebte aggressive Affekte eher im unteren Teil des gastrointestinalen Systems widergespiegelt werden. Die Analzone steht mit einer unterdrückte Auflehnung gegen Obrigkeiten (Autoritäten) in engem Zusammenhang. Umgangssprachlich zeigt sich diese Assoziation zu „aggressivem Material" besonders gut. Redewendungen „Du Arschloch", „einen Tritt in den Hintern bekommen", „verarscht werden" machen dies deutlich. Auch werden Fäzes und Besitz oft miteinander in Verbindung gebracht. „Jemand sitzt auf seinem fetten Arsch", „der Teufel scheißt auf den größten Haufen", „ein sparsamer Korinthenkacker" u. v. m.

Psychodynamisch kennen wir die „anale Entwicklungsphase" als mit erkennen und reagieren auf Macht im Sinne eines Autoritäts-/Abhängigkeitkonfliktes (Geben bzw. Loslassen versus Festhalten bzw. Vorenthalten). „Stuhlgang" wird in dieser Phase zu einer Wertschätzung kommen und funktioniert wie „Wechselgeld" zwischen Eltern (Erzieher) und Kind. Im Grunde handelt es sich hier um den organisch-psychodynamischen Gegenpol der der „oralen Entwicklungsphase" zugehörigen Mund- und Rachenzone, die etwas zu sich nimmt (Entwicklung von Selbst/Nicht-Selbst; Urvertrauen/Urmißtrauen). Da der Stuhlgang vorwiegend parasympathisch (im vegetativen Nervensystem überwiegt der Parasympathikotonus) abläuft, benötigt man zum guten Funktionieren Ruhe. Sympathikotone Alarmreaktionen bewirken das genaue Gegenteil und interferieren mit einem gelungenen Ablauf. Aus diesem Grunde sucht man sich zur Verrichtung des Stuhlganges ein „stilles Örtchen" (in der Regel zu einer entspannten Tageszeit). Tiere benutzen ihren Kot (wie auch des Harns) zur geruchlichen territorialen Abgrenzung. Sie setzen dazu eine Duftmarke (auch uns gelingt der Stuhlgang in vertrauter Umgebung in der Regel besser als in einer fremden). Psychoanalytisch gesehen sind Anal- und Genitalregion erogene Zonen, welche erst nach Errichtung einer „Ekelsperre" im Erleben differenziert werden. Bis dahin ist für Kleinkinder spielen mit Kot und Urin durchaus lustvoll (beim Erwachsenen offensichtlich pathologisch und zeugt von starker psychischer Regression). Auch später kann Kotzurückhaltung als lustvoll erlebt werden, der Kotverzicht durch „erzwungene" Abgabe kann (un- bzw. vorbewußt) mit Verlustängsten verbunden sein. Andererseits spiegelt die schnelle häufige Kotabgabe psychodynamisch gesehen, das Ausgeliefertsein (Ohnmacht) wieder. Viele Examenskandidaten kennen diesen Umstand (dasselbe gilt für Künstler vor Aufführungen, Soldaten in Feindesnähe, etc.). Ursprünglich kann „Kot" in der analen Entwicklungsstufe „Geschenkcharakter" zu einer liebevollen Bezugsperson haben (geben aus freien Stücken), andererseits kann es ein „herausgepreßtes Besitztum" des nicht hergeben wollenden Besitzers werden (Macht-Ohnmacht Powerplay).

2.5.5 Verstopfung

Allgemeines

Synonyme: chronische (habituelle) Obstipation, Darmträgheit, Stuhlverstopfung, psychogene Verstopfung

Die chronische habituelle Verstopfung kommt als häufigste Verstopfungsform bei etwa 10 % der Industriebevölkerung vor. Frauen sind häufiger betroffen als Männer. Im höheren Alter nimmt dieses Leiden zu. Insgesamt muß mit einer hohen Dunkelziffer gerechnet werden (unkontrollierter Abführmittelmißbrauch). Die psychogene Verstopfung kann als Nebensymptom, z.B. bei der Magersucht, zu finden oder Ausdruck einer bestimmten Persönlichkeitshaltung sein.

Obstipationen gibt es bei allen Völkern. Die Defäkation ist soziokulturellen Zügen unterworfen und eng mit der Hygiene- und Reinlichkeitskultur ver-

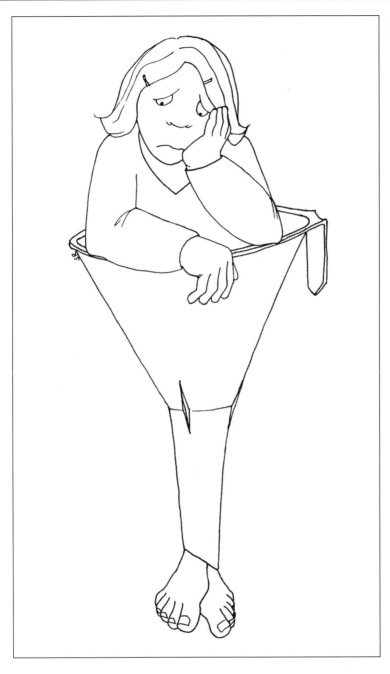

Abb. 2–19
Verstopfung

knüpft. Je stärker ein Mensch religiös oder kulturell mit der entsprechenden Reinlichkeitskultur verknüpft ist, bzw. je übertriebener er sie anwendet, desto häufiger treten Obstipationen in Erscheinung.

Definition

Eine zu seltene Stuhlentleerung (normale Stuhlfrequenz: alle 3 Stunden bis alle 3 Tage) oder weniger als durchschnittlich 50 g Fäzes pro Tag gegenüber dem Normalen (> 50 g Fäzes, im Durchschnitt 250 g), oft verbunden mit hartem Stuhl bei mangelndem Defäkationsreiz (Gefühl des „Stuhlgang machen müssens"). Bei der habituellen Obstipation findet man keine pathologischen Darmbefunde.

Ursachen

Psychosoziokulturelle Faktoren und ungünstige Lebensweisen wirken zusammen.

Faserarme (Ballaststoffarme) Kost (hinsichtlich der Ernährung und Lebensweise „natürlich" lebende Schwarzafrikaner kommen auf ein durchschnittliches Stuhlgewicht von 800–1000 g), mangelnde Flüssigkeitsaufnahme, mangelnde körperliche Bewegung und Unterdrückung des Defäkationsreizes (z. T. streßbedingt) sind neben der psychogenen und persönlichkeitsstrukturellen Voraussetzungen die häufigsten Ursachen für Verstopfungen.

Äußere Umstände wie Verlust einer nahestehenden Person, Arbeitsplatzwechsel, Umzug, Reisen (fremde Toiletten, die mehrere, z. Teil unbekannte Menschen mitbenutzen), Arbeitslosigkeit, aber auch Schwangerschaft, schwere Niederlagen, Trennungen und sexuelle Unbefriedigtheit können zu Verstopfungen führen.

Viele innere Erlebnisse wie Ängste (besonders Verlustängste), Proteste, inneres Durchhalten müssen, auch wenn es eigentlich ganz schwer nur vorangeht (schlechter Arbeitsplatz, ungute Ehe, usw.), als gefährlich erlebte schmutzige (kotige) Regungen, u. v. m., sind für die Entstehung von Obstipationen mit ausschlaggebend.

Charakterlich werden oft zwanghafte Personen die eigensinnig, übertrieben ordnungsliebend und sparsam sind mit Verstopfungen in Verbindung gebracht.

Hinsichtlich der speziellen Psychodynamik findet man hier oft strenge, kontrollierende primäre Erzieher (meist Mutter), welche das Kind in puncto Hergeben, Verschenken und Zurückhalten, vollends überfordern. Bekamen sie eine Packung Kekse, so mußten sie diese mit anderen sofort wieder teilen, auch wenn sie es selbst nicht wollten.

Psychophysiologisch ist das Wechselspiel der willkürlich innervierten Beckenboden- und Sphinktermuskulatur, als auch die nerval-autonom funktionierenden Kolonabschnitte (glatte Muskulatur in der Dickdarmwand), an der Obstipationsentstehung beteiligt. Insgesamt handelt es sich um eine Verstopfung, weil die Darmwand nerval übermäßig angesteuert wird (spastische Form der Obstipation) oder nur gering oder gar nicht angesteuert wird (atone Form der Obstipation).

Diagnose
Anamnestisch Schilderung der Stuhlfrequenz, -konsistenz, Chronizität der Symptome. Digitale Darmaustastung, kolorektale Diagnostik (Endoskopie, Sonographie, ggf. Abdomenübersichts-Röntgenaufnahme). Ausschluß anderer Verstopfungsursachen als psychogene.

Daneben kommen Obstipationen beim Reizdarmsyndrom (spastisches Kolon), passager (bei fieberhaften Erkrankungen, bei Bettlägrigkeit, bei reisebedingten Ernährungsumstellungen), medikamentös induziert (Anticholinergika, kalzium- und aluminiumhaltige Antazida, Antidepressiva, Kodein, Morphinderivate, Clonidin, Verapamil, Colestyramin, u.v.a.), bei Elektrolytstörungen (Hypokaliämie, auch als Folge des Laxantienabusus, Hyperkalziämie), bei organischen Darmgrunderkrankungen (entzündliche Darmerkrankungen wie M. Crohn, Colitis Ulcerosa; strikturbedingte Obstruktionen bei Adenomen, Karzinomen, stenosierender Divertikulitis, Analabszessen, Fissuren und Hämorrhoiden) sowie neurogen (M. Parkinson, Multiple Sklerose, autonome diabetische Neuropathie, Enddarmganglionose = Morbus Hirschsprung genannt) oder endokrin (Hypothyreose).

Symptome
Gestörtes subjektives Allgemeinbefinden, Mattigkeit, Ängstlichkeit, Kopfschmerzen, Völle- und Druckgefühl im Leib, Flatulenzen (Ansammlung von Darmgasen). Hinsichtlich des klinischen Untersuchungsbefundes sind verminderte Darmgeräusche zu hören (auskultierbar).

Therapie
Bei organischen Obstipationen muß das Grundleiden behandelt werden. Bei den funktionellen (habituell-psychogenen) Obstipationen besteht die therapeutische Kunst einerseits darin, dem Patienten durch diätetische und allgemeine Empfehlungen wieder zu einer physiologischen Darmtätigkeit ohne Abführmittel zu verhelfen und andererseits den zugrundeliegenden psychischen Konflikt anzugehen. Der Patient sollte sich:
- eine schlacken- und faserreiche Kost (reichlich Gemüse, Obst, Salat und Rohkost) zuführen,
- auf eine reichliche Flüssigkeitszufuhr achten,

- kurzzeitig den laxierenden Effekt von Pflaumen, Joghurt, Buttermilch, Sauerkrautsaft, Leinsamen (Linusit®, 2–3 Eßl. täglich mit reichlich Flüssigkeit) oder Weizenkleie (3 × 15 g täglich mit reichlich Flüssigkeit) zunutzen machen,
- u. U., für eine begrenzte Zeit, den Gebrauch nebenwirkungsarmer Abführmittel (z. B. Lactulose, wie in Bifiteral® 2–30 ml täglich) nutzen,
- Gymnastik, Sport und Bauchdecken- bzw. Kolonmassagen durchführen, bzw. durchführen lassen und grundsätzlich auf viel Bewegung (ausgedehnte Spaziergänge, bzw. Jogging) achten.
- psychotherapeutisch kommen gerade hier Therapieformen in Frage, die es im Setting ermöglichen, tief festgehaltene Aggressionen auszudrücken und integrieren zu können (z. B. Bioenergetik).

Weiterhin zeigen körperorientierte Entspannungsverfahren wie das Autogene Training, die konzentrative Bewegungstherapie ebenso überraschende Wirkungen wie klassische Gesprächstherapien. Verhaltenstherapeutisch zeigt sich das Einüben von Stuhl- und Eßverhalten als entsprechend förderlich im Gesamttherapiekonzept dieser Störung.

2.5.6 Colon irritabile

Allgemeines
Synonyme: (emotionale) Diarrhoe, irritable Kolon, Reizdarmsyndrom, Colitis mucosa, Colica mucosa, funktionelle Diarrhö, funktionelle Dickdarmstörungen.

Definition
Man bezeichnet mit dem Begriff „Colon irritabile" (Kolon = Dickdarmabschnitt) funktionelle Dickdarmstörungen, ohne das man organische Veränderungen erkennen kann (sogenannte Ausschlußdiagnose). Die Störungen manifestieren sich einerseits als wäßrig-schleimige Durchfälle, die sich andererseits mit Phasen der Obstipation abwechseln können. Begleitend kommen vegetativ allgemeine Beschwerden hinzu.

Ursachen
Organisch faßbare Ursachen fehlen definitionsgemäß. Psychodynamisch lassen sich prägenitale Reifungsstörungen sowie Abhängigkeits-/Unabhängigkeitskonflikte bzw. Nähe-/Distanzkonflikte herausarbeiten. Oral-aggressive Wünsche und nicht gelebte, unterdrückte Aggressionen (nicht kultivierte Aggressionen) spielen gerade in diesem Abschnitt des Verdauungstraktes eine große Rolle. Oft wird das Macht/Ohnmacht-Powerplay besonders hier

in Extremen deutlich. Krampfhaftes (spastisches) Festhalten führt dann zur Ausübung von symbolisch betrachteter Macht und endet hier in der Obstipationsphase. Ein auf Dauer Nicht-Durchhalten läßt nun andererseits symbolisch das Machtstreben auf und führt zum anderen Extrem – der Ohnmacht, des Hergebens in schneller Form („Diarrhö"). In dem „Macht/Ohnmacht-Spiel" ist selbstverständlich Angst, i. d. R. vor Autoritäten, dynamisch gesehen entscheidend. Auslöser sind oft Situationen, die mit Angst und Überforderung beginnen und in einem Ohnmachtsgefühl enden können (Examen, wichtige andere Prüfungen im Leben). Da, wo selbstbewußtes Auftreten erforderlich ist, kommt es zur Auflösung und Unterwerfung (Ohnmacht).

Symptomatik
Periodisch auftretende, spastische Kolonschmerzen (= Koliken) an verschiedenen Stellen des Kolonverlaufs beherrschen das Bild. Die damit vergesellschaftete Verstopfung spiegelt sich in dem produzierten, „abgehackten", „knickerartigen" Stuhl (Schafkot, Hasenkürtel) der i. d. R. von Schleim begleitet wird. Die beschriebene Verstopfung wechselt zuweilen mit Durchfall (emotionaler Durchfall), der chronisch oder rezidivierend in Erscheinung tritt. Typisch ist ein abdomineller Spontanschmerz nach dem Aufwachen. Daneben kommt es zu Allgemeinstörungen wie Blähungen (Flatulenzen, Meteorismus), Kopfschmerzen, Mattigkeit sowie Schlaflosigkeit. In der Anamnese läßt sich häufig erkennen, daß die Patienten einen Abführmittelabusus betreiben.

Diagnose
Zur Diagnosesicherung bedarf es einer sorgfältigen radiologischen und/oder endoskopischen Untersuchung (da es sich um eine Ausschlußdiagnose handelt). Außer einer Hypermotilität, ggf. Engstellung einzelner Dickdarmabschnitte und einer dunkleren Färbung der Kolonschleimhaut nach Abführmittelmißbrauch (Melanosis), läßt sich jedoch nichts organisches nachweisen. Differentialdiagnostisch muß an eine Diarrhö bei Hyperthyreose sowie an viele organisch bedingte Darmerkrankungen, wie Laktoseintoleranz, Sprue, entzündlich und toxisch bedingte Diarrhöen usw. gedacht werden.

Therapie
A. Somatisch
- kurzzeitige Stuhlregulierung mit Füll- und Quellmitteln (Leinsamen, Weizenkleie, etc.)
- kurzzeitige Sedierung (z.B. mit Diazepam) und/oder Gabe krampflösender Mittel (z.B. Mebeverin = Duspatal® oder N-Butylscopolamin = Buscopan®)

- auf ausreichende körperliche Bewegung achten (Spaziergang/Jogging)

B. Psychotherapeutisch
- konfliktaufdeckende Bearbeitung (z.B. gesprächstherapeutisch) der zugrunde liegenden Problematik (z.B. Angst vor Vorgesetzten am Arbeitsplatz)
- körperorientierte Therapien (z.B. Bioenergetik) zur emotional-psychophysischen direkten Bearbeitung des Grundkonflikts
- verhaltenstherapeutisch orientierte Entspannungsverfahren (Auto nes Training, Progressive Muskelrelaxation) und strukturierende Angebote zur Unterstützung eines regelmäßigen Stuhl- und Eßverhaltens.

2.5.7 Chronische Darmentzündungen (Morbus Crohn, Colitis ulcerosa)

Allgemeines
Unter diesem Begriff werden die Colitis ulcerosa und der Morbus Crohn zusammengefaßt, da sie zahlreiche gemeinsame Eigenarten haben.

Synonyme: Für Colitis ulcerosa: Ulzeröse Kolitis. Für Morbus Crohn: Crohn-Krankheit, (Ileitis) Enteritis terminalis, Enteritis regionalis Crohn, sklerosierende chronische Enteritis.

Definition
Als Crohn-Krankheit (Burrill B. Crohn, New Yorker Arzt, geb. 1884) wird eine chronisch entzündliche Darmerkrankung unklarer Ursache (Ätiologie) bezeichnet, wobei grundsätzlich alle Darmabschnitte betroffen sein können. Am häufigsten sind jedoch der Endbereich des Krummdarms (das terminale Ileum) sowie die angrenzenden Dickdarmabschnitte (Kolon) betroffen.

Vorkommen (Prävalenz) etwa 20–40 pro 100.000 Einwohner (vor allem in den Industrieländern), bevorzugt sind Menschen mit (einem bestimmten Merkmal, dem HLA-B 27, auf den weißen Blutkörperchen).

Die Colitis ulcerosa ist als klassische psychosomatische Erkrankung eine chronisch entzündliche Dickdarmerkrankung (unspezifische Entzündung) die akut oder subakut mit nachfolgender Geschwürsbildung, welche in der Regel im Mastdarmbereich (Rektum) beginnt und sich dann kontinuierlich in Richtung Mund fortsetzt. Der Verlauf ist schubweise. Wenn der gesamte Dickdarmbereich betroffen ist (Pankolitis) kann es zum Übergreifen auf den Krummdarm kommen (Backwash-Ileitis genannt,) wobei es dann zu fließenden Übergängen in Richtung Ileitis terminalis kommen kann. Ihre Prävalenz ist mit etwa 40–90 Erkrankte pro 100.000 Einwohner höher als die der Crohn-Krankheit.

Ursachen

Die eigentlichen Ursachen der beiden Erkrankungen aus organischer Sicht sind unbekannt. Als mögliche Erkrankungsmechanismen (Pathomechanismen) werden Infektionen durch Bakterien oder Viren bzw. immunologische Vorgänge sowie Ernährungsfaktoren (raffinierte Zucker) vermutet.

Die Verteilung der betroffenen Stellen (zunächst flache Schleimhautgeschwüre, die im weiteren Verlauf zu tiefen Fissuren in der Darmwand übergehen) bei der Crohn-Krankheit ist Abschnittweise (= diskontinuierliche oder skipped lesions genannt), bei der Colitis ulcerosa handelt es sich hingegen um ein durchgängiges (kontinuierliches) Befallmuster (zunächst feine Schleimhautblutungen bei Glanzverlust der Mukosa mit folgenden ausgeprägten Ulzerationen). Höchstwahrscheinlich psychovegetativ ausgelöst oder genetisch bedingt, erkennt man bei der Colitis Ulcerosa umschriebene übertriebene Immunreaktionen (= hypererge Reaktionen) bzw. immunologische Instabilitäten.

Die Schleimhaut reagiert auf eine Vielzahl möglicher Ursachen, zu denen unter anderem auch psychische Faktoren zu nenne sind. S. Wolf (1966) beschrieb, das es vor allem bei Ängsten, auch ohne Nahrung in den entsprechenden Darmabschnitten, zu einem gesteigerten Ablauf des gastrokolischen Reflexes kommt. Beobachtungen habe gezeigt, daß die Dickdarmschleimhaut auf psychische Konflikte mit Veränderung der Durchblutung, Sekretionsleistung und ihrer Bewegung (Peristaltik) reagiert. Bei ca. 60 % der Patienten mit Colitis ulcerosa wurden Antikörper nachgewiesen, die gegen die Kolonschleimhaut gerichtet sind (psychoneuroimmunologische Erkenntnisse).

> Bei beiden Erkrankungen steht die Primärpersönlichkeit i. d. R. auf einer pathologisch narzißtischen Basis, wobei gestörte Symbiose- bzw. Individuationsentwicklungen im Vordergrund stehen. Die Objektbeziehung ist somit sehr verletzbar.

Differenziert betrachtet, ist beim Morbus Crohn die Grundstruktur stärker symbiotisch und unreifer gegenüber Primärobjekten (Vater, Mutter oder andere primäre Erzieher). Hinsichtlich der Ich-Abwehr Strukturen überwiegt eine schizoid-hysterische bzw. zwanghaft-rigide Charakterorganisation mit starken Verleugnungs- und Abspaltungstendenzen, gekennzeichnet durch häufigere Partnerwechsel. Eine starke Aggressionshemmung ist erkennbar. Auslösesituationen sind häufig Abhängigkeits-/Trennungs- sowie Ambivalenzkonflikte und Überforderungssituationen (life-stress events). Äußere und innere Leistungsanforderungen in Richtung Selbstständigkeit kommen aggravierend hinzu. Am Ende der Ich-Abwehrleistungen insgesamt, steht in der Regel eine Pseudounabhängigkeit. Krankheitsfolgen sind Depressivität, Stimmungslabilität, Dissimulationstendenzen (Vortäuschen von Gesundheit), anorektische Entwicklungen, kontraphobisches Verhalten (unbewußtes Verhalten, welches Ängste mindern, beseitigen oder nicht aufkommen lassen soll) sowie psychosoziale Desintegration. Die Persönlichkeit bei der Colitis Ulcerosa zeigt in stärkerem Maße passiv-abhängige sowie zwanghaft-depressive Züge. Auch hier findet sich eine ausgeprägte Aggressionshemmung. Die symbiotische Seite ist fordernder im zwischenmenschlichem Begegnungsmuster das Selbstwertgefühl labiler. Objektverlusterlebnisse sind zum Teil real, teilweise auch phantasiert. Das Bedürfnis nach Regression und Abhängigkeit ist ausgeprägt, streckenweise kommt es zum hypochondrischen Agieren. Krankheitsfolgen sind hier ebenfalls Depressivität, auch Kränkbarkeit und i. d. R. begrenzte psychosoziale Einschränkungen.

Als gemeinsame persönlichkeitsstrukturelle Züge wird eine geringe Belastbarkeit, eine leichte Kränkbarkeit, eine starke Gefühlsabwehr, insbesondere aggressiver Tendenzen erkennbar. Psychodynamisch spielt die gestörte anale Triebabwehr sowie die Selbstwertgefühlsentwicklung eine entscheidende seelisch- pathogenetische Rolle.

Familienstrukturell erkennt man oft eine emotionale Einengung wobei Gefühle z. T. völlig vermieden werden. Insgesamt entsteht so eine emotionale Kühle. Die Interaktionen der Familienmitglieder ist eher relativ spärlich, wobei kompensatorisch an meist eine Person die Bindung sehr stark ist. Das Klima in der Familie ist durch strenge Erziehung, Kontrolle und Perfektionismus gekennzeichnet.

Symptome

A. Colitis ulcerosa
Anamnestisch berichtet der Patient über Durchfall. Die klinische Symptomatik ist unterschiedlich stark ausgeprägt. Frühzeitig treten schleimig-blutige Durchfälle und Leibschmerzen auf. Die Erkrankung verläuft meistens in Schüben, Attacken mit schweren Symptomen wechseln mit nahezu symptomfreien Intervallen ab. Es kann sich ein ernstes akutes Krankheitsbild mit hohem Fieber und Flüssigkeitsverlust entwickeln. In der Regel kommt es zu einem deutlichen Gewichtsabfall. In manchen Fällen kann wegen einer Darmlähmung (Darmatonie) der toxische Darminhalt nicht mehr weiter transportiert werden. Das Kolon ist extrem aufgetrieben (toxisches Megakolon), und es entsteht eine lebensgefährliche Situation, in der (Dickdarmwanddurchbruch) Perforation und Peritonitis eintreten können.

Funktionelle Magen-Darm-Störungen

Tab. 2.2 Symptomatik des Morbus Crohn und der Colitis ulcerosa im Überblick

Symptome	Morbus Crohn	Colitis ulcerosa
Durchfall (Diarrhö)	+ (meist ohne Blut)	+ (schleimig-blutig)
Leibschmerzen	+	+
Blähungen (Flatulenzen)	+	–
Schmerzhafter Stuhldrang (Tenesmen)	–	+
Druckschmerzhaftigkeit	+ (meist tastbare Resistenz im rechten Unterbauch)	–
Ängstlich-depressives Syndrom	+	+
	+	+
Reduzierter Allgemeinzustand	+	+

B. Morbus Crohn

Anamnestisch bestehen i. d. R. bereits seit längerem Durchfall und Leibschmerzen. Im Akutstadium entwickelt sich ein fieberhaftes Krankheitsbild. Je nach Ausmaß der Darmwandschädigung entstehen Durchfälle mit Zeichen von Verdauungsinsuffizienzen (Malabsorption). Der Appetit ist dabei meistens so stark vermindert, daß erhebliche Ernährungsstörungen entstehen. Gelegentlich treten Zustände von Darmpassagehindernissen (Ileus- oder Subileus) auf. Die auffälligsten seelischen Symptome, welche zu Arztbesuchen führen, sind bei beiden Erkrankungen Ängste und depressive Syndrome.

Diagnose

Am Anfang steht bei beiden Erkrankungen eine umfassende klinisch-internistische Abklärung, einschließlich apparativer Diagnostik (Temperatur, Labor, Röntgen, Endoskopie).

A. Morbus Crohn

Im klinischen Untersuchungsbefund zeigen sich häufig Untergewichtigkeit, Hautblässe und Fisteln (insbesondere perianal, d. h. um den Anus herum), schmerzhafte Widerstände (Resistenzen), meistens im rechten Unterbauch. Es besteht ein Variantenreichtum hinsichtlich des Verlaufs und der klinischen Befunde. Zur Abschätzung des Schweregrades werden Aktivitätsindizes, wie z. B. der CDAI (Crohn's disease activity index) herangezogen.

Im Vordergrund der internistischen Untersuchungen stehen, sich gegenseitig ergänzend, Röntgen und Endoskopie. Röntgenologisch eignet sich zur Darstellung des gesamten Dünndarmbereichs die sogenannte MDP (Magen-Darm-Passage), was eine Kontrastmitteluntersuchung von Magen, Duodenum, Jejunum u. Ileum ist (Doppelkontrastmethode). Dabei können Entzündungen, Ulzerationen, Stenosen (fadenförmige = „string signs") sowie Fisteln dargestellt werden. Typisch ist hier der diskontinuierliche, segmentale Befall („skipped lesions"), wobei die zwischengeschalteten Darmabschnitte unverändert erscheinen. Für die Dickdarmdiagnostik eignet sich die Koloskopie, bei der auch eine Inspektion des terminalen Ileums erfolgen kann. Frühe endoskopische Crohn-Zeichen sind feine im Sinne entzündlicher, mit Randsaum umgebene Verletzungen (aphthoide Läsionen). Später entstehen mehr oder weniger ausgeprägte Ulzerationen, welche oft von normaler Schleimhaut umgeben sind. Zur Erkennung von Dickdarmwandverdickungen, Fisteln und Abszessen wird auch die Ultraschalldiagnostik eingesetzt. Im Labor erkennt man Entzündungsparameter: BSG-Erhöhung (Blutsenkungsgeschwindigkeit), Leukozytenerhöhungen (Leukozytose), Erhöhung des C-reaktiven Proteins (CRP), Erhöhung der Orsomukoidkonzentrations sowie eine Gammaglobulin- und Haptoglobinerhöhung. Oft findet man eine Eisenmangelanämie. Im Stuhl ist die Alpha-1-Antitrypsin-Ausscheidung erhöht. Geweblich (Histologisch) ist die Entzündung (typisch sind Granulome mit Riesenzellen) aller Wandschichten kennzeichnend. Differentialdiagnostisch ist bei der Colitis ulcerosa nur die Mukosa infiltriert.

B. Colitis ulcerosa

Endoskopisch ist i. d. R. anfänglich eine Betrachtung von End- und Sigmadarm (Rektosigmoidoskopie) ausreichend, da das Rektum immer betroffen ist. Bei ausgedehntem Befall muß eine totale Koloskopie (Pankoloskopie) durchgeführt werden. Man erkennt anfänglich feine Schleimhautblutungen. Die Schleimhaut verliert insgesamt ihren Glanz und bekommt ein Aussehen wie Sandpapier. Anschließend entwickeln sich mehr oder weniger ausgeprägte, reversible Schleimhautdefekte (Ulzerationen). Charakteristisch sind entzündliche Polypen (sogenannte Pseudopolypen). Röntgenologisch erkennt man bei der Doppelkontrastdarstellung im Frühstadium Wandunregelmäßigkeiten, Pseudopolypen und Ulzerationen. Im Spätstadium kommt es zur Dickdarmverkleinerung (Mikrokolie). Die Dickdarmwand wird starr und verliert ihre Kontur (Fahrradschlauchphänomen). Laborchemisch erkennt man unspezifische Entzündungszeichen. Eine erhöhte BSG (Blutsenkungsgeschwindigkeit) sowie eine Vermehrung der weißen Blutkörperchen (Leukozytose). Ebenfalls häufig ist eine Anämie, im Stuhl ist die Alpha-1-Antitrypsin-Ausscheidung erhöht. Geweblich (Histololgisch) ist vorwiegend die Schleimhaut (Mukosa) betroffen, zur Wandschicht unterhalb der Schleimhaut (Submukosa) hin nimmt die Entzündung ab. Tiefere Darmwandschichten sind im Gegensatz zur Crohn-Krankheit frei von entzündlichen Veränderungen. Auch hier gibt es eine Schweregradeinteilung (Grad I–III) hinsichtlich der Klinik und der Befunde.

Differentialdiagnostisch sind beim Morbus Crohn die akute Appendizitis und wie bei der Colitis ulcerosa infektiöse Darmerkrankungen (wie infektiöse Kolititiden durch Campylobacter, Shigellen, Salmonellen, Yersinien, Escherichia coli, Kryptosporiden, Mykobakterien, Cytomegalieviren, Lamblien, Gonokokken, u. a.), nicht infektiöse Darmerkrankungen (ischämische Kolitis, Strahlenkolitis, kollagene Kolitis, medikamentös-toxische Kolitis bei z. B. Gold- oder Ergotaminmedikationen, u. a.) sowie andere Darmerkrankungen (M. Whipple, nahrungsmittelallergische Divertikulitis, Kolonkarzinom, Kolonadenom, Karzinoid des Dünndarms, Reizdarmsyndrom, u. a.) zu erwägen bzw. zu berücksichtigen.

Hinsichtlich der psychischen Diagnostik ist die Aufhellung möglicher psychodynamischer Einflüsse mittels vertiefender Exploration sowie eine gezielte testpsychologische Persönlichkeitsdiagnostik (z. B. FPI = Freiburger Persönlichkeitsinventar; NEO-Persönlichkeitsinventar nach Costa und McCrae, DPRF = Deutsche Personality Research Form; TPF = Trierer Persönlichkeitsfragebogen, MBI = Mannheimer Biographisches Inventar, u. a.) notwendig.

Therapie

A. Morbus Crohn

A.1 Somatisch
1. Diätetisch ist gerade bei einer Milchzuckerintoleranz (Laktoseintoleranz) eine milchproduktfreie (laktosefrei) Kost angezeigt. Es sollten grundsätzlich unverträgliche Speisen gemieden werden. Bei Verdauungsinsuffizienzen (Malabsorptionssyndrom) sind unterstützend Eiweiß, Kalorien, Elektrolyte, Vitamine (B, A, D, E, K), Eisen und Kalzium zu ersetzten. Bei Durchfall, der gallensalzbedingt ist (chologen), sollte Cholestyramin® zur Gallensalzbindung gegeben werden.
2. In der medikamentösen Therapie werden vor allem im akuten Schub Kortikosteroide eingesetzt. Man beginnt z. B. mit 60 mg Prednisolon/ Tag (z. B. Prednisolon-ratiopharm®, Prednisolon-Jenapharm®, Decortin H®, Solu-Decortin H®, u. a.) und reduziert anschließend schrittweise um etwa 10 mg/Woche. Beim Dickdarmbefall sind die zusätzliche Gabe von Salazosulfapyridin (SASP) = Sulfasalazin (3–4g/Tag; z. B. Azulfidine®, Colo-Pleon®, u. a.) oder 5-Aminosalizylsäure (5-ASA) =

Mesalazin® (1,5–2 g/Tag oder auch 2–3 g/Tag; z. B. Salofalk®, Claversal®, Pentasa®, u. a.) indiziert. 5-ASA gibt man zudem über 1 Jahr zur Remissionserhaltung. Darüber hinaus ist im schweren Schub eine ballastfreie Flüssignahrung, bzw. eine parenterale Ernährung notwendig. Als weitere Medikamente der 2. Wahl sind die Immunsuppressiva Azathioprin (z. B. Imurek®, Azathioprin-ratiopharm®) und Ciclosporin (z. B. Sandimmun®) sowie das bakterizide (Bakterien abtötende) Antibiotikum Metronidazol (z. B. Clont®, Arilin®) zu nennen. Symptomatisch kann man den Durchfall mit Loperamid (z. B. Imodium®) behandeln. In klinischer Erprobung befindet sich eine Anti-CD4-Therapie, bei der Antikörper gegen, im Krankheitsmechanismus wichtige Zellen (T-Helferzellen) eingesetzt werden.

3. Chirurgisch muß einerseits bei akut auftretenden Komplikationen wie Darmdurchbruch (Perforation), Bauchfellentzündung (Peritonitis) und bei der Darmlähmung (Ileus) interveniert werden. Andererseits können bei Darmverengungen (Stenosen) und Fisteln, mit dem Ziel der Darmerhaltung (minimal surgery), auch Wahleingriffe (Elektiveingriffe) notwendig werden.

A.2 Psychisch

1. Psychotherapeutisch unterstützende Behandlung: Gerade im Akutstadium ist eine supportiv verstehende und ermunternde Einstellung des Therapeuten, im Rahmen eines Diagnosegespräches (welches bereits der Übertragung und dem Aufbau einer stabilen Arzt-Patienten-Beziehung dient), hinsichtlich des reduzierten Allgemeinzustandes sowie der änstlich-depressiven Symptomatik erforderlich. Nach dem Aufbau einer stabilen Objektbeziehung ist es erst im Verlauf möglich, ein Konfliktbewußtsein zu vermitteln. Flankierend sind Tiefenentspannungen (Hypnose), katathymes Bilderleben, körperorientierte Therapieverfahren (wie z. B. konzentrative Bewegungstherapie und Bioenergetik), Krankengymnastik, assoziative Maltherapie, Musiktherapie, sowie Atemtherapie und abdominale Massagen sehr hilfreich. Wenn genügend Introspektionsfähigkeit und Flexibilität erkennbar ist, kann eine psychoanalytisch aufdeckende Einzel-, Paar-, Familien- oder Gruppentherapie angezeigt sein, die hinsichtlich der Bearbeitung der zugrundeliegenden psychosozialen Problematik als Methode der Wahl angesehen werden kann.

Colitis ulcerosa

B.1 Somatisch

1. Diätetisch wie beim M. Crohn.
2. Medikamentös wählt man auch hier, vor allem bei schwerem Verlauf und hochakutem Schub, Kortison in einer Dosis von 50–60 mg/Tag. Allmähliche Reduktion bis auf eine Erhaltungsdosis von etwa 10–20 mg/Tag. Zusätzlich oder als alleinige Therapie können Kortikoide auch lokal als Darmeinläufe (Klysmen) bzw. als Schaum eingesetzt werden. Bei mittelschwerem und leichtem klinischen Verlauf Salazosulfapyridin (SASP) = Sulfasalazin (z.B. Azulfidine®, Colo-Pleon®, u.a.) bzw. 5-Aminosalizylsäure (5-ASA) = Mesalazin (z.B. Salofalk®, Claversal®, Pentasa®, Asacolitin®, u.a.) sowohl systemisch einsetzbar als auch als Darmeinläufe (Klysmen) oder das nur systemisch verwendbare Olsalazin = Azodisalyzilat (z.B. Dipentum®). In der Langzeittherapie kann sowohl Salazosulfapyridin in einer Dosis von 2 bis 3 g/Tag als auch 5-ASA in einer Dosis von 1,5 bis 2 g/Tag zur Remissionserhaltung gegeben werden.
3. Bei langfristiger Erfolglosigkeit der medikamentösen Behandlung und bei schwersten Komplikationen (Kolitis mit Sepsis, toxisches Megakolon, Perforation, Blutungen) kann die chirurgisch-operative Beseitigung des gesamten Dickdarms (totale Kolektomie) mit operativer Anlage einer äußeren, der künstlichen Ausscheidung dienenden, Darmfistel (Ileostomas) angezeigt sein. Als Wahleingriffe (Elektiveingriffe) kommen Teilresektionen, bei schwer zu beherrschenden Schüben, hohem Karzinomverdacht, lokalen oder systemischen Komplikationen in Betracht.

B.2 Psychisch

1. Psychotherapie im großen und ganzen wie beim Morbus Crohn.

> **Für die Therapie beider Krankheitsbilder gilt grundsätzlich: regelmäßige Medikamentenbesprechungen, Entspannungsübungen, Nachuntersuchungen im Sinne einer Verlaufsdiagnostik sowie Psychotherapiesitzungen durchzuführen.**

Ziele der psychotherapeutischen Bemühungen bei beiden Erkrankungen sind der Rückgang der Ohnmachtsgefühle, Minderung der narzißtischen Kränkbarkeit, Steigerung des genuinen Selbstwertgefühles, verbesserter Umgang mit den eigenen Aggressionen, Aufbau einer höheren Frustrationstoleranz sowie Begrenzung des Gefühls der Gefühllosigkeit.

Prognose

A. Morbus Crohn

Insgesamt besteht die Neigung zu langfristigem i. d. R. schubartigem Verlauf. Eine Spontanheilung ist nicht erwartbar. Ileuszustände und schwere Fistelbildungen erfordern chirurgische Eingriffe. Sehr häufig treten Gallensteine (wegen Verminderung des Gallensäurepools) und Nierensteine (Oxalatsteine infolge Hyperoxalurie) auf. Manifestationen außerhalb des Darms (ähnlich der Colitis ulcerosa) Spondylitis, Iridozyklitis, Erythema nodosum, Arthritis, Pericholangitis.

B. Colitis ulcerosa

Die Gefahr der bösartigen (malignen) Entartung ist etwa nach einem 10jährigem Verlauf gegeben. Schwere Begleiterkrankungen wie Pericholangitis, primär sklerosierende Cholangitis, Fettleber, Hauterscheinungen (Erythema nodosum), Augenentzündungen (Iritis) und das toxische Megakolon, zählen zu den besonderen Verlaufsformen. Bei gut kombinierter internistischer und psychotherapeutischer Behandlung können die Rückgangsphasen (Remissionsphasen) verlängert, die Schubdauer verkürzt, der Leidensdruck gemildert und die soziale Wiedereingliederung gefördert werden.

2.6 Störungen im Atmungsfunktionsbereich

2.6.1 Allgemeines

„Im Atemholen sind zweierlei Gnaden,
die Luft einziehen und sich ihrer entladen.
Jenes bedrängt, dieses erfrischt,
so wunderbar ist das Leben gemischt."
Johann Wolfgang v. Goethe

Wir stehen von unserem ersten geburtlichen (natalen) Atemzug an mit unserer atmosphärischen (gr. atmos = Dampf, Dunst) Umwelt über die Atemluft (diese enthält im wesentlichen in unterschiedlicher Menge Sauerstoff, Kohlendioxid, Stickstoff und Edelgase) in Verbindung. Das Atmen (Respiration; gr. spirare = hauchen, atmen) stellt eine absolut notwendige Grundfunktion des Lebens dar. Man unterscheidet die „äußere" Lungenatmung (= Atmung im engeren Sinne) von der „inneren" Nährstoffoxidation (= Atmung der Zellen zu denen über das Blut Sauerstoff hin- sowie Kohlendioxyd abtransportiert wird). Über Einatmung (Inspiration) und Ausatmung (Expiration) findet in unseren beiden Lungen der Gasaustausch statt. Nachdem beim Einatmen das frische Atemgas (sauerstoffreich) durch den oberen Luftweg via Nase oder Mund in die Luftröhre (Trachea), von dort aus über die beiden Hauptbronchien (bronchi principales) schließlich über den rechten und den linken Bronchialbaum in die etwa 300 Millionen Lungenbläschen (Alveolen) zum Gasaustausch mit den durch eine hauchfeine Wand (respiratorische Membran) getrennten roten Blutkörperchen (Erythrozyten) in den Haargefäßen (Kapillaren) gelangt, geht es bei der Ausatmung der „Abgase" (kohlendioxidreich) genau den umgekehrten Weg. Von der Lunge weg, wird dann sauerstoffreiches Blut (via Arterien und Arteriolen) im Kreislauf zu den Zellen des Organismus hin- und nach Verstoffwechslung (Metabolismus genannt) kohlendioxidreiches Blut (via Venolen und Venen) zur „Erfrischung" mit Sauerstoff (Reoxygenierung) und zur „Entsorgung" des in der Zellatmung angefallenen Kohlendioxids, zur Lunge zurück transportiert.

Die innere Lungenoberfläche ist mit 80–120 m^2 etwa so groß wie ein Fußballfeld und stellt sich somit als größte Kontaktfläche des Organismus mit der Außenwelt dar. Pro Minute werden, je nach Atemtiefe und Frequenz (bei einer normalen Atemfrequenz von 15–20/min), ca. 8–20 l, pro Tag ca. 10.000–20.000 l Atemluft ausgetauscht (ventiliert). Insgesamt dient die Atmung der Versorgung des Gesamtorganismus mit dem für den oxidativen Stoffwechsel notwendigen Sauerstoff, wobei zugleich Stoffwechselabfallprodukte wie Kohlendioxyd (CO_2) ausgeschieden werden. Neben dem wichtigen Gasaustausch werden über die Atmung der gesamte Stoffwechsel des Organismus sowie der Säure-Base-, Elektrolyt- und Wasserhaushalt beeinflußt bzw. kontrolliert. Der Bezug zum z. B. zentralen Nervensystem wird unmittelbar dadurch klar, daß Nervenzellen, hinsichtlich ihres Stoffwechsels, in besonderem Maße auf Sauerstoff angewiesen sind, eine nur sehr geringe Zeit, von etwa 15–20 s, ohne ihn auskommen können und sofort mit einem Funktionsausfall reagieren (Ohnmacht). Hält die Sauerstoffunterversorung (Hypoxie) noch länger an, kommt es zu gravierenden Schäden im Zentralen Nervensystem. Über den Gasaustausch von CO_2 und O_2 ist die Lunge maßgeblich an der Regulation im Säure-Basen-Haushalt beteiligt (Kohlensäure-Bikarbonat Puffer).

Das Atemorgan bildet zusammen mit dem Nasenrachen (Nasopharynx), dem Kehlkopf (Larynx) dem Luftröhrenatembaum (Tracheobronchialbaum), den Lungen (Pulmo), dem Brustfell (Pleura) der Brustwand (Thoraxwand) einschließlich der Atemmuskulatur, besonders des Zwerchfells (Diaphragma) eine funktionelle Einheit. Die die linke und rechte Brusthöhle (cavum thoracis) ausfüllenden Lungen stehen in enger Nachbarschaft zu den Mediastinalorganen wie Herz, Hauptschlagadern, Speiseröhre und Lymphknoten.

Abb. 2–20
Der Respirationstrakt

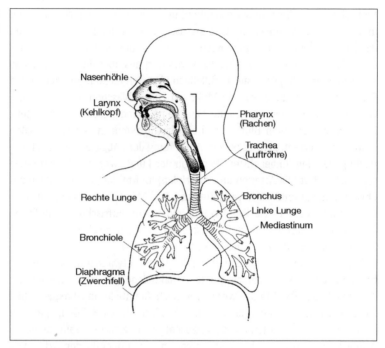

Die Atemregulation erfolgt primär unbewußt durch zentrale Steuerung (Atemregulationszentrum im Bereich der medulla oblongata). Die Atemmuskulatur und somit auch die Atmung unterliegt zudem der bewußten Willkürmotorik. Chemorezeptoren im Aortenbogen und in der Karotisgabel melden dem ZNS den arteriellen Sauerstoffpartialdruck (PaO_2) im Blut auf Kohlendioxid (CO_2) Anstieg und damit auf pH-Abfall im Liquor des ZNS regieren zentrale Chemorezeptoren am Boden des 4. Ventrikels. Zentral verarbeitet werden Signale von Dehnungsrezeptoren der Lungen bzw. der Atemmuskulatur. Zu anderen vegatativen Funktionsbereichen bestehen zahlreiche Querverbindungen, so daß Verknüpfungen zur Schlaffunktion, Bluttemperatur, zum Herz-Kreislaufsystem sowie zur körperliche Allgemeinbelastungssituation bestehen. Ausführlicheres hierzu in den Lehrbüchern der Anatomie und Physiologie.

Die wechselseitige Abhängigkeit von Organsystemen zum Gesamtorganismus wird gerade hier am Beispiel der Atmung deutlich. Zahlreiche körperliche Bedingungen, physiologische Effekte (Gasaustausch, Temperaturregelung, Flüssigkeitsabgabe, Pufferung im Säure-Basen-Haushalt u. a.) und Veränderungen haben in der gesamten Lungenfunktion, wie bereits erwähnt, ihre Ursachen.

> Zudem spielt das seelische Geschehen gerade bei der Atmung eine ganz bedeutende Rolle.

Zum Teil wird die Atmung, z.B. durch einen Seufzer (Kummer-, Erleichterungs-, Sehnsuchtsseufzer) zum Ausdruck gebracht, ein Spiegel der inneren Befindlichkeit. Somit dient die Atmung wie eine „Gebärde", auf der vorwiegend nonverbalen Ebene, der zwischenmenschlichen Kommunikation. Schnell registrieren wir, ob es jemand „schwer hat", „bedrückt ist", „vor Sehnsucht seufzt", „müde ist" oder etwa „kummer- und sorgenvoll seufzt oder stöhnt" oder „vor Erleichterung seufzt". Auch in unserer Umgangssprache haben sich etwaige Redewendungen und Ausdrücke wie: „es ist eine schlechte Atmosphäre", „die Luft ist zum Schneiden dick", „es ist dicke Luft", „die Luft ist beklemmend, bedrückend oder aufgeladen", „es schnürt

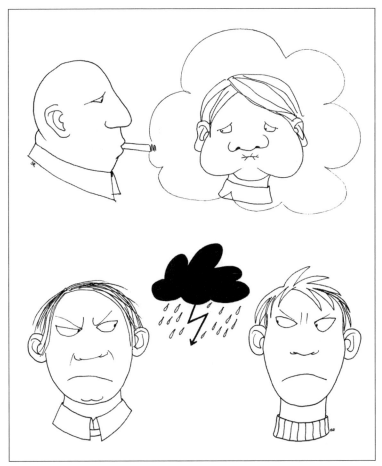

Abb. 2–21 a, b
Zwischenmenschliche
Atmosphären

mir die Brust zu", „ich huste Ihm was", „ich pfeif auf dich", „es liegt was in der Luft", „sie ist Luft für mich", u. v. a. lange und fest verwurzelt eingebürgert. Wichtig ist in diesem Zusammenhang ist auch die geruchliche Qualität der Luft, was sich in Ausdrücken wie: „ich kann sie nicht riechen", „es stinkt mir hier", „im Gestank zu ersticken", etc., widerspiegelt.

Emotional und affektiv gesehen kommt es, bei innerlichen Erregungen, Ängsten, Zorn, Wut, Panikattacken, etc., neben der bekannten Herzfrequenzerhöhung (Tachykardie), zu einer beschleunigten Atmung (Tachypnoe), um den Organismus mit dem notwendigen Energien zu entsprechenden Reaktionen auszustatten. Es ist durchaus möglich, daß ein überwältigender Schreck zu einer solch plötzlichen Sympatikusaktivierung führt und daß ein vorübergehender Atemstillstand, ggf. mit kurzfristiger Ohnmacht (vasovagale Synkope), das Resultat ist. Andererseits führt eine ausgeglichene Ein- und Ausatmung zu einer harmonischen Stimmung, Befindlichkeit und Ausgeglichenheit. Auch ist es möglich, das eine ungelöste Spannung, die sich lange hinzieht (z. B. Ängste oder sexuell ungelöste Erregung) zu einer die gesamte Atmung vereinnahmende Hyperventilationstetanie (s. u.) führt.

> Insgesamt spiegelt die Atmung (Atemmuster) in deutlicher Weise wieder, wie jemand mit der Welt (physische und soziale) im Austausch steht, wie er sich ihr gegenüber ganz grundsätzlich verhält. Das Atemerleben hat Rhythmus-, Austausch-, Erfrischungs-, Macht-Ohnmacht-, Anziehungs-Abstoßungs Qualität. Darüber hinaus kann über das Atemerleben eine wahrliche, gerade auch geistige Inspiration ausgehen. Im anderen Fall kann das „chronifizierte wenig Atmen" eine einmal in Gang gesetzte depressive Entwicklung im negativen Sinne nähren und somit verstärken.

2.6.2   Asthma bronchiale

Allgemeines
Synonyme: Bronchialasthma, Obstruktive Atemwegserkrankung, Asthma-Syndrom, Hyperreagibles Bronchialsystem.
Etymologisches: gr. asthmatos heißt Engbrüstigkeit bzw. Atemnot; gr. bronchos heißt Luftröhrenast.

Das Vorkommen (Prävalenz) in Deutschland beträgt etwa 5 % in der Bevölkerung. Grundsätzlich kommt sie in allen Lebensabschnitten vor, am häufigsten wird diese Erkrankung jedoch im ersten Lebensjahrzehnt (dann vor allem bei Jungen, 2–3 mal so häufig) angetroffen. Zur Pubertät hin ist die Neigung der Asthmaanfälle rückläufig. In späteren Lebensabschnitten überwiegt das weibliche Geschlecht. Die Sterblichkeit (Mortalität) ist statistisch gesehen in den sogenannten „unteren sozialen Schichten" größer, wohingegen die Erkrankungshäufigkeit (Morbidität) in den sogenannten „oberen Schichten" höher ist.

Definition

Es handelt sich bei dieser Erkrankung um eine vorwiegend anfallsweise auftretende Atemnot (Dyspnoe) durch eine generalisierte Atemwegsverengung (Bronchokonstriktion) infolge einer Entzündung und einer Überreaktion (Hyperreagibilität) der Schleimhäute im Luftwegsbaum (Bronchialbaum). Genaugenommen finden die Verengungen vorwiegend in den kleinen Atemwegsästen, den Bronchien und Bronchiolen statt. Die resultierende Atemwegsobstruktion (Atemwegsverengung) ist variabel und reversibel.

Ursachen

Man unterscheidet, aus praktischen Gründen, zwischen einem 1. allergischen (synonym auch extrinsisches Asthma genannt) und einem 2. nichtallergischen (auch intrinsisches Asthma genannt). Die letzte Gruppe schließt *infektiöse* (Bakterien und Viren), *chemische* (irritative bzw. toxische „Reizgase wie Stickoxide, Schwefeldioxid, Ozon oder Chlorgas), *physikalische* (z.B. Kälte bei entsprechendem Wetter- und Temperaturwechsel), sowie *psychisch-physische* (Belastungs-, bzw. Anstrengungsasthma = Exercise Induced Asthma, hormonelle Faktoren wie z.B. bei Umstellungen des endokrinen Systems in der Pubertät, emotionaler Streß, u.a.) Ursachen ein.

Patienten mit einem allergisch-extrinsischem Asthma haben oftmals eine erblich bedingte „Atopieneigung". Unter Atopie versteht man vereinfacht ausgedrückt eine Überempfindlichkeit des Immunsystems mit Neigung zu erhöhter Bildung von Immunglobulinen der Klasse Ig E gegen Substanzen (= Antigene die hier Allergene, wie Pollen, Gräser, Kräuter, Hausmilben, Stäube, Pilzsporen, Tierhaare, Nahrungs- und Arzneimittel, etc., genannt werden) aus der natürlichen Umwelt. Das gegen das Allergen gebildete Ig E löst nach der Sensibilisierung (= Erstkontakt mit dem Allergen) bei jedem Folgekontakt eine Sofortreaktion (Typ I nach Gell und Coombs) mit unmittelbar folgender, mediatorenvermittelter Gefäßmehrfüllung (Hyperämie), vermehrte Schleimabsonderung (Dyskrinie), Schleimhautschwellung und Juckreiz aus. Die Mediatoren (= Substanzen wie Histamin, Serotonin, Bradykinin, Slow-Reacting Substance, Prostaglandin, u.a.), die die Reaktionen vermitteln stammen aus den Zellbläschen (Granula) der sogenannten Mastzellen.

Neben eine Sofortreaktion gibt es noch eine Spätreaktion, die oft erst Stunden nach Allergenkontakt auftritt. Manche Patienten reagieren mit beiden Reaktionen (dual reaction). Atopie-Manifestationen (Atopiekrankheiten) kommen je nach dem, als neurodermitisches Ekzem (atopisches Ekzem), allergisches Asthma bronchiale, allergischer Schnupfen (Rhinitis) oder einer allergischen Augenbindehautentzündung (Conjunktivitis allergica) vor. Die oben genannten Faktoren sind teilweise oder ganz psychosomatisch interpretierbar.

Beim psychogenen Asthma im engeren Sinne können wiederkehrende Erlebnisse Asthmaanfälle auslösen. Lerntheoretisch gesehen kann man von einer Konditionierung des Anfalls sprechen. Manche Patienten empfinden häufig Menschenansammlungen und/oder enge Räume als so sehr bedrängend und belastend, daß sie mit einem Asthmaanfall reagieren. Faßt man obige Ursachen des Asthma bronchiale zu einem multifaktoriellen Geschehen zusammen, so wird in dem Bronchospasmus, der sekretorisch-entzündlichen-allergischen Dyskrinie sowie des begleitenden Zwerchfellkrampfes eine Gesamtabwehr des Organismus erkennbar. Das vegetative Nervensystem hat in hohem Maße Anteil am Funktionieren im Respirationstrakt und ist zudem sehr von psychischem Geschehen beeinflußbar. Bei ca. einem Drittel der Patienten sind psychische Faktoren vorherrschend, ein weiteres Drittel ist beim Asthma bronchiale infektiös, ein Viertel allergisch bedingt. Noch größer ist hinsichtlich der Auslöser ein Überschneidungsbereich der einzelnen Faktoren.

Psychodynamisch gesehen, liegt der Hauptkonflikt darin, daß sich der Patient jemandem anvertrauen will und zugleich Angst davor hat. Der innere Zwiespalt geht, interaktionell gesehen, auf primäre Beziehungspersonen (i. d. R. die Mutter bzw. den Mutterersatz) zurück. Die Mütter asthmatischer Patienten zeigen des öfteren eine ambivalente Haltung, welche zugleich verführerisch bis besitzergreifend und ablehnend ist. Als präverbale Ausdrucksform werden die im Kindesalter noch zugelassenen Gefühlsausbrüche wie Weinen oder Schreien im weiteren Verlauf der Lebensspanne zu einer Ausatmungshemmung (expiratorischen Atemhemmung) bei den Anfällen, was als eine Unterdrückung des Weinens bzw. Schreiens interpretiert wird.

Lerntheoretisch handelt es sich bei diesem Krankheitsbild um ein konditioniertes atemmotorisches Fehlverhalten. Durch viele Beobachtungen weiß man, daß Asthmapatienten ihre Asthmaanfälle streckenweise willkürlich auslösen können. Des weiteren ist das Krankheitsgeschehen stark von Stimmungen und deren unwillkürlicher Hineinsteigerung abhängig. Im Sinne einer erlernten eingefahrenen Fehlleistung kann experimentell ein unkonditionierter Stimulus (z. B. Gräser, Pollen, Rauch etc.) mit einem konditionierten (das Sehen eines Baumes, einer Wiese, etc. durch eine Glasscheibe in einem Raum, welcher frei von dem spezifischen Allergen ist, bzw. das Sehen einer rauchenden Lokomotive in einem Film) gekoppelt werden, was zum Auslösen des Asthmaanfalles führt. Darüber hinaus erlernt der Patient, daß man sich um ihn intensiv kümmert (sekundärer Krankheitsgewinn), was zu einer Festigung der Funktion führt, die der Asthmaanfall hat.

Die Ausatmungshemmung, ganz gleich ob in der Genese psychodynamisch oder lerntheoretisch erklärt, hat Ähnlichkeiten mit dem durch Fremdsubstanzen ausgelösten Kratschmer-Holmgren-Reflex. Es handelt sich hier um einen durch den Nervus trigeminus vermittelten, reflektorischen Atemstillstand mit vorangehender bzw. einsetzender Zwerchfellruhigstellung, Bronchokonstriktion und Schleimhautsekretion.

Eine die Asthmapatienten umfassende Persönlichkeitsstruktur wurde bislang nicht beschrieben. Dennoch kann man extreme Persönlichkeitszüge wie Dominanzneigung, emotionale Empfindlichkeit, indifferentes aber auch aggressives bzw. pseudoaggressives Verhalten erkennen. Trennungs-, Hingabe- sowie situative Ängste werden beschrieben. I. d. R. sind diese Patienten eher mißtrauisch und argwöhnisch, moralisch hoch anspruchsvoll. Nicht verwunderlich dürfte sein, daß sich bei sehr vielen Asthmapatienten eine Geruchsüberempfindlichkeit zeigt. Gewittert wird im Vorfeld bereits, ob unangenehme Gerüche nicht Hinweise auf Verschmutzungen in der Umgebung geben.

Symptome

Bereits in der Anamnese geben die ersten, bereits in der Jugend beginnenden bronchialen Symptome, im Sinne eines heftigen Fließschnupfens (Rhinitis vasomotorica) sowie einer Augenbindehautentzündung (Konjunktivitis allergica) und einer im Kindesalter stattgehabten Neurodermitis, erste Hinweise.

Typisch ist die anfallsweise auftretende Luftnot (Dyspnoe), welche aufgrund des Bronchospasmus oft schlagartig einsetzt und zu einem Ausatmungspfeifen (expiratorischer, spastisch bedingter Stridor) sowie zu einer Hinzunahme der sogenannten Atemhilfsmuskulatur (Orthopnoe) führt. In aller Regel ist der Patient blaß, die Lippen und Körperendteile (Akren), wie Fingerspitzen, können zyanotisch sein. Die Ausatmung ist im Gegensatz zur Einatmung deutlich verlängert (verlängertes Expirium).

Diagnostik

Der Patient zeigt i. d. R. obige klinische Symptome, hat eine Tachykardie und das typische „spastische Nebengeräusch" beim Ausatmen. Man hört mit dem Stethoskop (Auskultation) über der Lunge expiratorisch ein Giemen, Pfeifen und Brummen. Die Lungengrenzen stehen tief und sind ein wenig verschieblich. Der Klopfschall ist aufgrund der Lungenüberblähung (Volumen pulmonum acutum) perkussiv schallend (hypersonor). Tückisch wird es, wenn man bei einem jungen Patienten oder bei Emphysematikern (diese Patienten haben zudem ein Lungenemphysem) zusätzlich aufgrund lange bestehender Lungenüberblähung kaum noch etwas oder gar nichts mehr auskultieren kann („silent chest"), und dann der irrigen Annahme unterliegt, dem Patienten gehe es besser als er vorgibt (Dissimulation).

Die weitere Diagnostik sieht zur Abklärung eine Lungenfunktion (typischerweise sind hier die Sekundenkapazität und die Vitalkapazität erniedrigt sowie die Residualkapazität und der bronchiale Strömungswiderstand = Resistance, erhöht), eine Blutgasanalyse (i. d. R. PO_2 vermindert), ein Röntgen-Thorax (oft überblähte, strahlentransparente Lungen mit tiefen Zwerchfellgrenzen und schlanker Herzsilhouette), ein EKG (Tachykardie und Rechtsherzbelastungszeichen), eine Allergentestung (Prick- oder Intrakutantest sowie inhalative Provokationstests), eine Sputumuntersuchung (allergisches Asthma: weißlich, zäh, glasig mit Curschmann-Spiralen und gehäuft eosinophile Granulozyten sowie Charcot-Leyden-Kristalle; Infektasthma: gelb-grünliche Farbe) sowie ein Blutlabor (allergisches Asthma: erhöhte IgE, evt. Eosinophilie im Blut; Infektasthma: Leukozytose, CRP- und BSG-Erhöhung) vor.

Ein gut geführtes Erstinterview zur Gründung einer vertrauensvollen und tragfähigen Arzt-Patienten-Beziehung sowie der Eruierung von Auslöse- und Sozialsituationen ist unabdingbar.

Differentialdiagnostik
Man muß an weitere organische Ursachen der Atemnot wie Linksherzinsuffizienz und daraus resultierender Lungenstauung (Asthma cardiale), an erstmalige (primäre) bzw. wiederkehrende (rezidivierende) Lungenembolien, an Fremdkörperaspirationen, Kehlkopfödemen (Glottisödeme), an einen Spontanpneumothorax sowie an ein Hyperventilationssyndrom.

Therapie
A. Somatisch
1. Wenn Allergene (Stäube, Dämpfe, Pollen, Gräser, Nahrungsmittel, Medikamente, Zigarettenrauch, Aerosole etc.) als ursächlich erkannt wurden, sollten die Patienten diese meiden (Expositionsschutz). Ein Asthmatiker ist nicht für eine berufliche Beschäftigung unter Exposition inhalativer Reizstoffe geeignet. Ein frühzeitiger Berufswechsel ist dann erforderlich. Desensibilisierungsversuche sind bei bekannten Allergenen immer einen Versuch wert.
2. Unspezifische Einflüsse wie Kälte, Nässe, Infektionsgefahren, Zugluft etc. sollten gemieden werden.
3. Medikamentös stehen folgende Sustanzgruppen zur Verfügung:
   - *Bronchodilatatoren* wie Beta-2-Sympathikomimetika in Dosieraerosolform, z.B. Salbutamol (Sultanol® u.a.); Fenoterol (Berotec®); Terbutalin (Aerodur®), Reproterol (Bronchospasmin®) oder als Inhalationslösung z.B. Clenbuterol (Spiropent®, Contraspasmin®)

- *Parasympatholytika* als Dosieraerosole, z.B. Ipratropiumbromid (Atrovent®) oder Oxitropiumbromid (Ventilat®)
- *Methylxanthine* wie Theophyllin (Bronchoparat®, Euphyllin®), welche neben einer Bronchodilatation auch die mukoziliare Clearancefunktion sowie die Atemmuskelfunktion verbessern. Darüber hinaus wirken sie als Schutz (Protektion) gegenüber einem allergisch auslösbaren Bronchospasmus. Im Nebenwirkungsprofil machen sie Tachykardien, Übelkeit (Nausea), Erbrechen (Emesis), Zittern (Tremor) und können die Krampfschwelle senken (erhöhte Gefahr epileptischer Anfälle bei zugrundeliegender Disposition).
- *Sekretolytika* wie Ambroxol (Mucosolvan®, Ambrohexal®), Bromhexin (Bisolvon) oder Kochsalz (Sole) vermindern die Sekretzähigkeit (Viskosität).
- *Mukolytika* wie N-Acetylcystein (ACCR, Fluimucil®, Bromuc®) verflüssigen das Bronchialsekret.
  Anfallsschutz (*Protektiva*) bei allergisch bedingtem Asthma ist durch den Mastzellmembranstabilisator Cromoglicinsäure (DNCG® = Dinatrium Cromoglicicum, Intal®) oder Nedocromil-Natrium (Tilade®, Halamid®) erreichbar.
- Inhalativ oder intravenös verabreichte *Glukokortikosteroide* wie Prednisolonäquvivalente (Budenosid = Pulmicort®; Beclometason = Bronchicort®, Dexamethason = Auxiloson®) wirken der Entzündung entgegen (antiphlogistisch), wirken antiallergisch und drücken die Abwehrreaktion herab (immunsuppressiv).

Im Asthmaanfall ist folgendes Vorgehen sinnvoll:
- sitzende Lagerung des Patienten
- verbal beruhigen („talk down")
- Sauerstoffgabe (ca. 2–3 l/min per Nasensonde)
- Betasympathomimetika als Dosieraerosol, 2 Hübe
- venösen Zugang legen
- 100–250 mg Prednisolonäquivalent i.v.
- Broncholytika (z.B. Bronchoparat® 240 mg langsam i.v.)
- ggf. milde medikamentöse Sedierung, z.B. mit einem Benzodiazepin in niedriger Dosierung (cave: Atemdepression !!!)

B. Psychotherapeutisch

Psychisch-kognitiv neigen die meisten Asthmatiker dazu, ihre Erkrankung rein organisch zu interpretieren, zu deren Überwindung sie selbst nichts beitragen können. Andererseits stehen sie gerade dem ersten Gesprächsangebot sehr aufgeschlossen gegenüber und profitieren hier ungemein. Die zugrundeliegenden Ambivalenzkonflikte können jedoch schnell zum Vorschein kommen und in das Arzt-Patient-Verhältnis mit einfließen. Das Nähe-Distanzproblem wird erneut aufgekocht, was zum einen eine gute Chance für die Therapie ist und andererseits diese unter Umständen nur sehr schwer gestaltbar macht. Rückfälle, die durchgesprochen werden müssen, werden i. d. R. unvermeidbar sein. Zur aufdeckenden analytischen Arbeit muß ein erfahrener Therapeut die Übertragungs- und Gegenübertragungsmechanismen gut durchblicken und therapeutisch nutzbar machen.

Körperorientierte Verfahren (z. B. Autogenes Training, konzentrative Bewegungstherapie, funktionelle Entspannung, Progressive Muskelrelaxation nach Jacobsen, krankengymnastisch geleitete Atemübungen) spielen ergänzend eine große Rolle in der Asthmatherapie.

Verhaltenstherapeutisch orientierte Informations-, Sozialkompetenz- und Copinggruppen, Desensibilisierungs-, Biofeedback- und Entspannungsverfahren kommen im Sinne einer kombinierten spezifischen und Breitbandtherapie zum Tragen und helfen Fehlatemformen positiv zu beeinflussen.

Ebenfalls eingesetzt werden konfliktzentrierte Gespräche.

Verlauf
Der Verlauf ist grundsätzlich inter- und intraindividuell sehr unterschiedlich. Zum einen heilt etwa die Hälfte der kindlichen Asthmaformen aus, zum anderen ist ein schweres Asthma bronchiale durch intermittierende oder längere Zeit nicht aufhörende Anfallsattacken, im Sinne eines Status asthmatikus, mit bis zu 24stündiger Immobilisation gekennzeichnet. Im wesentlichen beeinflußt eine gut mit dem Patienten abgesprochene, gemeinsam erarbeitete, für den Patienten nachvollziehbare, medikamentös-psychotherapeutisch kombinierte Therapie den Verlauf positiv.

2.6.3   Hyperventilationstetanie (HVT)

Allgemeines
Synonyme: nervöses Atem(not)syndrom, Hyperventilationssyndrom, Tetanie, tetanischer Anfall, nervöse Dyspnoe, Atmungstetanie, Da-Costa-Syndrom, Effort-Syndrom.

Diagnostiziert wird die Hyperventilationstetanie bei etwa 1:1000–1:2000 Patienten. Bei einer Häufung zugunsten der Frauen (etwa 1:3) liegt das hauptsächliche Manifestationsalter zwischen dem 20. und 30. Lebensjahr.

Definition

Es handelt sich hierbei um einen psychogen (95 %) oder somatisch (5 %) ausgelösten Zustand, bei dem es aufgrund einer alveolär gesteigerter Ventilation (respiratorische Hyperventilation) über eine CO_2-Verminderung (Hypokapnie) zu einer Elektrolytverschiebung und einer gesteigerten muskulären Erregbarkeit (Tetanie), bei Normo- oder Hypokalzämie, kommt. Das psychogen bedingte Hyperventilationssyndrom wird als somatoforme autonome Funktionsstörung des respiratorischen Systems klassifiziert (ICD-10 F45.33).

Ursachen

A. Somatische Ursachen

Somatische Ursachen sind mit 5 % eher selten und umfassen differentialdiagnostisch gesehen folgendes:

- Durch lokale ZNS-Prozesse (Tumoren, Hirnentzündungen, Pseudotumoren) bedingte Stimulierung des Atemzentrums (im Bereich des Bodens des 4. Ventrikels)
- Latenter Hyperparathyreoidismus
- Magnesiummangel
- Hyperkaliämie
- Infekte (z. B. mit dem Tetanuserreger Clostridium tetani)
- Intoxikationen
- Alkalosen (pH-Erhöhungen, z. B. durch den Salzsäureverlust beim wiederkehrenden Erbrechen)
- Hypokalziämien (Mangelernährung oder durch Hyperparathyreoidismus)

B. Psychogene Ursachen

Wie oben bereits erwähnt sind *psychogene* Ursachen weitaus häufiger (95 %).

1894 beschrieb Freud bereits unter den klinischen Symptomen der Angstneurose Störungen der Atmung, die er als „nervöse Dyspnoe" bezeichnete. Ursächlich wird als häufigster Faktor der Hyperventilation vor allem der Zustand Angst beschrieben. In Hypnoseuntersuchungen fand man heraus, das die Atemtätigkeit bei Angst-, Wut- und Schmerzsuggestion gesteigert wird. Insgesamt führt eine chronische innere Spannung aufgrund andauernder emotional-affektiver Belastungen zu einer erhöhten Hyperventilationsbereitschaft. Wie oben beschrieben nimmt die Atmung eine Art Mittelstellung zwischen willkürlich und unwillkürlich ablaufender Funktion ein.

> Somit ist die Atmung als Bindeglied zwischen einem geschlossenen und offenen Regelkreis aufzufassen.

Unter seelischer Anspannung (vorwiegend Ängste und Aufregung) kommt es zu einer Veränderung des Atemtypus aus dem normalem Atemmuster heraus. Zwei charakteristische Atemtypen werden beschrieben:

- Die Angstpolypnoe mit unruhiger Hyperventilation. Sie wird als spezifischer Ausdruck von Angst (Angstneurose, Angsthysterie) aufgefaßt.
- Die flachfrequente Polypnoe mit Seufzerzügen, die Christian (1957) beschrieben und als Ausdruck einer persönlichen Situation gedeutet hat, die durch Abgespanntheit und Resignation gekennzeichnet sei, in der trotz Anstrengung gesteckte Ziele nicht mehr erreicht werden können.

In der Regel wird die Zwerchfellatmung vernachlässigt und die Thoraxatmung intensiviert. Über eine Atemfrequenzerhöhung kommt es zu einer Atemminutensteigerung (im Anfall bis zu 500 % über dem Soll), so daß man davon sprechen kann das der innere angstbedingte Zustand eine Art „Abatmung" erfährt. Es lassen sich zwei Formen der Hyperventilation unterscheiden:

- Eine vergrößerte alveoläre Ventilation
- Eine alleinige Zunahme der Ventilation des Residualvolumens (Lungenrestvolumen). (Dies kommt beispielsweise beim Hecheln der Hunde vor)

Nur die alveoläre Hyperventilation führt zu einer Senkung des arteriellen CO_2-Partialdruckes, die sekundäre Veränderungen, wie unten beschrieben, nach sich zieht. Durch die alveoläre Hyperventilation kommt es zu einer Verschiebung der Atemmittellage zur Inspiration hin, wobei es zugleich zu einer Vergrößerung des funktionellen Totraums kommt. Die Blutkohlensäure (CO_2) wird durch die beschleunigte Atmung vermehrt abgeatmet, der Sauerstoffgehalt (O_2) im Blut bleibt hingegen noch lange Zeit relativ konstant. Durch die im Blut entstehende pH-Verschiebung in Richtung Alkalose (weil weniger saure Substanzen durch den CO_2-Verlust im Blut sind) kommt es unter anderem zu einer verminderten Durchblutung des Gehirns und zu Symptomen wie Schindel, Konzentrationsstörungen bis hin zu Bewußtseinstrübungen und Ohnmacht. Die Blutalkalose führt daneben zu einer Verminderung des ionisierten Blutkalziums (Ca^{++}), da das vom CO_2 freiwerdende Hämoglobin mit Kalziumionen aufgesättigt wird. Freies (ionisiertes) Kalzium seinerseits spielt eine entscheidende Rolle für die Stabilisierung der Muskelzelle hinsichtlich stimulierender (nervaler) Reize. Da die Kalzium bedingte Stabilisierung an der Muskelzelle wegfällt kommt es zu einem Überschießen

an muskulären Entladungen (neuromuskuläre Erregbarkeit) die man als Tetanie und Spasmen (Karpopedalspasmen = Spasmen an Händen und Füßen)
erkennen kann. Zudem kommt es zu Kribbelparästhesien, zum Chvostek-
und Trousseau-Phänomen, also der sogenannten erhöhten fazialen Erregbarkeit und der Pfötchenstellung.

Aber auch die Hautdurchblutung wird durch Hyperventilation verändert.
Ihre Abnahme kann zu einem deutlichen Abfall der Hauttemperatur und zu
einer Akrozyanose (Blauverfärbung der Körperenden) führen (Weimann, 1968).

Durch Aktivierung des Sympathikus (Hyperventilation aktiviert das sym-
pathische System) kommt es zu einem Pulsanstieg und unter Umständen zu
EKG-Veränderungen mit Senkung der ST-Strecke, T-Inversion und Extrasy-
stolen (möglicherweise kommen sie durch eine verminderte Koronardurch-
blutung zustande (Lary und Goldschlager, 1974).

Psychodynamisch gesehen weiß der Betroffene oft nicht, das er Angst hat
und erlebt allenfalls subjektiv seine körperliche Symptome als ängstigend.
Meist sind Ihm die psychischen Gründe auch unbewußt. Vielfach war man
der Auffassung das die Betroffenen eine neurotisch bedingte „Flucht" vor
Entscheidungen durchführen. Damit bedeutete die beschleunigte Atmung
das Ausweichen vor Auseinandersetzungen mit realen Gegebenheiten (Kon-
version). Angsterfüllte komplexe Gedankeninhalte können sich im Sinne
eines Teufelskreises verselbstständigen und in die Hyperventilationsspirale
hineinführen. Wenn das „Ausweichmuster" erst einmal fixiert ist, wird die
Auftretenswahrscheinlichkeit für Hyperventilationstetanien größer, die Aus-
löseschwellen geringer. Schon bei geringen psychischen Belastungen kommt
es dann zur Hyperventilation. In der späteren Entwicklung werden die
Atembeschwerden dann in jeder unangenehm erlebten Situation auftreten.

Lum (1976) betont, daß die Hyperventilation in einer Vielzahl klinischer
Situationen und in Verbindung mit verschiedenartigen Persönlichkeitsfakto-
ren und emotionalen Störungen vorkomme. Er legt besonderes Gewicht auf
die Feststellung, daß es sich um eine Gewohnheit handle, die wie alle einer
willkürlichen Beeinflussung zugänglichen Funktionen durch Konvention,
Training oder auch Vorstellungen über Gesundheit, Tüchtigkeit, usw.
zustande kommen könne.

Sheehan schlug 1982 vor, das Hyperventilationssyndrom sowie wie die
Herzneurose und das Colon irritabile einem endogenen Angstsyndrom mit
Panikzuständen zuzuordnen. Die bei Hyperventilationspatienten häufig auf-
tretenden Phobien erklärte er mit durch Angst und Panik konditionierten
Reaktionen auf eine bestimmte Situation wie Menschenansammlungen,
Lifte oder Autofahren. Die Symptome können Todesangst hervorrufen und
als Strafe für bewußte oder unbewußte ambivalente Gefühle gegenüber ver-
lorenen oder entfremdeten Bezugspersonen der Kindheit erlebt werden.

Bei jeder Störung der Atmung stellt sich die allgemeine Frage, welche Rolle die Atmungsfunktion in der Gesamtsituation des Patienten, d. h. in seiner Auseinandersetzung mit inneren (erlebten) und äußeren (Umgebungs-) Faktoren spielt. Die Atmungsfunktion ist nicht von anderen Funktionskreisen isoliert. Sie ist über den O_2-Bedarf des Körpers, die CO_2-Spannung, den pH-Wert des Blutes direkt und indirekt von zahlreichen somatischen Abläufen abhängig. Sie ist reflektorisch (durch angeborene Verbindungen) mit dem Kreislauf und dem Schmerzgeschehen verflochten.

> Die Atmung nimmt an Stimmungsschwankungen teil, wobei die Sexualität eine besondere Rolle spielt, und sie ist aufs engste mit dem Ausdrucksgeschehen verknüpft, sie wird, wie Haltung und Gang, durch persönliche Gewohnheiten geprägt.

Symptome

Symptomatisch, bei der durch Hperventilation ausgelösten Störung, ist neben der subjektiven Atemnot (Dyspnoe), der tetanische Anfall mit Karpopedalspasmen, Kribbelparästhesien, Pfötchenstellung der Finger (Trousseau-Phänomen), die faziale Erregbarkeit (Chvostek-Zeichen) zu nennen. Begleitend kommt es des öfteren zu einer psychischen Labilität und Ängstlichkeit, zu Benommenheit, Kopfschmerz und Schwindel sowie Sehstörungen (manchmal beschreiben die Patienten ein Gefühl, „wie auf Wolken zu gehen"). Gastrointestinale Symptome wie Übelkeit, Allgemeinveränderungen wie Müdigkeit, Schlappheit und Konzentrationsschwierigkeiten können das Beschwerdebild ergänzen.

Diagnose

Neben der typischen Klinik ist die Hyperventilationstetanie eine Ausschlußdiagnose. Neben einer Blutgasanalyse (in der man eine respiratorische bzw. metabolische Alkalose erwartet) ist differentialdiagnostisch nach neurologischen (ZNS, Tumoren die das Atemzentrum stimulieren) und Stoffwechselerkrankungen (Leber, Nieren, Diabetes) bzw. nach Erkrankungen des Respirations-Herz-Kreislaufsystems (Lungenembolie, Herzinsuffizienz, Asthma bronchiale, obstruktive Ventilationsstörung u. a.) zu fahnden. Weitere organische Ursachen liegen im Bereich von Intoxikationen (Salicylate, Nitroglyzerine, Amylnitrite, Kohlenmonoxid, u. a.), Fieber, Anämien als auch in schwangerschaftsbedingten Veränderungen, die nicht mehr kompensiert werden können.

Therapie

A. Somatische Therapie

- Kohlendioxid-Rückatmung (z.B. in eine Plastiktüte), was aber auch die Angst enorm verstärken kann, wenn man nicht zusätzlich beruhigend und erklärend auf den Patienten einwirkt, oder der Patient nicht zugänglich ist.
- 10 %ige Kalziumlösung langsam i.v., zur Korrektur der Alkalose
- Anxiolyse (Benzodiazepine, z.B. Valium®, 5–10 mg langsam i.v., z.B. als Tropfinfusion mit 250 oder 500 ml NaCl in Lösung)
- Gabe von Betablockern oder Antidepresiva
- Atemtherapie: Wenn eine gewohnheitsmäßige Thoraxatmung zu Grunde liegt, eignet sich ein gezieltes Zwerchfellatmungstraining (täglich 2–3mal)

B. Psychotherapie

- Wenn die Symptomatik chronifiziert ist, besteht in der Regel eine neurotisch-konflikthafte Genese, bei der eine analytische Einzel- oder Gruppentherapie notwendig wird
- Besonders hypnotische Verfahren und Autogenes Training finden aus dem Bereich der Entspannungsverfahren ergänzend Anwendung
- Verhaltenstherapeutische Ansätze kommen besonders dann erfolgreich zum Einsatz, wenn zusätzlich Phobien oder soziale Komponenten eine Rolle spielen. Ebenso ist z.B. ein soziales Kompetenztraining hilfreich, wenn der soziale Kontext ein starkes Auslösemomentum hat.
- Da das Krankheitsbild insgesamt unspezifisch ist, richtet sich die Wahl des Therapieverfahrens an primär persönlichen Aspekten sowie der aktuellen Konfliktlage aus.

Prognose

Insgesamt ist bei einem chronifiziertem Verlauf die Prognose deutlich schlechter als bei erstmaligem Auftreten und sofortiger Behandlung.

Fallbeispiel aus der Klinik (Hyperventilationstetanie)

48jährige Patientin, Hausfrau und Mutter von 2 kleinen Kindern, bekam vor einem Jahr erstmalig eine Hyperventilationstetanie mit Dyspnoe, Akrozyanose und Kribbelparästhesien beider Hände. Kurze Zeit zuvor ist Ihr Ehemann, ein Bundeswehrsoldat, zu einem anderen Einsatzort in 500 km Entfernung abkommandiert worden. Während der Abwesenheit Ihres Mannes häuften sich derartige

> Anfallsereignisse, manche führten zu kurzfristigen Krankenhausauf-
> enthalten, ohne das ein pathologischer organischer Befund erhoben
> werden konnte. Die Patientin ist in einem strengen leistungsorien-
> tierten häuslichen Milieu aufgewachsen, eigenes Begehren auszu-
> drücken war ihr fremd. Sie „funktionierte" gut und Gefühle wurden
> massiv unterdrückt. Flankiert mit kurzfristig eingesetzter Benzodi-
> azepinmedikation und Entspannungsübungen gelang es, die sich
> häufenden Anfälle zu durchbrechen.

Nach verhaltenstherapeutischer Funktionsanalyse gelang es der Frau die
zugrundeliegende Problematik Schritt für Schritt zu erkennen und ihre
Gefühle zu Ihrem Ehemann zu zeigen. Nach einer etwa 1jährigen Überbrük-
kungszeit zog die Familie wieder zusammen, die Patientin war seither völlig
symptomfrei.

2.7 Schlafstörungen

2.7.1 Allgemeines

Jeder Mensch schläft und manchmal nicht zu knapp. Bis zu 3000 von 8760
Stunden im Jahr (rd. 27 Jahre im Durchschnitt eines Menschenlebens) kommen da im Mittel zusammen. Der Schlaf beherrscht unser Leben auf ein-
drucksvolle Weise, neben dem Wetter gehört er zu den häufigsten allgemeinen Gesprächsthemen.

Schlafstörungen haben, zumindest vorübergehend, etwa ein Drittel der
Bevölkerung (nur ein kleiner Teil davon ist chronisch betroffen – der prozentuale Anteil der gesamten Bevölkerung variiert, je nach Studie, zwischen 15
und 30 %). Es zeigt sich eine Altersabhängigkeit, bei deutlicher Zunahme in
höherem Alter. Geschlechtsspezifisch leiden Frauen häufiger an Schlafstörungen – über 1 Millionen Bundesbürger nehmen regelmäßig Schlafmittel
ein.

Schlafen (lat. somnus = der Schlaf; grch. hypnos = der Schlaf) ist als Teil
des zirkadianen (= 24 Stunden betreffenden) Aktivitäts- und Ruherhythmus
ein essentielles Grundbedürfnis, wie Essen und Trinken. Das Wort schlafen
ist altgermanischen Ursprungs und bedeutet so viel wie „schlapp werden"
bzw. „erschlaffen". Die im Schlaf stattfindende Regeneration (sie macht
immerhin ca. 1/3 unseres Lebens aus) trägt unabdinglich zum subjektiven
Wohlbefinden bei, was auch objektiv unschwer nachvollziehbar ist – „der
Mensch ist (tagsüber), wie er schläft". Im Schlaf verändert sich unser
Bewußtseinszustand auf eine scheinbar gravierende Art und Weise. Prinzipi-

ell wechseln wir die „Bewußtseinsschauplätze", indem wir aus dem Zustand der Wacherfahrungen in den der Schlaf-, oder genauer gesagt Traumerfahrungen, überwechseln.

... Wachbewußtsein → Einschlafen (hypnagoger Zustand) → Schlaf/ Traumbewußtsein → Aufwachen (hypnopomper Zustand) → Wachbewußtsein ...

Interessanterweise wissen beide Schauplätze nicht ohne weiteres von einander. Es kostet uns große Aufmerksamkeit und Mühen, einen Traum „wiederzuholen", ebenso, wie es fast unmöglich erscheint, bewußt in den Traum Wacherfahrungen „hineinzuholen". Dennoch gibt es Momente, in denen traumähnliche Bewußtseinszustände (Tagträumen) während der Wacherfahrung auftreten und es gibt äußerst real anmutende Szenen (Klarträume oder luzide Träume) innerhalb der Schlafträume. Wird der „Rhythmus des Bewußtseins" zu stark gestört, kommen wir also um unseren Schlaf. Schlafen wir zuviel, so wird dies unweigerlich gravierende Einflüsse auf unser Gesamtbefinden haben.

Physiologie des Schlafs
Wissenschaftlich betrachtet läßt sich der Schlaf, als Ausdruck eines immer wiederkehrenden aktiven biologischen Prozesses, in Schlafphasen, Schlafstadien und Schlafzyklen aufteilen. Prinzipiell wird zwischen REM-Schlaf (rapid eye movement) und dem Non-REM Schlaf mit seinen 4 Schlafstadien unterschieden. Man kann mittels EMG (Elektromyogramm), EOG (Elektrookulogramm) und dem bekannten EEG (Elektroenzephalogramm) die Schlafstadien charakterisieren und aufzeichnen (Schlafpolygraphie zur Erstellung des Gesamtschlafprofils). Dieser sogenannten „aktiven Ruhephase", die wir Schlaf nennen, ist eigen, daß im Gehirn mehrfach wiederholende Aktivitätsstadien ablaufen, die z.B. mittels EEG unterschieden werden können (man kann auch von einer dem Wachsein unterschiedlichen Organisationsform der Gehirnfunktion sprechen). Die Schlafstadien werden innerhalb eines Zyklus pro Nacht 4- bis 5mal durchlaufen, wobei die einzelnen Zyklen durch eine REM-Schlafphase unterbrochen werden. Die einzelnen Schlafstadien haben normalerweise eine bestimmte Reihenfolge, die als Schlafzyklus bezeichnet werden, welcher i. d. R. 90 Minuten beträgt und in der Nacht ca. 4- bis 5mal durchlaufen wird. REM-Phasen (auch als paradoxer, aktiver bzw. desynchronisierter Schlaf bezeichnet) sind gekennzeichnet durch:

- ein dem Wachzustand ähnliches EEG (gemischtes Frequenzbild mit Alpha- und Thetawellen bis hin zu Betawellenbeteiligungen, 4–30 Hz)
- schnelle, konjugierte Bewegungen der Augen (wahrscheinlicher Zusammenhang mit bewegten Traumbildern)
- lebhafte Träume (60–90 % der Untersuchspersonen in einem Schlaflabor berichten von Träumen, wenn man sie unmittelbar in dieser Phase weckt),
- gelegentliches Zucken einzelner Muskelpartien bei ansonsten atonischer Skelettmuskulatur (aktive, zentrale Hemmung des Muskeltonus)
- Zunahme der Hirndurchblutung mit erhöhtem Glukosestoffwechsel (Bedeutung für die Homöostase des ZNS? Bestimmte Speicherleistungen des Gedächtnisses?)
- einen Blutdruck- und Atmungsfrequenzanstieg
- genitale Errektionszustände

Insgesamt ist für die REM-Schlafphase eine Aktivitätszunahme des zentralen und autonomen Nervensystems charakteristisch. Interessanterweise zeigt sich während der REM-Schlafphase ein durch Alpha- und Thetawellen gekennzeichnetes EEG, während die Weckschwelle typisch für die Stadien 3 und 4 (Tiefschlafstadien, Theta- und Deltawellen) ist – daher bezeichnet man die REM-Schlafphasen auch als desynchronisierten oder paradoxen Schlaf. Normalerweise erscheint die REM-Phase nur nach einem vorherigen NREM-Stadium (NREM = No Rapid Eye Movement) welches die folgenden Charakteristika aufweist:

- mehr skeletale Bewegungen (die zentralnervöse Muskelhemmung wird aufgehoben – in diesem Schlafstadium kommt auch Schlafwandeln sowie funktionelles Bettnässen, meist in den ersten Schlafstunden, vor) u. U. restless legs
- deutlich weniger Augenbewegungen
- weniger spontane Traumreportagen im Schlaflabor
- tieferes Schlafstadium (EEG 0,5–7 HZ, Delta- und Thetawellenstadien)
- niedrigere Blutdrücke und Atemfrequenzen
- weniger genitale Erregungen

Bei häufiger Unterbrechung des Nachtschlafs nimmt daher der REM-Anteil ab. Eine Verkürzung der REM-Schlafzeit (normalerweise ca. 20–25 % der Gesamtschlafdauer) verursacht tagsüber eine erhöhte Reizbarkeit und Unruhe. Ein REM-Schlafdefizit wird bei ungestörter Nachtruhe in den folgenden Nächten durch eine verlängerte REM-Schlafzeit ausgeglichen. Tiefschlafstadien (Stadium 3 und 4) des Non-REM Schlafes machen etwa 10–20 % des Normalschlafes aus.

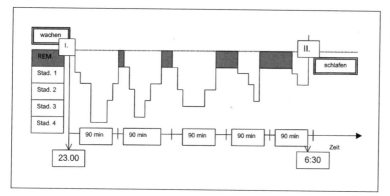

Abb. 2–22
Normales Schlafprofil

Gezeigt werden 5 Schlafzyklen. Stadien 1–4 sind Non-REM-Schlaf-Stadien. I. hypnagoger (Einschlaf-)Zustand, II. Insgesamt besteht eine ziemlich konstante zirkadiane (zirka = annähernd; dies = Tag) 24 Stunden Periodik bezüglich des Schlafs, die auch nach Ausschaltung der Umweltfaktoren (Schlafkammer) bestehen bleibt (sogenannte innere biologische Uhr). Die Schlafdauer ist interindividuell äußerst unterschiedlich und erblich mitbestimmt. Durchschnittlich schlafen wir Menschen 7–8 Stunden, dennoch gibt es Menschen, die mit 5 Stunden auskommen, während andere wiederum 10 Stunden benötigen. Unter experimentellen Bedingungen, so hat man festgestellt, werden mindestens 2 Stunden Tiefschlaf (Deltaschlaf) ohne Unterbrechungen unter REM-Schlafeinschluß als zwingend notwendig betrachtet (obligatorischer Schlaf nach Horne 1988). Ob man sich am Morgen ausgeschlafen und fit fühlt, hängt neben der Schlafdauer, entscheidend von einem günstigen Verhältnis der oben aufgeführten Schlafphasen und Schlafstadien ab. Ein erholsamer Schlaf fordert bestimmte prozentuale Anteile des REM-Schlafes und Non-REM Tiefschlafphasen am Gesamtschlaf über rund 4–5 Schlafzyklen. Fest steht weiterhin, daß sich die tägliche Gesamtschlafzeit tendentiell im Laufe des Lebens kontinuierlich (bei interindividueller Variabilität) reduziert. Eine starke Schlafreduktion (besonders im REM-Schlafbereich) führt zu:

- Erschöpfungszuständen in Verbindung mit ausgeprägten kognitiven und vegetativen Störungen
- Paranoiden Erlebnisinhalten mit Halluzinationen visueller und taktiler Art
- Erhöhter Erregbarkeit
- Konzentrations- und Aufmerksamkeitsstörungen
- Starken Angstzuständen
- Hormonellen Umverteilungen

Andererseits kann gezielter Schlafentzug bei Patienten mit endogenen Depressionen einen therapeutischen gewünschten Effekt zeigen.

Physiologisch wird beim Schlafen vom Zusammenwirken dreier Neurotransmittersysteme im ZNS, dem serotoninergen (Nuclei raphe, Formatio retikularis), dem katecholaminergen (Noradrenalin im Locus coeruleus) sowie dem azetylcholinergen, ausgegangen. In den letzten Jahren kamen mit dem DSIP (Delta Sleep Inducing Peptide, einem Neuropeptid), mit dem Faktor S (einem Muramylpeptid), mit dem Prostaglandin D2, dem Somatotropin bzw. Somatostatin und dem Interleukin I (einem Entzündungsmediator) – sowohl für die Schlaf-, als auch für die Wachfunktion – Bedeutung zu (Schneider-Helmert 1988). Im anterioren Hypothalamus fand man Strukturen, die einen tonisch deaktivierenden Einfluß ausüben und letztlich zum Schlaf führen. Mit zunehmendem Lebensalter nehmen Gesamtschlafdauer, Schlaftiefe und REM-Schlafanteil in physiologischer Weise ab.

2.7.2 Arten von Schlafstörungen

Die Schlafforscher beschrieben in den letzten 70 Jahren mehr als 100 verschiedene Schlafstörungen. Grundlegend erfolgt bei den Schlafstörungen eine Einteilung in organische bedingte Schlafstörungen und nichtorganisch bedingte Schlafstörungen (mit primär psychogenen Ursachen).

2.7.2.1 Nicht-organisch bedingte Schlafstörungen

1. Störungen vor allem im Ausmaß, der Qualität und dem Schlaf-Wach-Rhythmus – Dyssomnien genannt

Hyposomnien und Insomnien – „Klassische Schlafstörungen"
(ICD-10 F51.0)
Gemeint ist schlichtweg zu wenig (Hyposomnie) oder gar kein (Insomnie) Schlaf. Es liegt ein subjektives Mißverhältnis zwischen Schlafbedürfnis und Schlafvermögen vor, was in Einschlaf-, und/oder Durchschlafstörung und/ oder Aufwachstörungen (Früherwachen) differenziert werden kann. Die beklagte Schlafbeeinträchtigung tritt, nach ICD-10 Kriterien, wenigstens dreimal pro Woche mindestens 1 Monat lang auf und stört Wohlbefinden sowie Leistungsfähigkeit am Tage. Es besteht ein überwiegendes Beschäftigtsein mit der Schlafstörung und nachts, sowie während des Tages, eine übertriebene Sorge über deren negative Konsequenzen (deutlicher Leidensdruck). Fast immer entwickeln sich ein Fixiertsein auf das Nicht-Schlafen-Können (Angst vor Schlaflosigkeit). Dies führt zu einem Circulus vitiosus; der ansonsten natürlich ablaufende Biorhythmus des Vegetativums verändert

sich durch die ständige Beschäftigung mit der Gefahr der Schlafstörung. Die Patienten legen sich typischerweise mit erhöhter Anspannung und besorgter Ängstlichkeit zu Bett, grübeln über persönliche Probleme und versuchen zudem häufig, ihren Zustand durch Einnahme von Medikamenten oder Alkohol günstig zu beeinflussen. Tagsüber fühlen sie sich dann psychisch und körperlich matt, klagen über verminderte Konzentrations- und Leistungsfähigkeit sowie über Irritierbarkeit und Reizbarkeit, sind dysphorisch-verstimmt.

Störung des Schlaf-Wach-Rhythmus (ICD-10 F51.2)
Die, auch einfach als Schlaf-Wach-Umkehr (oder psychogene Schlafumkehr bzw. Umkehr des Nacht-Tag-Rhythmus genannt), bezeichnete Schlafstörung hat im ICD-10 folgende diagnostische Leitlinien:

- Das individuelle Schlaf-Wach-Muster ist nicht synchron mit dem Schlaf-Wach-Rhythmus, der für eine bestimmte Gesellschaft normal ist und von den meisten Menschen der gleichen Kultur geteilt wird.
- Als Folge dieser Störung erlebt die betroffene Person Schlaflosigkeit während der Hauptschlafperiode und exzessiver Schläfrigkeit (Hypersomnie), während der Wachperiode, fast täglich für mindestens 1 Monat oder wiederkehrend für kürzere Zeiträume.
- Ungenügende Dauer, Qualität und der Zeitpunkt des Schlafs verursachen deutliche Erschöpfung oder behindern die Alltagsaktivitäten.

Insbesondere bei dieser Kategorie von Schlafstörungen spielen psychosoziale Grundbedingungen wie Nachtarbeit, Schichtarbeit, wiederholtes Reisen über Zeitzonen hinweg (Jet lag), zu frühes Zubettgehen (besonders bei älteren Menschen) oder gewohnheitsmäßig gewordene nächtliche Vergnügungen ein entscheidende Rolle.

Exzessive Schläfrigkeit (Hypersomnie) (ICD-10 F51.1)
Diagnostische Leitlinien:

- Übermäßige Schlafneigung oder Schlafanfälle während des Tages, nicht erklärbar durch eine unzureichende Schlafdauer oder einen verlängerten Übergang zum vollen Wachzustand (Schlaftrunkenheit)
- Diese Schlafstörung tritt täglich, länger als 1 Monat oder in wiederkehrenden Perioden kürzerer Dauer auf und verursacht eine deutliche Erschöpfung oder eine Beeinträchtigung der Alltagsaktivitäten
- Keine zusätzlichen Symptomen einer Narkolepsie (Kataplexie, Wachanfälle, hypnagoge Halluzinationen) und keine klinischen Hinweise für Schlafapnoe (nächtliche Atempausen, typische intermittierende Schnarchgeräusche, etc.)

- Fehlen eines neurologischen oder internistischen Zustandsbildes, für das die Somnolenz während des Tages symptomatisch sein kann

2. Störungen vor allem durch auftretende Ereignisse während des Schlafs – Parasomnien genannt (diese treten vorwiegend in der Kindheit auf)

Schlafwandeln (Somnambulismus) (ICD-10 F51.3)
Diagnostische Leitlinien:
- Das vorherrschende Symptom ist ein- oder mehrmaliges Verlassen des Bettes und Umhergehen meist während des ersten Drittels des Nachtschlafs
- Während der Episode hat die betreffende Person meistens einen leeren, starren Gesichtsausdruck, reagiert verhältnismäßig wenig auf die Bemühung anderer, das Geschehen zu beeinflussen oder mit ihr Kontakt aufzunehmen und ist schwer aufzuwecken
- Nach dem Erwachen (entweder nach dem Schlafwandeln oder am nächsten Morgen) besteht keine Erinnerung an die Episode
- Innerhalb weniger Minuten nach dem Aufwachen von der Episode besteht keine Beeinträchtigung der psychischen Aktivität oder des Verhaltens, obgleich anfänglich eine kurze Phase von Verwirrung und Desorientiertheit auftreten kann
- Kein Hinweis auf eine organisch bedingte psychische Störung wie Demenz oder eine körperliche Störung wie Epilepsie (als Ausschlußkriterium)

Alpträume (Angstträume) (ICD-10 F51.5)
Diagnostische Leitlinien:
- Aufwachen aus dem Nachtschlaf oder nach kurzem Schlafen mit detaillierter und lebhafter Erinnerung an heftige Angstträume, meistens mit Bedrohung des Lebens, der Sicherheit oder des Selbstwertgefühls. Das Aufwachen erfolgt dazu zeitunabhängig, typischerweise aber während der zweiten Hälfte des Nachtschlafes
- Nach dem Aufwachen aus ängstigenden Träumen orientiert sich die betroffene Person schnell und ist munter
- Das Traumerlebnis und die daraus resultierende Schlafstörung verursachen einen deutlichen Leidensdruck

Nachtängste (Pavor nocturnus) (ICD-10 F51.4)
Diagnostische Leitlinien:
- Das vorherrschende Symptom sind ein- oder mehrmalige Episoden von Erwachen aus dem Schlaf, die mit einem Panikschrei beginnen und

charakterisiert sind durch heftige Angst, Körperbewegungen und vegetative Übererregbarkeit wie Tachykardie, schnelle Atmung, Pupillenerweiterung und Schweißausbruch. Die betroffen jungen Patienten stürzen häufig zur Tür, als wollten sie fliehen, verlassen aber dabei nur selten den Raum

- Diese wiederholten Episoden dauern typischerweise 1 bis 10 Minuten und treten zumeist während des ersten Drittels des Nachtschlafs auf
- Es besteht relative Unzugänglichkeit auf die Bemühungen anderer, den Pavor nocturnus zu beeinflussen und fast ausnahmslos folgen solchen Bemühungen zumindest einige Minuten von Desorientiertheit und perseverierenden (wiederholt andauernden) Bewegungen.
- Die Erinnerung an das Geschehen ist gewöhnlich auf ein oder zwei fragmentarische Vorstellungen begrenzt oder fehlt völlig.
- Fehlen eines Hinweises auf eine körperliche Krankheit wie Hirntumor oder Epilepsie.

Die Nachtängste hängen eng mit dem Schlafwandeln zusammen und sind als extremere Variante anzusehen.

2.7.2.2 Organisch bedingte Schlafstörungen

- Kardial: kardialer Dyspnoe, Cheyne-Stokes-Atmung, Nykturie bei Rechtsherzinsuffizienz; Angina pectoris, u. a.)
- Respiratorisch: nächtliches Husten bei Infektionen der oberen oder unteren Atemwege, chronisch obstruktiven Lungenerkrankungen, Asthma bronchiale, Schlaf-Apnoe-Syndrom, vergrößerte Tonsillen oder eine „verstopfte" Nase mit folglicher Atmungsbehinderung, u. a.
- Gastro-intestinal: Hiatushernie, Ulcus duodeni oder ventriculi nach opulenten Mahlzeiten, Sodbrennen, u. a.
- Urogenital: Prostatahypertrophie mit Nykturie bei Restharnbildungen, Blasenentzündungen, Nierenaffektionen, Harnröhrenentzündungen, Inkontinenzen jeglicher Ursache, u. a.
- Endokrin: Hyperthyreose, Klimakterium, Hypophysen- und Nebennierenaffektionen, u. a.
- Schmerzbedingt: Otitis media, Tumoren, Wundschmerzen, etc.
- Pruritus bedingt: bei vielen Dermatosen, Ikterus, u. a.
- Neurologisch: Myokloni, Restless legs, u. a.

2.7.2.3 Weitere Schlafstörungen mit anderen Ursachen

- Pharmakogen: Alkohol, Drogen, Betablocker, Diuretika, Stimulanzien (Amphetamine, Koffein), Nootropika, Antiphlogistika u. a.

- Situativ-physikalisch: Lärm im Zimmer und Wohnungsumfeld, Licht (Gewohnheiten, wie langes lesen des Bettpartners/der Bettpartnerin), Temperatur im Zimmer, Zeitverschiebungen, u. a.
- Psychoreaktiv (relativ kurzfristig): Ärger, Aufregung, Angst u. a.

Grundsätzlich sind Schlafstörungen, wie man unschwer erkennt, Symptome einer ganzen Reihe von anderen Erkrankungen und Störungen. In der Regel treten sie selten als isolierte Störung auf. Typischerweise begleiten sie psychiatrische Krankheitsbilder aus dem Bereich der endogenen Depression, Psychosen und Neurosen sowie organische Psychosyndrome (es leiden z. b. etwa 90 % der Patienten, die an einer endogenen affektiven Psychose erkrankt sind, zugleich an Schlafstörungen, meist in Form von Hyposomnien bzw. Insomnien).

2.7.3 Therapie

„Kleine Schlafhilfen" bei leichteren Ein- und Durchschlafstörungen:

- Aufklärung sowie eine Beratung über die physiologische Schlafdauer (insbesondere bei älteren Menschen)
- Beseitigung schlafstörender Faktoren (soweit möglich). Die optimale Schlafzimmertemperatur liegt bei ca. 16 °C. Das Bett sollte modernen orthopädisch-physiologischen Anforderungen entsprechen
- Man sollte sich angewöhnen, sich nur zum nächtlichen Schlafen ins Bett legen, um die Konditionierung: Bett = Schlaf, nicht zu löschen
- Man sollte den Tag ausklingen lassen, um die physiologische Umschaltung von Spannung auf Entspannung zu ermöglichen
- Körperliche Anstrengung tagsüber, im Sinne einer natürlichen Erschöpfung, stärkt das Schlafbedürfnis. Zum Beispiel dreimal die Woche zwanzig bis dreißig Minuten joggen, schwimmen oder Rad fahren. Aber: kein Sport mehr am späten Abend
- Besonders bei alten Menschen sollte für ausreichende körperliche Aktivität und eine Begrenzung des Schlafes am Tage gesorgt werden, um eine natürliche Erschöpfung am Abend zu ermöglichen. Ein häufiges Problem ist, daß alte Menschen zu früh zu Bett gehen (der normale Schlafbedarf beträgt in der Regel, wie wir oben gesehen haben sechs bis sieben Stunden, d. h. bei Zubettgehen um zwanzig Uhr und Wachliegen ab drei Uhr liegt keine Schlafstörung vor!)
- Alkohol ist kein Schlummertrunk. Man schläft zwar schneller ein, unterdrückt aber den Tief- und REM-Schlaf
- Aus der Reihe der pflanzlichen Substanzen sind Baldrian (Valeriana officinalis), Zitronenmelisse (Melissa officinalis), Hopfen (Humulus lupulus)

sowie die Passionsblume (Passiflora incarnata) zu empfehlen (entsprechende Fertigtees oder andere Fertigpräparate wie Valdispert Drg., Nervipan Kps. Baldrian Phyton Drg., u. a. sind auf dem Markt erhältlich)

- Ein Schlafprotokoll – wann eingeschlafen, wie oft aufgewacht, wann aufgestanden – ist hilfreich, um herauszufinden, warum der Schlaf nicht kommen will
- Den Wecker aus dem Blickfeld verbannen.
- Paradoxie des Einschlafens proben: „Ich will gar nicht schlafen".
- Finger weg von Eisbein mit Sauerkraut am Abend. Schwere Mahlzeiten erhöhen die Magen- und Darmtätigkeit und lassen den Schlaf unruhiger werden.
- Ein „Einschlafritual", zum Beispiel der Spaziergang am Abend, die kleine Bettlektüre, die „kleine Nachtmusik" oder der regelmäßig vor dem Einschlafen getrunkene Schlaftee, erleichtern das Einschlafen.
- Coffein hat stimulierende Wirkung auf das Nervensystem und kann daher den Schlaf beeinträchtigen. Zum Kuchen am Nachmittag lieber auf coffeinhaltige Getränke wie Kaffee, schwarzen Tee und Cola verzichten. Weiterhin wirkt auch ein aufreibender Krimi oder Psychothriller dem Einschlafen eher entgegen, als das es förderlich wäre.
- Wer nicht (wieder) einschlafen kann, sollte sich nicht im Bett wälzen. Lieber aufstehen und etwas Angenehmes machen, zum Beispiel Musik hören, bis die Augen zufallen. Nicht passiv bleiben, sondern „Ermüdungslesen" oder Aufstehen und sich aktiv beschäftigen.

Therapie bei schwereren Schlafstörungen
Auch hier sind die kleinen Schlafhilfen, s. o., nicht zu vergessen. Nach Ausschluß organisch-symptomatischer Ursachen (z. B. einer Schlafapnoe) und psychiatrischer Erkrankungen sollten folgende Punkte beachtet werden:

- Sollten organische Grunderkrankungen bestehen, sind primär diese zu behandeln. Zum Beispiel erfordert das Vorliegen einer sogenannten Schlafapnoe (schlafbedingtes zeitweiliges Aufhören der Atmung) spezielle therapeutische Interventionen durch den Spezialisten. Bei Vorliegen dieser Störung ist die Gabe von Benzodiazepin-Hypnotika kontraindiziert
- Behandlung der psychischen Grunderkrankung (Psychose, Neurose)
- Grübeln verhindert das Einschlafen. Kleine Probleme werden zu großen. Wen der Streß des Tages häufig nicht losläßt, sollte eine Entspannungsmethode erlernen, zum Beispiel: Autogenes Training.
- Keine Schlaferwartungsangst aufkommen zu lassen und sich nicht durch unnötige Ängste hinsichtlich physiologischerweise auftretenden Veränderungen im Schlaf (z. B. Einschlafzucken, Körperbewegungen im Schlaf) verunsichern zu lassen

- Bei den Schlafmitteln (Hypnotika) werden in der Regel Benzodiazepine sowie chemisch neuartige Schlafmittel, wie Zopiclon und Zolpidem, gelegentlich auch Chloralhydrat, verordnet. Als Grundsatz sollte gelten, die Einnahme zeitlich zu befristen und nur bei Bedarf erfolgen zu lassen, da sonst die Gefahr der Gewöhnung bis Abhängigkeit besteht, verbunden mit einer Veränderung des physiologischen Schlafprofils. Besonders wichtig ist es, auf eine mögliche Kumulation (Anhäufung im Organismus bei Substanzen mit langer Halbwertzeit) ein Auge zu haben, da dies zu Restwirkungen des Schlafmittels am Tage („hang over") mit Beeinträchtigung der psychomotorischen Leistungsfähigkeit führen kann. Andererseits müssen die Patienten darauf aufmerksam gemacht werden, daß es (insbesondere bei Substanzen mit sehr kurzer Halbwertszeit) bei schnellem Absetzen, nach regelmäßiger Einnahme, zu einer sogenannten Entzugsschlaflosigkeit (Entzugsinsomnie) kommen kann

Schlafmittel (Hypnotika) gehören zu keiner deutlich abgegrenzten Arzneimittelgruppe – jedes Arzneimittel, welches Schlaf erzeugt, wird so genannt. Man unterscheidet im klassischen Sinn die *Benzodiazepin-Hypnotika* (die mit Diazepam in den 60er Jahren ihren Lauf nahmen) von den *Nicht-Benzodiazepin-Hypnotika (Zopiclon, Zolpidem, Chloralhydrat u. a.)*, sowie *sedierende Antidepressiva (Amitryptilin, Trimipramin, Doxepin u. a.)* und *Neuroleptika (Levopromazin, Chlorprothixen u. a.)*.

Barbiturate, Mepromat, Methaqualon und Bromide sollen wegen erheblicher Risiken (Toxizität, Suchtgefahr) nicht mehr gegeben werden. Auch die rezeptfreien Antihistaminika sind durch anticholinerge Nebenwirkungen,

Tab. 2-3 Hypnotika, wichtige Substanzgruppen im Vergleich

Beein-flussung	Zopiclon[1]/ Zolpidem[2]	Benzodiaze-pine[3]	Barbiturate	Antihista-minika	Chlor-alhydrat[4]
REM-Schlaf	Unbedeutend	Leicht	Stark	Mittel	Unbedeutend
Tiefschlaf	Leicht	Mittel	Stark	Mittel	Mittel
Abhängigkeits-potential	?	Leicht	Stark	Mittel	Leicht
Toxizität/ Suizid-potential	Unbedeutend	Unbedeutend	Stark	Mittel	Mittel

[1]Ximovan®
[2]Stilnox®, Bikalm®
[3]Valium®, Rohypnol®, Noctamid®, Dormicum®, Adumbran®, Remestan®, Planum®, u.a.
[4]Chloraldurat®

Beeinträchtigungen des Reaktionsvermögens und Toleranzbildungen belastet. Alle Hypnotika zeigen unter gleichzeitigem Alkoholgenuß eine Wirkverstärkung, welche äußerst bedenklich werden kann.

2.8 Sexuelle Funktionsstörungen

2.8.1 Allgemeines

Sexualität ist ein unabdingbarer wichtiger primärer, in erster Linie gefühlsmäßiger Erlebnisbereich im menschlichen Dasein, an dem neben der eminent wichtigen individuellen Bedeutung, weitreichende Fragen des Überlebens (Fortpflanzung und Überbevölkerung) der menschlichen Spezies an sich, gestellt werden müssen. Dabei ist schon jetzt wichtig, herauszustellen, daß die Sexualität natürlicherweise nicht nur der Fortpflanzung dient, sondern für den emotionalen sowie körperlich-physischen als auch geistigen Austausch in einer Beziehung von sehr großer Bedeutung ist.

Wenn man etwas lapidar und flach dahergesagt, „money makes the world go round" so drückt diese Floskel nur einen kleinen Teil einer Grundwahrheit aus – viel mehr bewegen, bei genauerem Betrachten: Liebe, Erotik und Sexualität, bzw. der damit verbundenen Probleme, unser Dasein.

Etymologisch bedeutet das lateinische Wort „Sexus" Geschlecht. Dieses Wort weist uns unmittelbar auf die evidenten, eben geschlechtsspezifischen Unterschiede, von männlich und weiblich, mit all seinem Facettenreichtum und all seiner Emotionsgeladenheit, bei gleichzeitiger Sehnsucht i. d. R. zum anderen Geschlecht hin. Neben der geschlechtlichen Identifizierung und der damit verbundenen Neigung zur Abgrenzung, existiert simultan ein Keim bzw. eine ausgereifte Sehnsucht zur Vereinigung mit dem i. d. R. anderen Geschlecht. Sexualität beinhaltet immer zugleich seelische und körperliche Erlebnisweisen.

Der Mensch ist diesbezüglich nicht nur ein leistendes, sondern auch ein liebendes, spielendes, Nähe, Wärme, Geborgenheit und Verständnis suchendes Wesen – hinsichtlich dessen aber auch ein sehr konfliktanfälliges Wesen.

Laut Thure v. Uexküll (1996), gibt es kaum ein psychosomatisches Gebiet, auf dem „seelenlose Körpermedizin" und „körperlose Seelenmedizin" ähnlich deutlich werden. Die Psychoanalyse habe zwar in Ihren Anfängen ihr besonderes Augenmerk auf die Sexualität gerichtet und eine grundsätzlich vorhandene Psychodynamik beschrieben, sich im weiteren doch weitgehend von der Behandlung sexueller Störungen zurückgezogen. Ein Manko, welches im übrigen jedoch, anmerkenswerterweise, durch einige Vertreter körperorientierter Therapieverfahren, die auf tiefenpsychologischer Basis arbeiten, in den therapeutischen Prozeß aufgenommen wurde. Des weiteren sei es jedoch zu einer rasanten Bemächtigung der „sexuellen Störungen" des Mannes durch den Fachbereich Urologie gekommen, in dem die Impotenz als „erektile Dysfunktion" betrachtet und losgelöst von der Sexualität, und erst recht losgelöst von der Beziehung „repariert" wird. Eine sowohl von der Psychoanalyse als auch von der Urologie unabhängige Entwicklungslinie bei der Behandlung sexueller Störungen sind die der Lernpsychologie nahestehenden Forschungen von Masters und Johnson sowie die daraus abgeleitete „Sexualtherapie" im Sinne einer Paartherapie, inklusive ihrer Erweiterungen, Modifikationen und psychodynamischen Anreicherungen (Arentewicz und Schmidt 1993).

2.8.2 Physiologie der Sexualität

Hinsichtlich der Beschreibung der normalen Physiologie findet man erste gute Erklärungen bei einem Schüler Sigmund Freuds – Wilhelm Reich –, welcher sich schon früh damit auseinandergesetzt hat, wie psychodynamische Vorgänge, und insbesondere sexuell motivierte, im Körper manifest werden. Der heute noch sehr umstrittene Wilhelm Reich beschrieb in seinem Buch „Die Funktion des Orgasmus" detailliert, wie die Sexualität im Körper „funktioniert". Um es abzukürzen und verständlicher darzustellen zeige ich nunmehr den normalphysiologischen sexuellen Interaktionszyklus (sexueller Reaktionszyklus) in einfacherer Weise auf. Wichtig an dieser Stelle ist die Bemerkung, daß „psychobiologische Erregungsspiele" von den individuellen Bedürfnissen bestimmt werden und keine allgemeine Gesetzmäßigkeit aufweisen.

Im wesentlichen kann man den sexuellen Reaktionszyklus als soziopsychosomatischen Prozeß auffassen und in fünf Phasen unterteilen. Dabei kann es genau genommen in jeder einzelnen Phase zu Störungen kommen. Die erste Phase (Appetenzphase) ist durch Phantasien über sexuelle Aktivitäten, einem Verlangen, sich sexuell zu betätigen sowie der sexuellen Annäherung (Appetenz = Verlangen) zwischen den Sexualpartnern gekennzeichnet. Diese Phase des primär psychischen „Aufheizens", des Verspürens von Lust und Verlangen, mit den damit Verbundenen geschlechtsspezifischen „Manövern" und des Flirtverhaltens sind Voraussetzung für das Eintreten in die weiteren Phasen zur Erlangung von Genuß und Befriedigung. Psychophilosophisch betrachtet verbirgt sich hier die Mystik der Erotik (gr. Eros = Gott der Liebenden, dem Pendant des römischen Amor) und Romantik im engeren Sinne.

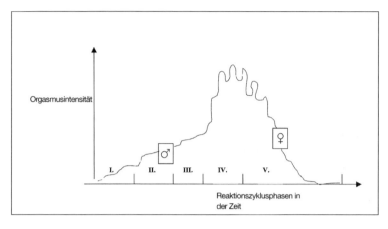

Abb. 2–23
Sexueller Reaktions-
zyklus (Interaktions-
zyklus)

In der zweiten Phase (Erektions- oder Stimulationsphase) kommt es zur primär körperlichen Stimulation mit nachfolgender geschlechtsspezifischer Erregung der Genitale (durch Mehrdurchblutung) und assoziierter Körperstellen. Es existiert hier ein subjektives Gefühl sexueller Lust und den begleitend physiologischen Veränderungen. Bei der Frau findet, hormonell-vegetativ gesteuert, über eine Vasokongestion (vermehrte Blutansammlung) im Becken die Schwellung und Absonderung eines Transsudates (seröse, eiweiß- und zellarme Flüssigkeit) in der Scheidenwand (Vaginalwand) statt, die man Lubrikation (lat. lubricare = schlüpfrig, glatt machen) nennt. Zudem kommt es zu einer Aufrichtung der Brustwarzen. Am Ende dieser Phase ist die Vagina der Frau in einem aufnahmebereiten Zustand und die Brüste erregt.

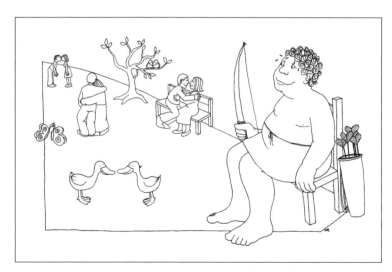

Abb. 2–24
Eros schießt seine
Pfeile auf die Lieben-
den

Beim Manne kommt es zu einer ebenfalls hormonell-vegetativ gesteuerten Schwellung (infolge einer Blutfüllung zu einer Erektion; lat. erectio = Aufrichtung) des Peniskörpers und zu einer Erregung im Bereich assoziierter erogener Zonen. Am Ende dieser Phase ist der Mann in der Lage, mit seinem Penis in die Scheide der Frau einzudringen. Die dritte Phase (Intromissionsphase) bezeichnet genau diesen soeben geschilderten Vorgang der Eindringung (lat. intromissio = hinein schicken). Die vierte Phase wird als die Orgasmusphase (gr. orgasmos = Höhepunkt des Lustempfindens) bezeichnet, in der es nach anfänglichen Willkürbewegungen, in Abhängigkeit zur Intensität, zu rhythmischen unwillkürlichen Kontraktionen von Becken, Penis und je nachdem, im Sinne einer Weiterleitung orgastisch fließender Gefühle, bis hin zu Involvierung des restliche Organismus kommen kann. Im Höhepunkt der subjektiven Lustempfindung (Akme = aus dem griechischem mit der Bedeutung höchster Punkt) dieser Phase kommt es beim Manne zur Emission (lat. emissio = herauslassen, entlassen) und Ejakulation (gr. eiaculare = hinausschleudern, hinauswerfen) des Samens. Bei der Frau kommt es ebenso, nach einer mehr oder weniger langen Willkürbewegungszeit, zu einer Weiterleitung orgastisch fließender Gefühle vom Genitalbereich (unwillkürlich rhythmische Kontraktionen der Vagina und der Uterus) ins gesamte Becken (besonders der perinealen Muskulatur sowie des Musculus sphincter ani) und in den gesamten Körper. Im Gegensatz zum Mann (der nach dem Höhepunkt refraktär, also erholungsbedürftig wird), kann eine Frau mehrere orgastische Höhepunkte (mehrere Akmen) hintereinander verspüren, bzw. empfindet insgesamt einen zeitlich längeren Höhepunkt. In der fünften und letzten Phase (nachorgastische Phase) verspüren Mann und Frau nach „gutem Sex" tiefe Befriedigung und Erfüllung, schöpfen auf wunderbare Weise neue Kräfte, empfinden Liebe zueinander und geben sich gegenseitig Geborgenheit – das Paradies auf Erden. Das in dieser Phase entstehende Gefühl tiefer muskulärer Entspannung und allgemeinen Wohlbefindens kommt auf. Bei Männern kommt zu einer unterschiedlich lang anhaltenden, physiologisch bedingten Refraktärzeit, in der weder eine erneute Erektion, noch ein erneuter Orgasmus möglich sind. Eine wesentliche Voraussetzung zur tiefen sexuellen Erfüllung ist die ständige „Arbeit" an der Beziehung, im Sinne des wahren Austauschs durch Kommunikation auf allen Ebenen, im Sinne von echten tragfähigen Vertrauensbildungen bis hin zu emotionaler Geborgenheit und Liebe. Wohingegen „Eros gratis erscheint und nichts kostet" ist die Liebe mit Arbeit in der Beziehung verbunden, mit gegenseitiger Neugierde für den anderen, bei gleichzeitiger Bereitschaft zu Offenheit und Verständnis füreinander.

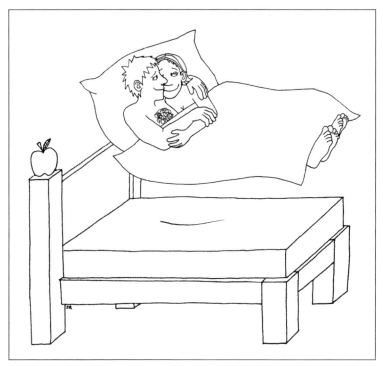

Abb. 2–25
Das Paradies auf
Erden

2.8.3 Sexuelle Unterschiede zwischen Frauen und Männern

Grundsätzlich findet man bei beiden Geschlechtern, gerade in den vergangenen Jahrzehnten, generationsbedingt sehr unterschiedliche Sozialisationsbedingungen und Wertvorstellungen. Tendenziell haben sich die Geschlechter einander angeglichen, nachdem lange Zeit der Mann, eindeutig eine progressiv-aktive und die Frau eine regressiv-passive Position inne hatte.

Hinsichtlich der Unterschiede im Sozialisationsprozeß, zielt(e) dieser bei Jungen mehr auf Leistung und Initiative ab, wohingegen bei Mädchen eher Attraktivität und Empfindungen eine Rolle zu scheinen spielt bzw. spielten. Auch zeigen Jungen eher auf visuelle Orientierung ausgerichtete Sexualphantasien mit Dominanz und Selbstwerterhöhungen zu bevorzugen. Mädchen hingegen betonen rezeptive und selbstbezogene Beziehungen bei einem emotional-taktilen Orientierungsschwerpunkt. Offenbar haben Frauen insgesamt ein geringeres und selteneres Interesse sexuelle Stimuli zu suchen, wobei gerade sie, wenn sie an sexuellen Appetenzproblemen leiden, den größeren Einfluß auf die sexuelle Interaktionen und deren Häufigkeiten haben.

Im Bereich biologisch-körperlicher Unterschiede ist festzustellen, daß, anatomisch bedingt, Mädchen ihrer Genitalreaktionen auf sexuelle Stimuli weniger gewahr sind. Beim gewöhnlichen Koitus bekommen Frauen weniger direkte (klitorale) genitalbezogene Stimuli als Männer. Vielmehr haben Sie mehrere, indirekte weniger genitalbezogene Stimuli. Abgesehen davon kann das „Penetriertwerden" durch, bzw. das „In-sich-aufnehmen" des männlichen Gliedes ganz unterschiedliche Erlebnisqualitäten in sich bergen. Am Ende ist die Frau, bei guter Stimulation zu multiplen Orgasmen in der Orgasmusphase fähig, wohingegen der Orgasmus des Mannes von einer Refraktärzeit, also einer Zeit sexueller Unansprechbarkeit, gefolgt ist.

2.8.4 Sexualität in der Lebensspanne

Die Sexualität entwickelt sich von Anfang an, integriert in die Persönlichkeit, auf der individuellen Lebenslinie betrachtet, in und aus früheren Beziehungserlebnissen, welche dann prägend für die späteren, dementsprechend auch sexuellen Beziehungsfähigkeiten sein werden. Grunderfahrungen wie die der Intimität, des Vertrauens, des Versorgtwerdens, Nähe wie Trennung ohne unerträgliche Angst riskieren zu können und aggressive Impulse nicht als zerstörerisch erleben zu müssen sind zur sexuellen Entwicklung notwendig.

Hinsichtlich dessen können ausgeprägte frühkindliche Konflikte die sexuelle Beziehungsfähigkeit in Mitleidenschaft ziehen. In der frühkindlichen, schwerpunktmäßig in der kindlichen und jugendlichen Entwicklung kommt es bei der Differenzierung der Sexualität:

- Erstens zur Ausbildung eines Gefühls für die Geschlechtsrollenzugehörigkeit (gender identity = Geschlechtsrollenidentifizierung)
- Zweitens zur sexuellen Orientierung und der damit verbundenen Erregbarkeit (gender orientation = geschlechtliche Partnerorientierung)

In der Adoleszenz (Jugend) müssen, neben der Integration einschneidender körperlicher, vorwiegend genitaler Veränderungen in das Selbstbild auch alle Konfliktebenen, im Sinne der Selbstfindung neu durchlebt und durchgearbeitet werden. Am Ende dieser Entwicklungsstufe können Selbstvertrauen und die Fähigkeit zur Partnerintimität, aber auch Persönlichkeits- und Sexualitätseinengung stehen. Nicht selten geht die Sexualität mit überhöhten Ansprüchen einher. Devianzen besitzen hier z. T. vorübergehenden Experimentiercharakter.

Im Erwachsenenalter können parallel zu den Berufs- und Partnerfindungsaufgaben eine Menge sexueller Probleme auftauchen. Eine große Rolle spielt hier der Konflikt zwischen Lust- und Fortpflanzungsfunktion in der Sexualität bei Frauen. Dieser kommt oft erst in der Schwangerschaft bzw. nach der Entbindung zum Tragen. Nach dem Eingehen einer partnerschaftlichen Beziehung bzw. einer Bindung und den damit verbundenen neuen Verpflichtungen, können diese von einer Frau als so überwältigend erlebt werden, daß sie sich dessen nicht gewachsen fühlt und sie in eine Selbstwertkrise gerät. Die Realisierung, Abstriche an der eigenen Selbstverwirklichung machen zu müssen, kann sie, ihr oft selbst unerklärlich, zum Abschalten Ihrer Sexualität veranlassen. Zu erwartende oder schon geborene Kinder setzten hier oft noch eins drauf. Es versteht sich von selbst, daß die eigene Psychodynamik, wie hier unter dem Zeichen einer Selbstwertkrise stehend, unmittelbaren Einfluß auf die partnerschaftliche Beziehung, auch die Sexualbeziehung, hat. Grundsätzlich unterliegt der Mann ähnlichen Gefahren, hat in der Regel jedoch selbst viel mehr Chancen sich davon zu distanzieren bzw. es zu kompensieren.

Für das höhere Alter gilt grundsätzlich, das die sexuelle Aktivität und das sexuelle Interesse, bei relativer Gesundheit und Vorhandensein eines ebenfalls interessierten Partners erhalten bleiben. Jedoch kann, nachdem das Paar wieder auf sich selbst zurückgeworfen ist, eine schon immer vorhandene Beziehungsproblematik wieder auftauchen und gar aggravieren, so daß angereicherte Aversionen und Feindseligkeiten zusammen mit der Realisierung der reduzierten Vitalität und Attraktivität einen negativen Einfluß auf die Sexualität haben. Bei beiden Geschlechtern sinkt altersphysiologisch die Häufigkeit sexueller Aktivitäten und die sexuellen Interaktionen laufen weniger intensiv und langsamer ab, wobei sich ebenso die Befriedigungsqualität verändert.

2.8.5 Epidemiologie

Nun ist es leider so, das der sexuelle Interaktionszyklus nicht immer so schön „physiologisch proper" abläuft, er vielleicht gar nicht erst zustande kommt oder es in einer beliebigen Phase zu Problemen kommt, welchen in der Regel, wenn kein organischer Grund eine Rolle spielt, Indikatorfunktionen für diverse Beziehungsprobleme (interpsychische) oder individuelle (intrapsychische) Probleme zukommen.

Epidemiologisch betrachtet, auch wenn keine hundertprozent verläßlichen Daten vorliegen, gibt es Hinweise, daß sexuelle Störungen weit verbreitet sind (es somit nur wenig das Paradies auf Erden gibt, was es geben könnte).

Etwa 5 % der Männer, die wegen einer sexuellen Funktionsstörung eine Beratungsstelle aufsuchen, leiden an ausbleibender Ejakulation, für etwa 20 % spielt die vorzeitige Ejakulation eine Rolle und etwa 60 % leiden an Erektionsstörungen (erektile Dysfunktionen). Im Zusammenhang mit einem befürchteten Kosten-Super-GAU (Einzelpreis etwa 20 DM pro Tablette) bei Einführung der „Potenzpille" Viagra® (Sildenafil) schätzte man, daß etwa 7,5 Millionen Männer in Deutschland an einer erektilen Dysfunktion mit Krankheitswert, leiden (Deutsches Ärzteblatt 95, Heft 24, 12.06.1998). Sexuelle Lustlosigkeit wurde Mitte der 70er Jahre bei etwa 4 %, Anfang der 90er Jahre bei etwa 17 % der Männer als Beratungsgrund angegeben. Bei den Frauen leiden etwa 10 % an Vaginismus. Litten Mitte der 70er Jahre etwa 80 % der Frauen an Erregungs- und Orgasmusstörungen, sind es Anfang der 90er Jahre etwa 20 %. Die Diagnose Lustlosigkeit wurde, Mitte der 70er Jahre, unter den zur Beratung gehenden Frauen, zu etwa 8 %, Anfang der 90er Jahre hingegen zu etwa 75 % gestellt (Stephan Arens, Lehrbuch der Psychotherapeutischen Medizin, 1997).

2.8.6 Zur Klassifizierung sexueller Störungen

Aufgrund heutzutage differenzierterer Betrachtungsweisen im Bereich sexueller Funktionsstörungen, lassen sich die simplifizierten, von den früheren Psychiatern und Psychoanalytikern kreierten Begrifflichkeiten „Impotenz des Mannes" (lat. impotentia = Ohnmacht, Unfähigkeit) und „Frigidität der Frau" (lat. fridigus = kalt, kühl, frostig) nicht weiter aufrecht erhalten.

In Anlehnung an die oben beschriebenen Phasen, kann es bei der sexuellen Annäherung (erste Phase = Appetenzphase) bei Frauen wie bei Männern zu Widerwillen, Ausweichen, Ekel, Angst und ausgeprägter Lustlosigkeit kommen. In der zweiten Phase (sexuelle Stimulation) kann es zu erektilen und lubrikativen Störungen, mit anschließender Unfähigkeit den Beischlaf zu vollziehen (Dyspareunie), kommen. Bei der Intromissionsphase (Phase III), kann es bei beiden Geschlechtern zu Schmerzereignissen, Jucken oder Stechen kommen, was die Intromissio erschwert oder gar, wie beim Vaginismus (Scheidenkrampf) unmöglich macht. In der Orgasmusphase (Phase IV) stehen gerade bei den Männern vorzeitige, verzögerte oder ausbleibende Ejakulationen im Vordergrund. Bei der Frau kann es zu einem völligen Ausbleiben des Orgasmus kommen. Während der nachorgastischen Phase (Phase V) treten des öfteren Verstimmungen im Sinne von Gereiztheiten, Weinattacken oder innerer Unruhe auf.

An dieser Stelle sei angemerkt, daß tiefgreifende Störungen des Sexualverhaltens, im Sinne von Sexualdelinquenzen sowie Sexualdevianzen, Geschlechtsidentitätsstörungen und Perversionen wie sexueller Mißbrauch Schutzbefohlener, pädophiles Verhalten, exhibitionistisches Verhalten, Fetischismus, Transvestismus, Sadismus und Masochismus, u.a., nicht in den klassischen und typischen Bereich psychosomatischer Störungen gehören, somit auch aus Umfanggründen nicht in diesem Buch behandelt werden können und zudem eigenständige psychiatrische, z. T. psychiatrische-forensische Aufgabenstellungen beinhalten, wenn es auch Überschneidungen in der Praxis gibt und i. d. R. neurotische wie auch psychotische Störungsdynamiken zugrunde liegen.

Hinsichtlich der ICD-10 Klassifikation werden sexuelle Funktionsstörungen im Abschnitt 5 (Verhaltensauffälligkeiten mit körperlichen Störungen und Faktoren) unter F52 als nicht organisch begründete sexuelle Funktionsstörung klassifiziert, was den Auschlußdiagnosencharakter der einer jeglichen Funktionsstörung widerspiegelt.

2.8.7 Allgemeine Definition

Definitionsgemäß handelt es sich bei den sexuellen Funktionsstörungen um Erlebnisstörungen, die in einer oder mehreren Phasen des sexuellen Reaktionszyklus auftreten können und die sich in unterschiedlichem Ausmaß als psychosomatische Beeinträchtigungen darstellen. Allgemein verhindern die entsprechenden sexuellen Funktionsstörungen die von der betroffenen Person gewünschte Beziehung. Es können ein Mangel an sexuellem Verlangen oder Befriedigung, ein Ausfall der für den Geschlechtsakt notwendigen physiologischen Reaktionen (z. B. Erektion) oder eine Unfähigkeit auftreten, den Orgasmus zu steuern oder zu erleben.

2.8.8 Ursachen sexueller Störungen

A. Somatischer Aspekt
Neben des psychischen Aspektes haben viele Körperkrankheiten (Leukämien, venöse Insuffizienzen, Myokardinfarkte, Gonadenatrophien, u. a.), Körperbehinderungen, Pharmaka (Antihypertensiva, Kardiaka, Diuretika, Psychopharmaka, Tranquilizer, Hypnotika, Lipidsenker, Glukokortikoide, Antiandrogene, Gichtmittel wie Allopurinol, u. v. a.), Drogen (Alkohol, Kokain, LSD, Heroin, Ecstasy u. v. m.), Stoffwechselstörungen (z. B. Diabetes mellitus mit angiopathisch und neuropathisch bedingten Erektions- und Ejakulationsstörungen) und operative Eingriffe (Prostataresektionen, Hysterektomien, Mastektomien, Stomabildungen u. a.) negative Auswirkungen. Die negativen Auswirkungen sind zum Teil direkt auf die sexuelle Reaktion, noch häufiger, direkt oder indirekt, via eines gestörten Selbstwertgefühls, auf das sexuelle Verlangen (Appetenz) ausgerichtet.

B. Psychischer Aspekt
Psychisch zugrundeliegende Ursachen sexueller Probleme sind höchst komplex und individuell verschieden. Eine allumfassende Theorie der Verursa-

chung sexueller Funktionsstörungen existiert (noch) nicht. Auch eine wie auch immer geartete Persönlichkeitsstörung, welche zwangsläufig mit sexuellen Funktionsstörungen verbunden wäre, ist nicht existent. Es gibt i. d. R. sowohl intrapsychisch als auch interpsychisch (in der sexuellen Zweierbeziehung) einerseits relativ schnell erkennbare Auslöser, andererseits tiefer liegende Ängste und Konflikte, bei multifaktorieller Verursachung.

Einerseits mögen sexuelle Störungen eine ich-stabilisierende und/oder eine beziehungskontrollierende Funktion haben, andererseits ist die Reduktion der Störungen auf das Niveau als Produkt der Abwehr unbewußter Ängste und Konflikte sicherlich auch zu einseitig. Unterm Strich bleibt die Erkenntnis, daß besonders die Angst vor dem Versagen (Versagensangst nach Masters und Johnson 1973) als auch die Angst nicht angemessen, nicht richtig sexuell empfinden und funktionieren zu können (Reaktionsangst nach Apfelbaum 1988) einer der Hauptursachen für Funktionsstörungen im sexuellen Bereich ist. Weitere Ängste sind die Angst vor der Enttäuschung (bei i. d. R. zu hoher Erwartung), Angst vor emotionalem und körperlichem Kontrollverlust, Ekelreaktionen und Schmutzängste, Angst vor Gewaltphantasien sowie Kastrationsängste, Ängste vor drohender Ich-Auflösung, vor Selbstaufgabe, vor Abhängigkeit, vor Nähe und Intimität, vor Partnerverlust und vor dem Verlassenwerden, Angst vor inzestuösen Wünschen, Gewissensängste aus destruktiven, die Sexualität tabuisierende Botschaften, u. a. Die entsprechenden zu formulierenden Partnerkonflikte sind umso vielzähliger und facettenreicher. Zum Beispiel können sich die Partner hinsichtlich der sexuellen Störung arrangieren um tiefere Konflikte zu verleugnen oder die Funktionsstörung kann zum Instrument in Feindseligkeit- und Dominanzkonflikten werden ... .

2.8.9 Einzelne sexuelle Störungen

Vorwiegend orientiert am DSM-IV (Diagnostisches und Statistisches Manual Psychischer Störungen, Version IV), in Klammern steht der äquivalente Diagnoseschlüssel ICD-10 (International Classification of Diseases, Version 10), kennen wir folgende Diagnosekriterien für sexuelle Funktionsstörungen (nach Ausschluß organischer Ursachen wie z. B. Dhat-Syndrom[1] und Koro[2]):

---

[1] Dhat-Syndrom: Ungerechtfertigte Sorge um die schwächenden Wirkungen der Samenergusses.

[2] Koro: Angst vor der Retraktion des Penis ins Abdomen mit Todesfolge. Beide werden im ICD-10 unter F48.8, sonstige, nicht näher Bezeichnete neurotische Störungen, klassifiziert.

2.8.9.1 Sexuelle Appetenzstörungen (Phase I-Störungen)

Störungen mit verminderter sexueller Appetenz DSM-IV 302.71 (ICD-10 F52.0)
Synonyme: „Frigidität", sexuelle Hypoaktivität

Bei dieser Störung in der Phase 1 des sexuellen Reaktionszyklus kennen wir folgende Kriterien:

- Anhaltender oder wiederkehrender Mangel an (oder Fehlen von) sexuellen Phantasien und des Verlangens nach sexueller Aktivität. Der Untersucher beurteilt den Mangel oder das Fehlen unter Berücksichtigung von Faktoren, die die sexuelle Funktionsfähigkeit beeinflussen, wie Lebensalter und Lebensumstände der Person
- Das Störungsbild verursacht deutliches Leiden oder zwischenmenschliche Schwierigkeiten
- Die sexuelle Funktionsstörung kann nicht besser durch eine andere Störung auf der Achse I (= Achse aller existierender klinischen Störungen) erklärt werden, ausgenommen eine andere sexuelle Funktionsstörung und geht nicht ausschließlich auf die direkte körperliche Wirkung einer Substanz (z. B. Droge, Medikament) oder eines medizinischen Krankheitsfaktors zurück

Subtypisierungen
- Lebenslanger (Störung beginnt mit Beginn der sexuellen Funktionsfähigkeit) versus erworbener Typus (Entwicklung der sexuellen Funktionsstörung nach einer Zeit normaler sexueller Funktionsfähigkeit)
- Generalisierter (Störung ist nicht auf bestimmte Situationen, Partner oder Stimulationsarten begrenzt) versus situativer Typus (Begrenzung der Störung auf Situationen, Partner bzw. Stimulationsarten)
- Differenzierung zwischen psychischen (psychische Faktoren hauptsächlich maßgebend) versus kombinierten Faktoren (neben psychischer Faktoren sind medizinische Krankheitsfaktoren oder ein Substanzgebrauch ausschlaggebend)

Störung mit sexueller Aversion, DSM-IV 302.79 (ICD-10 F52.10)
Synonym: (sexuelle) Anhedonie

Bei dieser Störung in der Phase 1 des sexuellen Reaktionszyklus kennen wir folgende Kriterien:
- Anhaltende oder wiederkehrende extreme Aversion gegenüber und Vermeidung von jeglichem (oder fast jeglichem) genitalen Kontakt mit einem Sexualpartner

■ Das Störungsbild verursacht deutliches Leiden oder zwischenmenschliche Schwierigkeiten
■ Die sexuelle Funktionsstörung kann nicht besser durch eine andere Störung auf Achse I (ausgenommen eine andere sexuelle Funktionsstörung) erklärt werden

Mit entsprechender Subtypisierung wie bei 302.71 ausführlich erläutert.

2.8.9.2 Sexuelle Erregungsstörungen (Phase II-Störungen)

*Störung der sexuellen Erregung bei der Frau, DSM-IV 302.72
(ICD-10 F52.2)*

■ Anhaltende oder wiederkehrende Unfähigkeit, Lubrikation und Anschwellung der äußeren Genitale als Zeichen genitaler Erregung zu erlangen oder bis zur Beendigung der sexuellen Aktivität aufrecht zu erhalten
■ Das Störungsbild verursacht deutliches Leiden oder zwischenmenschliche Schwierigkeiten
■ Die sexuelle Funktionsstörung kann nicht besser durch eine andere Störung auf Achse I (ausgenommen eine andere sexuelle Funktionsstörung) erklärt werden und geht nicht ausschließlich auf die direkte körperliche Wirkung einer Substanz (z. B. Droge, Medikament) oder eines medizinischen Krankheitsfaktors zurück

Mit entsprechender Subtypisierung wie bei 302.71 ausführlich erläutert.

Erektionsstörungen beim Mann, DSM-IV 302.72 (ICD-10 F52.2)
Synonym: (psychogene) Impotenz
■ Anhaltende oder wiederkehrende Unfähigkeit, eine adäquate Erektion zu erlangen oder bis zur Beendigung der sexuellen Aktivität aufrecht zu erhalten
■ Das Störungsbild verursacht deutliches Leiden oder zwischenmenschliche Schwierigkeiten
■ Die sexuelle Funktionsstörung kann nicht besser durch eine andere Störung auf Achse I (ausgenommen eine andere sexuelle Funktionsstörung) erklärt werden und geht nicht ausschließlich auf die direkte körperliche Wirkung einer Substanz (z. B. Droge, Medikament) oder eines medizinischen Krankheitsfaktors zurück

Mit entsprechender Subtypisierung wie bei 302.71 ausführlich erläutert.

2.8.9.3 Intromissionsstörungen (Phase III-Störungen)

Dyspareunie, DSM-IV 302.76 (ICD-10 F52.6)
Synonym: sexuelle Dyspareunie
■ Wiederkehrende oder anhaltende genitale Schmerzen in Verbindung mit dem Geschlechtsverkehr, entweder bei einem Mann oder bei einer Frau.
■ Das Störungsbild verursacht deutliches Leiden oder zwischenmenschliche Schwierigkeiten.
■ Das Störungsbild ist nicht ausschließlich durch Vaginismus oder eine zu geringe Lubrikation verursacht, läßt sich nicht besser durch eine andere Störung auf Achse I (ausgenommen eine andere sexuelle Funktionsstörung) erklären und geht nicht ausschließlich auf die direkte körperliche Wirkung einer Substanz (z. B. Droge, Medikament) oder eines medizinischen Krankheitsfaktors zurück.

Mit entsprechender Subtypisierung wie bei 302.71 ausführlich erläutert.

Vaginismus, DSM-IV 302.51 (ICD-10 F52.5)
Synonym: psychogener Vaginismus
■ Wiederkehrende oder anhaltende unwillkürliche Spasmen der Muskulatur des äußeren Drittels der Vagina, die den Geschlechtsverkehr beeinträchtigen
■ Das Störungsbild verursacht deutliches Leiden oder zwischenmenschliche Schwierigkeiten
■ Das Störungsbild kann nicht besser durch eine andere Störung auf Achse I (z.B. Somatisierungsstörung) erklärt werden und geht nicht ausschließlich auf die direkte körperliche Wirkung eines medizinischen Krankheitsfaktors zurück

Mit entsprechender Subtypisierung wie bei 302.71 ausführlich erläutert.

2.8.9.4 Orgasmusstörungen (Phase IV-Störungen)

Weibliche Orgasmusstörung (vormals: gehemmter Orgasmus bei der Frau)
DSM-IV 302.73 (ICD-10 F52.3)
Synonyme: gehemmter Orgasmus, psychogene Anorgasmie
■ Eine anhaltende oder wiederkehrende Verzögerung oder ein Fehlen des Orgasmus nach einer normalen sexuellen Erregungsphase. Frauen zeigen eine große Variabilität hinsichtlich der Art oder Intensität der Stimulation, die zum Orgasmus führt. Die Diagnose einer weiblichen Orgasmusstörung sollte auf der klinischen Einschätzung basieren, daß

die Orgasmusfähigkeit der betreffenden Frau geringer ist als für ihr Alter, ihre sexuellen Erfahrungen und die Art der vorangegangenen sexuellen Stimulation zu erwarten wäre

■ Das Störungsbild verursacht deutliches Leiden oder zwischenmenschliche Schwierigkeiten

■ Die Orgasmusstörung kann nicht besser durch eine andere Störung auf Achse I (ausgenommen eine andere sexuelle Funktionsstörung) erklärt werden und geht nicht ausschließlich auf die direkte körperliche Wirkung einer Substanz (z. B. Droge, Medikament) oder eines medizinischen Krankheitsfaktors zurück

Mit entsprechender Subtypisierung wie bei 302.71 ausführlich erläutert.

Männliche Orgasmusstörung (vormals: gehemmter Orgasmus beim Mann) DSM-IV 302.74 (ICD-10 F52.3)
Synonyme: gehemmter Orgasmus, psychogene Anorgasmie

■ Eine anhaltende oder wiederkehrende Verzögerung oder ein Fehlen des Orgasmus nach einer normalen sexuellen Erregungsphase während einer sexuellen Aktivität, die der Untersucher unter Berücksichtigung des Lebensalters der Person, hinsichtlich Intensität, Dauer und Art als adäquat ansieht.

■ Das Störungsbild verursacht deutliches Leiden oder zwischenmenschliche Schwierigkeiten

■ Die Orgasmusstörung kann nicht besser durch eine andere Störung auf Achse I (ausgenommen eine andere sexuelle Funktionsstörung) erklärt werden und nicht ausschließlich auf die direkte körperliche Wirkung einer Substanz (z. B. Droge, Medikament) oder eines medizinischen Krankheitsfaktors zurück

Mit entsprechender Subtypisierung wie bei 302.71 ausführlich erläutert.

Ejaculatio Praecox (vorzeitiger Samenerguß) DSM-IV 302.75 (ICD-10 F52.4)

■ Anhaltendes oder wiederkehrendes Auftreten einer Ejakulation bei minimaler sexueller Stimulation: vor, bei oder kurz nach der Penetration und bevor die Person es wünscht. Der Untersucher muß Faktoren berücksichtigen, welche die Länge der Erregungsphase beeinflussen, wie das Alter des Betroffenen, die Unvertrautheit mit dem Sexualpartner oder mit der Situation sowie die aktuelle Häufigkeit sexueller Aktivitäten

■ Das Störungsbild verursacht ein deutliches Leiden oder zwischenmenschliche Schwierigkeiten

■ Die Ejaculatio Praecox geht nicht ausschließlich auf die direkte Wirkung einer Substanz zurück (z. B. Opiatentzug)

Mit entsprechender Subtypisierung wie bei 302.71 ausführlich erläutert.

2.8.9.5 Substanzinduzierte sexuelle Funktionsstörungen

■ Eine klinisch bedeutsame sexuelle Funktionsstörung, die zu deutlichem Leiden oder zwischenmenschlichen Schwierigkeiten führt, steht im Vordergrund des klinischen Bildes.

■ Die Vorgeschichte, die körperliche Untersuchung oder die Laborbefunde haben Nachweise dafür erbracht, daß die sexuelle Funktionsstörung vollständig durch eine Substanzeinnahme erklärt wird, was sich entweder durch (1) oder durch (2) manifestiert: (1) die Symptome nach Kriterium A sind während oder innerhalb eines Monats nach einer Substanzintoxikation entstanden, (2) die eingenommenen Medikamente stehen in ätiologischem Zusammenhang mit dem Störungsbild

■ Das Störungsbild kann nicht besser durch eine sexuelle Funktionsstörung erklärt werden, die nicht substanzinduziert ist. Folgende Merkmale können belegen, daß die Symptome besser durch eine sexuelle Funktionsstörung erklärt werden können, die nicht substanzinduziert ist: die Symptome sind vor dem Beginn des Substanzgebrauches oder der Substanzabhängigkeit (oder der Medikamenteneinnahme) aufgetreten; die Symptome persistieren über eine beträchtliche Zeit (d. h. über einen Monat) im Anschluß an das Ende der Intoxikation oder sind viel ausgeprägter als in Anbetracht der Art, Menge oder der Dauer des Substanzgebrauches zu erwarten wäre; oder es gibt Hinweise für das Vorhandensein einer unabhängigen, nicht-substanzinduzierten Sexuellen Funktionsstörung (z. B. wiederholte nicht-substanzinduzierte Episoden in der Vorgeschichte).

Beachte: Diese Diagnose soll nur dann anstelle der Diagnose einer Substanzintoxikation gestellt werden, wenn die sexuelle Funktionsstörung deutlich über diejenigen Symptome hinausgeht, die üblicherweise mit dem Intoxikationssyndrom verbunden sind und wenn die Funktionsstörung schwer genug ist, um für sich allein genommen klinische Beachtung zu rechtfertigen.

Codiert wird [Spezifische Substanz] Induzierte sexuelle Funktionsstörung: (291.8 (F10.8) *Alkohol*; 292.89 (F15.8) *Amphetamin* [oder *Amphetaminähnliche Substanz*]; 292.89 (F14.8) *Kokain*; 292.89 (F11.8) *Opiat*; 292.89 (F13.8) *Sedativum, Hypnotikum* oder *Anxiolytikum*; 292.89 (F19.8) Andere [oder unbekannte] Substanz).

Zusatzcodierung

- ■ Mit beeinträchtigter Appetenz. Diese Zusatzcodierung wird verwendet, wenn das Fehlen oder der Mangel der sexuellen Appetenz das im Vordergrund stehende Merkmal ist
- ■ Mit beeinträchtigter Erregung. Diese Zusatzcodierung wird verwendet, wenn eine beeinträchtigte sexuelle Erregung (z.B. eine erektile Dysfunktion, eine beeinträchtigte Lubrikation) das im Vordergrund stehende Merkmal ist
- ■ Mit beeinträchtigtem Orgasmus. Diese Zusatzcodierung wird verwendet, wenn ein beeinträchtigter Orgasmus das im Vordergrund stehende Merkmal ist
- ■ Mit sexuell bedingten Schmerzen. Diese Zusatzcodierung wird verwendet, wenn Schmerzen in Verbindung mit Geschlechtsverkehr das im Vordergrund stehende Merkmal sind

Bestimme, ob mit Beginn oder während der Intoxikation: Wenn die Kriterien für eine Intoxikation durch die Substanz erfüllt sind und die Symptome sich während des Intoxikationssyndroms entwickelt haben.

2.8.10 Therapie sexueller Störungen

2.8.10.1 Psychotherapie

Grundsätzlich sind sexuelle Funktionsstörungen Funktionsstörungen wie andere auch, jedoch kommt bei genauer Betrachtung die der Sexualität eigenen Besonderheit als Aspekt psychotherapeutischer Betrachtung hinzu. Es besteht zweifellos die Gefahr, daß anstatt einer angemessenen Behandlung, einerseits ein Extrem der „sexuellen Symptomzentriertheit" als andererseits eine Behandlung mit Vernachlässigung der sexuellen Problematik resultieren kann.

Ziel der Sexualtherapie ist neben der Auflösung der Störung, aus der leistungsorientierten sexuellen Einbahnstraße, in einen eher ruhig-gelassenen, forderungs- und leistungsfreien Erlebnisbereich zu gelangen, in dem zärtlich körperliche und liebevoll seelische Interaktionen möglich sind. Kurzum geht es um eine Neuorientierung unbefriedigender sexueller Interaktionen mittels psychotherapeutischer Maßnahmen. Ungeachtet des sexuellen Fokus spiegelt dieser natürlich die partnerschaftliche Beziehung schlechthin wieder. Letzteres bedeutet, daß die Betroffenen mit der Erlangung eines besserem Liebeslebens, die Grundlage für ein partnerschaftliches Miteinander auf nahezu allen Ebenen schaffen können.

Bei den sexuellen Funktionsstörungen, wie oben aufgeführt, kommen in erster Linie verhaltenstherapeutisch und tiefenpsychologisch kombinierte Verfahren in Betracht. Hinsichtlich des Verständnisses für sexuelle Funktionsstörungen und deren psychotherapeutische Behandlung, sind neben tiefenpsychologisch fundierten Kenntnisse, die mehr verhaltenstherapeutisch orientierten Behandlungsansätze nach W. H. Masters (1915 in Cleveland (Ohio) geborener amerikanischer Gynäkologe) und V. E. Johnson zu erwähnen. Basierend auf ihren sexualphysiologischen Untersuchungen zwischen den Jahren 1959 und 1970, währenddessen sie zudem 510 Paare behandelten, entwickelten sie vor einem vorwiegend lerntheoretischen Hintergrund, eine Paar-Intensiv-Therapie (auch Paartherapie genannt) bei sexuellen Störungen. Prinzipiell gaben sie den Paaren zwischen den gemeinsamen Sitzungen eine Hausaufgabe auf, die in der Regel aus Verhaltensanweisungen für sexuelle Übungen bestand. Diese Paartherapie, inklusive zahlreicher Abwandlungen und Variationen, ist die heute am meisten angewandte Psychotherapie bei sexuellen Störungen. Nach Masters und Johnson liegt die Erfolgsquote ihrer Therapie, in der die Paare gemeinsam versuchen ihre Versagensängste aufzuheben und eine bedingungsfreie Zärtlichkeit zu erlangen, bei etwa 80 %.

Verhaltenstherapeutische Grundelemente

- Den zugrundeliegenden Erwartungs- und Leistungsdruck abbauen, durch Aussetzen des Koitus (lat. coitus = Beischlaf, Begattung), für ein paar Tage bis einige Wochen
- Langsame, gegenseitige, bis zu den Genitalbereichen voranschreitende, „Empfindlichmachung" (Sensualisierung) der Partnerkörper
- Durchführung eines ungezwungenen Koitus, ohne das Zwang oder Rücksicht auf den Lustgewinn des Partners eine Rolle spielt
- Mittels der sogenannten Stop-Start-Technik wird nach vorheriger, z. B. manueller Stimulation, kurz vor der Ejakulation, diese gestoppt, zurückgehalten und es beginnt eine erneute Stimulationsphase (besonders bei der Ejaculatio praecox eingesetzt).

Abwandlungen der Paartherapie gingen vor allem in die Richtung, daß verstärkt psychodynamische und partnerschaftlich-interaktionell-dynamische Aspekte (Nähe-Distanz-Regulation, Autonomiebestrebungen, Durchsetzungsprobleme, etc.) in die Behandlungsansätze mit einflossen, um die zugrundeliegenden neurotischen und partnerschaftlichen Konflikte mit anzugehen, sowie in Richtung paargruppentherapeutischer Angebote. Vielmehr werden die früheren, auf eine Lerntheorie basierenden „Hausaufgaben" eher dazu benutzt, um psychodynamisch bzw. partnerschaftlich interaktionelles Material zu Tage zu fördern, was anschließend bearbeitet wird.

Der Aufbau der therapeutischen Beziehung, wird einer besonderen Vertrauensbildung (annehmen, ernst nehmen, empathisch verstehen), in einer klar definierten „Dreier-Beziehung" oder im Team (Therapeutenteam aus einem männlichen und einem weiblichen Therapeuten) als „Viererbeziehung" (Therapeutenrolle(n), Paarrollen) bedürfen. Nach Herausarbeitung der Ziele und der erforderlichen Schritte erfolgt bei der therapeutischen Arbeit zunächst die Fokussierung auf den Abbau von Vermeidungsverhalten und sexueller Aversionen, damit sich anschließende sinnliche Erfahrungen genügend Raum erhalten können. Zunächst wird, im Sinne der oben beschriebenen verhaltenstherapeutischen Grundelemente, ein Koitusverbot, sowie ein Verbot für weiteres sexuell Druck erzeugendes Verhalten vereinbart und ein Neuanfang definiert. Dieser beinhaltet nach obigem Grundelement, wechselseitiges Streicheln der Körper unter Aussparung der genitalen Zonen, um durch Geben und Nehmen den Austausch zu fördern und zu bearbeiten. Es soll genügend Zeit zur Verfügung stehen, daß die körperliche Sinnlichkeit entdeckt werden und sich entfalten kann. Wenn ein Punkt von „Genießen" erreicht wird, kann langsam ein spielerisches Stimulieren der Geschlechtsteile erfolgen und in einem weiteren Schritt, im Sinne eines fließenden Überganges, die Intromission geübt werden. Im nächsten wichtigen Schritt geht es darum, parallel zum orgastischen Erleben, tiefere Konflikte und Ängste (Verschmelzungsängste, Kastrationsängste, Zerstörungsängste, u. a.) anzugehen, um der Entfaltung, der in dieser Phase entstehenden ekstatischen Flußgefühle Raum zu geben. In der sich anschließenden nachorgastischen Phase kommt der Aspekt zur Fähigkeit, forderungsfreien, liebevollen Genießens, Entspannens, Nachklingens und Wohlfühlens zum Tragen („Paradies auf Erden").

Abgesehen vom allgemeinen therapeutischen Vorgehen, kommen den isolierten sexuellen Funktionsstörungen spezielle therapeutische Aspekte zugute. Bei der Ejaculatio praecox des Mannes, hat sich z. B. die oben beschriebene Stop-Start-Technik bewährt, bei Appetenzstörungen sind Imaginationsübungen zur Anregung sexueller Phantasien hilfreich.

Die sexuelle Psychotherapie ist alles in allem zwar sehr symptomorientiert, zudem jedoch eine sehr zu individualisierende Methode, um den konfrontierten variablen Paarproblemen und der tiefen Verbindung zu Problemen mit der jeweiligen Persönlichkeit und der Beziehung gerecht werden zu können. Es geht bei der Therapie sexueller Störungen auch nicht darum, sexuelle Freiheit als bedingungsloses „ja"-sagen zu verstehen, vielmehr müssen in diesem Zusammenhang Gefahren wie AIDS und andere sexuell übertragbare Erkrankungen verantwortungsvoll berücksichtigt werden.

2.8.10.2 Somatotherapie

Liegen organische Ursachen zugrunde, können operative Eingriffe (Gefäß-operationen am Penis, Penisprothesen, Penisimplantate, Vaginalplastiken, SKAT = Schwellkörper-Autoinjektions-Therapie-Behandlungen, etc.) bzw. pharmakologische Behandlungen (Hormontherapien; vasoaktive Substanzen wie: Papachin, Paveron (Papaverin), Prostaglandin E1; Viagra® (Sildenafil) oder das Weglassen sexuell beeinträchtigender Medikamente (wenn im Nebenwirkungsprofil vorhanden und therapeutisch vertretbar) sinnvoll sein.

Die Sexualtherapie sieht sich einer komplizierten Dynamik häufiger und unterschiedlicher Sexualstörungen gegenüber, auf die sie patientengerecht und flexibel wird reagieren müssen.

2.9 Besonderheiten zur Pflege in der Psychosomatik

Grundsätzlich gilt, das die in der Psychotherapieforschung gemachten Erkenntnisse, wie sie in diesem Buch dargestellt sind ebenso in der Beziehung Krankenschwester/Krankenpfleger zum Patienten bzw. zur Patientin, im Sinne zwischenmenschlicher Interaktionen, Anwendung finden. Die psychotherapeutische Komponente pflegerischen Handelns ist alles andere als unerheblich. Pflege besteht selbstverständlich nicht nur aus praktischem Handwerk und ärztlicher bzw. psychologischer Assistenzleistung. Vielmehr stellt sie einen psychotherapeutischen Wirkfaktor dar, welcher während der Behandlung und zum Teil darüber hinaus, einen enormen Einfluß auf den Patienten hat. Dieses sollte man sich, wenn man professionell arbeitet, dringend bewußt machen. Die Pflege ist selbstverständlich eine verantwortungsvolle Tätigkeit. Leider gibt es derzeit in vielfältiger Hinsicht bei der Umsetzung große Schwierigkeiten und Hindernisse. Im Zuge, unter anderem der gesundheitspolitischen Schwerpunktsetzung auf wirtschaftlich orientierte Behandlungszentren, ist einerseits die Gefahr groß geworden, überspitzt ausgedrückt, den Patienten als notwendiges Übel bei der „Herstellung des Produktes Gesundheit" zu betrachten. Andererseits droht die, bei tendentiell weniger werdendem Personal (bei grundsätzlich gleicher geforderter Leistung), zu bewältigende Arbeit, für den Patienten als auch für das medizinische Personal, inhuman zu werden. Aber dies ist nur ein Teilaspekt der Misere. Ein weiterer ist der, daß besonders auf psychotherapeutischem und psychiatrischem Gebiet, hinsichtlich der Zusammenarbeit mit psychotherapeutisch ausgebildeten Berufsgruppen, enorme Rollenkonflikte und Identitätsprobleme seitens des Pflegepersonals auftauchen. Zuweilen kann dies die Team-Arbeit gefährden, ohne das es jemand will. Schlicht und ergreifend, über die Grundpflege hinausgehende Leistungen, im Sinne einer spezialisierten Heranführung an die Aufgaben, sind hier gefragt. Peplau-Schulen (nach Hildegard Peplau benannt) machen hier z. B. den erforderlichen Anfang. Selbstverständlich ist es schwer, ohne eine fundierte, kenntnis- und erfahrungsgestützte Herangehensweise, den rechten Platz in einem integrativen Therapiesetting zu erarbeiten. Denn nur damit würden entsprechende Grundlagen für die Umsetzung der Pflegekunst und des patientengerechten Pflegeauftrages geschaffen. Disharmonien, zuweilen Querelen entstehen oft aus einer mißverstandenen, sich verselbstständigten „Pflegehaltung", welche eine Spannbreite aufweist, die vom Anspruch, unabgesprochen psychotherapeutisch intervenieren zu können bis hin zur Anwendung von unprofessionellem, populärliterarisch erworbenem, pseudopsychologischem Wissen geht. All dies kann psychotherapeutische Pflege nicht meinen.

> **Vielmehr ist eine moderne, psychotherapeutisch-psychosomatische Pflege einerseits teamorientiert, entwickelt konsensfähige Konzeptionen und ist andererseits regelmäßig in Selbsterfahrungs- sowie Supervisionsangeboten integriert.**

Im Sinne der Ganzheitlich in der Pflege sollten idealer Weise, körperliche, emotionale, verstandesmäßige, umweltmäßige sowie geistige Aspekte ihren außreichenden Raum erhalten. Sinnfragen, etwa nach Krankheit, Leid, Tod oder Leben werden in diesem Zusammenhang immer wieder auftauchen und bedürfen einer menschlich-einfühlsamen Führung. Versucht man grundsätzlich wichtige Prinzipien in der psychotherapeutisch-psychosomatischen Pflegbeziehung zu benennen, so kommt man zu folgendem Ergebnis:

1. grundsätzlich zwischenmenschlich warme, empathische Zu- und Hinwendung unter Berücksichtigung einer angemessenen Nähe bzw. Distanz
2. Aufbauen einer pflegerischen Beziehung zum Patienten bzw. zur Patientin im Sinne einer kongruenten Bezugspflege (mit den Teilaspekten können, wollen und sollen) nach Bauer, Peplau und Orlando
3. pflegekünstlerisch handeln, d. h. pflegewissenschaftliche Erkenntnisse kreativ und konstruktiv in die Praxis umsetzten
4. wecken angemessener Zuversicht und Hoffnung im Hinblick auf den bevorstehenden Genesungsweg des Patienten
5. Führung und Begleitung bei hoffnungslosen Zu- und Umständen (Hilfe zum Ertragen)

6. Unterstützung der Ressourcenaktivierung beim Patienten (positive Wertschätzung und Hilfe zur Selbsthilfe – focus on health)
7. achten auf die eigenen Ressourcen und deren Regeneration (um einem „burn-out" vorzubeugen)
8. Patientenbeobachtung und Dokumentation

Im Sinne eines integrativen, multiprofessionellen und teamorientierten Behandlungsansatzes hat die pflegerische Komponente eine Art Basisfunktion für alles Weitere. Die meisten Patientenkontakte werden hier stattfinden. Entsprechend wirk- und verantwortungsvoll ist die pflegerische Gesamtaufgabe zu sehen.

3 Der „Wald der Psychotherapiemethoden"

3.1 Allgemeines

Vor dem Hintergrund des soziokulturellen Wandels, insbesondere der Industriegesellschaften, in der 2. Hälfte des 20. Jahrhunderts, entwickelte und entwickelt sich parallel zur zunehmenden Kultivierung der massenhaften Individualität („Selbstverwirklichung") ein schier unüberschaubarer Wald an seriösen sowie unseriösen Verfahren, menschliches, seelisches Leid zu verringern, zu lindern bzw. zu heilen. Was früher in natürlich ablaufender, familiärer Beziehung ablief und funktionierte, schreit heute nach irgendwie gearteter „Professionalität". Dabei ist zudem interessant und erwähnenswert, daß auch in wirtschaftlicher Hinsicht die Zeichen auf eine psychosoziale Gesundheit einzustellen sind.

3.1.1 Der heutige Wald der Psychotherapieverfahren und -methoden

Es gibt aktuell etwa über 600–800 verschiedene Psychotherapieverfahren, psychologische Interventionsmethoden und Methoden die der psychotherapeutischen Ausbildung dienlich sind: Hypnose, Yoga, Psychoanalyse, Familientherapie, Transaktionsanalyse, Klientenzentrierte Therapie, Gruppentherapien, Fokaltherapie, Rational-Emotive Therapie, Bioenergetik, Core Energetik, Balintgruppen, „Gruppenselbsterfahrung", Progressive Muskelrelaxation, Katathymes Bilderleben, Autogenes Training, Paar-, Sexual-, Ehe-, Gestalt-, Vegetotherapie, Feldenkrais, Körperpsychotherapie, Tanztherapie, Gesprächspsychotherapie, Kognitive Therapie, Verhaltensanalyse, Psycho-

drama, Individualtherapie, Neo-Psychoanalyse, Musiktherapie, Kunstthera-
pie, Konzentrative Bewegungstherapie, Themenzentrierte Interaktion, Neu-
rolinguistisches Programmieren, Reizüberflutung, Selbstsicherheitstraining,
Focussing, Paradoxe Intervention, Systematische Desensibilisierung, Kognitive Bewältigungstrainings, Problemlösungstherapien, Reizkonfrontation,
Psychoedukation, Soziales Kompetenztraining, Provokative Therapie, Main-
streaming, Daseinsanalyse, New Identity Process ...). Die Tendenz ist stei-
gend – es gibt also einen regelrechten Psychotherapiewald, in dem man als
Außenstehender vor lauter Bäumen oft nicht mehr erkennen kann, worum
es eigentlich in „der Psychotherapie" geht.

3.1.2 Der Beginn der wissenschaftlichen Psychotherapie

Die Geschichte der wissenschaftlichen Psychotherapie begann, wie unten
genauer aufgeführt, gegen Ende des 19. Jahrhunderts mit der Hypnosefor-
schung und wurde von der Psychoanalyse Sigmund Freuds gefolgt. Die Psychoanalyse wurde in den ersten Jahrzehnten des 20. Jahrhunderts mehrfach
abgewandelt und wird heute von manchen Zeitgenossen öffentlich (Spiegel
Nr. 25/15.6.98: Webster, Shorter, Farell u.a.) und ernsthaft kritisiert. Die
ersten körperbezogenen Therapiemaßnahmen beschrieben W. Reich (1927
in „Die Funktion des Orgasmus"), J. H. Schultz (1932 das Autogene Training) und wenig später E. Jacobsen (die Progressive Muskelrelaxation). Die
verhaltensorientierten Therapieverfahren gehen auf experimentelle Forschungen des Nobelpreisträgers für Medizin (1904), I. P. Pawlow (Lehre von
den bedingten Reflexen; Veränderungen im ersten und zweiten Signalsystem; „klassische Konditionierung"), auf bahnbrechende Arbeiten des Psychologen J. B. Watson (konditioniertes Verhalten; Beginn der S-R = stimulus-
response-Psychologie, sowie auf Arbeiten von E. L. Thorndike (1913 weiter-
entwickelten) und von B. F. Skinner (1938 ausgearbeiteten „operanten Konditionierung") zurück. 1953 erwähnte B. F. Skinner erstmalig das Wort „Verhaltenstherapie".

3.1.3 Die „Urbäume im wissenschaftlichen Psychotherapiewald"

Im folgenden versuche ich das Wachsen der Äste der „Urbäume" und die
weitere Entwicklung anderer Bäume im Wald der Psychotherapiemethoden,
nach bestem Wissen aufzuzeigen, und zu veranschaulichen. Ich bin mir des
schwierigen Unterfangens bewußt und hoffe nicht anzustoßen, da ich
erstens aus Gründen des Buchumfanges und zweitens aus Gründen der

naturgegebenen Vielfalt sowie der steigenden Tendenz nicht alle innerhalb dieses Kapitels vorstellen kann. Weiter unten erfolgt jedoch eine Übersicht in gruppierender Form. Der Übersicht Willen gehe ich von zwei imaginären „Urbäumen" aus:

- dem „Psychoanalytischen Baum" (Psychoanalytische Therapien auf tiefenpsychologisch psychodynamischer Basis),
- dem „Behavioristisch-Kognitiven Baum", (engl. behavio(u)r = Verhalten, Betragen – Verhaltenstherapien auf lerntheoretisch-kognitiver Basis).

3.1.4 Historisches

Natürlich war bereits in der griechischen Philosophie und Medizin der Antike der Gedanke von Einwirkungen des Geistes und der Psyche im Sinne interaktionellen Wirkens von Mensch zu Mensch geläufig. So beschäftigten sich bereits in der Antike u. a. Ärzte wie Hippokrates und Philosophen wie Sokrates, Platon und Aristoteles mit derartigen psychischen Wirkungen.

Mittelalterliche Ärzte wie z. B. Paracelsus (auch Theophrastus Bombastus von Hohenheim genannt) sprachen vom „Äther", wenn sie in mystischer Verquickung auf interpersonelle und auch allumfassendere Naturwirkungen hinwiesen. Über Um- und Irrwege gelang es z. B., ausgehend von heftig umstrittenen Persönlichkeiten, wie dem am Bodensee geboren und gestorbenen Franz Anton Mesmer (1734–1815, Stichwort: Mesmerismus), schließlich zu einer Methode planmäßiger Suggestion und Hypnose in der Medizin zu gelangen.

Wissenschaftliche Psychotherapie nach „heutigem Verständnis" begann etwa Mitte des 19. Jahrhunderts mit den Hypnoseforschungen von Jean Martin Charcot (1825–1893, einem Pariser Neurologen an der Hospice de la Salpetrière, der u. a. einer der Lehrer Freuds war) und Hippolyte Bernheim (1840–1919 einem Professor für Innere Medizin in Straßburg und Nancy, dem Freud ebenfalls nicht unbekannt war).

3.1.4.1 Der „Psychoanalytische Baum"

Es folgten die bahnbrechenden Entdeckungen Sigmund Freuds (1856–1939). Als Wiener Professor der Psychiatrie und Nervenarzt erschuf er in der damaligen prüden Viktorianischen Ära und vor dem Hintergrund des damals mechanistisch geprägten Weltbildes (Dampfmaschinen) eine Methode zur Behandlung von seelischen Störungen, die als (klassische) Psychoanalyse in die Geschichte einging. Dieses umfassende Werk fußt im wesentlichen auf die Erarbeitung des Unbewußten und den darin herrschenden Gesetzmäßigkeiten (Stichworte: Libidotheorie, Widerstand, Übertragung, Gegenübertragung, Fehlleistungen, Traumanalyse, Psychodynamik im Drei-Instanzen-Modell, Ödipus-/Elektrakomplex, Psychoanalytisches Phasenschema, freie Assoziation, u. v. m.). Freud hatte zu Lebzeiten eine Vielzahl von Schülern zu denen unter anderem: K. Abraham, A. Adler, P. Federn, S. Ferenci, E. Jones, C. G. Jung, O. Pfister, J. Putnam, O. Rank, W. Reich, W. Stekel gehörten. Manche seiner Schüler stellten sich später teilweise gegen ihn, fuhren aber i. d. R. prinzipiell fort, den psychoanalytischen Ansatz weiter auszubauen, zu verfeinern, bzw. leblos erschiene Zweige zu beleben. Insgesamt erfuhr die Freudsche Lehre, besonders in den ersten Jahrzehnten des 20. Jahrhunderts zahlreiche Abwandlungen, aus denen, da stets eine Personenbezogenheit in den Psychotherapiemethoden erkennbar ist, neue Richtungen entstanden oder die alte Richtung im Kern beibehalten wurde. Worte wie Freudianisch, Neofreudianisch, Adlerianisch, Neoadlerianisch, Jungianisch, Neojungianisch, Reichianisch, Neoreichianisch etc. machen dies deutlich (neo- ist eine griechische Vorsilbe mit der Bedeutung ‚neu').

Um ansatzweise zu skizzieren in welche Richtungen einige „stärkere Äste" des Psychoanalysebaumes wuchsen und wachsen, folgt nun eine stichwortartige Zusammenfassung (ohne Anspruch auf Vollständigkeit):

Alfred Adler (1870–1937) begründete die Individualpsychologie, eine eigene tiefenpsychologische Schule, die der Auffassung ist, daß Machtstreben, Selbstwerterleben und Geltungsstreben eng miteinander verbunden sind. Für den Wiener folgen unter bestimmten Umständen Fehlentwicklungen, Minderwertigkeitskomplexe und Überkompensationen. Unbewußte Triebregungen und Abwehrmaßnahmen erkennt sie nicht an. Als mehr direktiv-pädagogisch ausgerichtete Methode versucht sie den Lebensstil des Patienten herauszuarbeiten und diesen in bezug für zukünftige Ziele zu setzen.

Carl Gustav Jung (1875–1961) begründete die analytische Psychologie. Der Schweizer Psychotherapeut und Universitätsprofessor aus Basel konstatierte nach einem völligen Bruch mit Freud, daß das Unbewußte nicht nur verdrängtes, individuelles Erleben, sondern ein kollektives, allen Menschen gleichermaßen zukommendes Phänomen ist. Er schaffte u. a. den Begriff des kollektiven Unbewußten mit dessen Urbildern, den sogenannten Archetypen (weitere Stichworte: Anima, Animus, analytische Psychologie, deutendes Therapieverfahren, Gottesbild in der menschlichen Psyche, Gesamtpsyche, Teilpsychen, Komplexe).

Wilhelm Reich (1897–1957). Der Psychiater aus Galizien war 1922 Leiter des Wiener Seminars für psychoanalytische Therapie unter der Supervision seines Lehrers S. Freud. Es kam im weiteren Verlauf zu formalen, jedoch nicht durchgängig inhaltlichen Entfremdungen hinsichtlich der psychoanalytischen Therapie und er trat 1934 aus der internationalen psychoanalytischen Gesellschaft aus. Der auch heute noch umstrittene geniale Forscher lieferte, während seines Schaffens in Wien und New York, vor allem bedeutende Beiträge auf dem Gebiet der Charaktertheorie, die weiterhin voll anerkannt werden. Es gelingt ihm ein starker Durchbruch im Gebiet der körperorientierten tiefenpsychologisch fundierten Psychotherapie, so daß man ihn mit Fug und Recht, jedoch nicht ohne Vorbehalt, als einen Vorreiter der wissenschaftlich orientierten Psychosomatik bezeichnen muß (Stichworte: Orgasmusreflex, Charakterstruktur, Charakteranalyse, Charakterpanzer, Vegetotherapie). Er war unter anderem Lehrer der beiden, ebenfalls umstrittenen, New Yorker Psychiater Alexander Lowen (Bioenergetische Analyse) und John C. Pierrakos (Bioenergetische Analyse und Core Energetik).

Sandor Ferenczi (1873–1933) ein Budapester Psychoanalytiker ist ein weiterer bedeutender Schüler S. Freuds. Bereits während des Medizinstudiums in Wien experimentierte er mit Hypnose. Er gründete 1910 die Internationale psychoanalytische Gesellschaft und legte den Schwerpunkt auf das interaktionelle Geschehen im menschlichen Miteinander bzw. Gegeneinander. Sein Werk „Thalassa, Versuch einer Genitaltheorie" (Wien 1924) wurde von Freud als kühnste Anwendung der Analyse bezeichnet. Er begründete darin eine neue Methode, die als Bioanalyse bezeichnet wurde. Er inspirierte zu seinen Lebzeiten als Lehrer unter anderem seinen Landsmann Michael Balint (1896–1970), nach dem die heute durchgeführten Balintgruppen benannt wurden. Zudem inspirierte er später die beiden neoreichianischen US-Psychiater Alexander Lowen (1910–) und John C. Pierrakos (1927–) welche gemeinsam die Bioenergetische Analyse, letzterer, ein griechisch-amerikanischer Therapeut, die Core Energetik entwickelten.

3.1.4.2 Der „Behavioristisch-kognitive Baum" (engl. behavio(u)r = Verhalten, Betragen)

Der Behaviorismus geht im wesentlichen auf die experimentellen psychophysiologischen Basiserrungenschaften des russischen Physiologieprofessors Iwan Petrowitsch Pawlow (1849–1936) zurück. Für seine Untersuchungen des Speichelflußreflexes bei Hunden bekam er 1904 den Nobelpreis für Medizin. Er gilt als Schöpfer der Lehre von den bedingten Reflexen (weitere Stichworte: klassische Konditionierung, zweites Signalsystem, konditioniertes Signal, konditionierte Reaktion, u. v. m.). Weitere Grundsteinleger dieses Zweiges waren der russische Psychiater und Neurologe Wladimir Michailowitsch Bechterew (1857–1927, Stichworte: objektive Psychologie, instrumentelle Konditionierung, kollektive Reflexiologie, u. v. m.), sowie der amerikanische Psychologe John Broadus Watson (1878–1958). Mit einem Artikel von J. B. Watson, „Psychology as the behaviorist views it" aus dem Jahre 1913, entwickelte sich in den USA, parallel zur Psychoanalyse, eine Psychologie, die sich auf die beobachtbaren und meßbaren Verhaltensmerkmale beschränken („Psychologie ohne Seele", F. A. Lange, 1875) sollte, um die subjektive Unzuverlässigkeit vorheriger Psychologierichtungen zu vermeiden. Das Tierexperiment stand im Mittelpunkt und sollte die wissenschaftliche „Objektivität" im naturwissenschaftlichen Sinn erbringen. Im Labyrinthversuch wurden z. B. genaue Fehlerzahlen unter verschiedener Bedingungen ermittelt. Watson gilt als Begründer der sogenannten Stimulus-Response-Psychologie (S-R-Psychologie). Die Psychologen Edward Lee Thorndike (1874–1948, Stichwort: „Gesetz des Effektes", „fittest responses", u.v.m.) und Burrhus Frederic Skinner (Stichworte: „Skinner Box", Verstärkerverhalten, Auftretenswahrscheinlichkeiten, funktionale Analyse, u. v. m.) führten die bereits bekannten Errungenschaften in die lerntheoretische Richtung, die später dann operante Konditionierung genannt wurden. Albert Bandura (Stichworte: Regellernen, Komplexreize, Vorbildlernen, Nachahmung, etc.) ergänzt die lerntheoretische Reihe durch die Anfänge des Modellernen, welches er initial Imitationslernen nannte. In den 20er und 30er Jahren enstanden, aus der Kritik an den traditionellen Formen der Psychotherapie, insbesondere der Psychoanalyse, basierend auf den Arbeiten, von vorwiegend amerikanischen psychologischen Lerntheoretikern (Hull, Tolman, Skinner, Thorndike, Guthrie u. a.) allmählich weitere Grundlagen für die Verhaltenstherapie. Diese Psychotherapieform wurde ab 1950 von H. J. Eysenck und seinem Arbeitskreis (V. Meyer, H. G. Jones, I. M. Marks, M. P. Shapiro, u.v.a.) am Maudsley-Hospital, London, auf den Grundlagen der oben erwähnten Lerntheorien entwickelt (Hauptstichwort: strenge Problemorientierung des Verhaltens). 1958 wandte der südafrikanische Therapeut Joseph Wolpe, die zuvor herausgearbeiteten Prinzipien des Konditionierens, auf die pathologischen Angststörungen an. Zusammen mit seinen Mitarbeitern, A. Lazarus und S. Rachman, entwickelte er, modellhaft für verhaltenstherapeutische Verfahren (welche prinzipiell schrittweise, auf die individuellen Bedingungen des Betroffenen vorgehend sind), die Methode der Systematischen Desensibilisierung. Die Verhaltensanalyse bzw. die Verhaltensdiagnostik erfuhr ab etwa 1965, durch den aus Österreich stammenden, amerikanischen (Illinois) Psychologieprofessor Frederick H. Kanfer (sowie Saslow), im wesentlichen basierend auf Skinners Arbeiten, neue Impulse und Aspekte (Stichworte: Kanfer-Gleichung, System-Modelle, Selbstmanagement u.v.m.). 1975 brachten die eher psychoanalytisch orientierten Psychologen A. T. Beck (abgeleitet aus der Depressionsforschung geht sein Ansatz von den negativen Bewertungssystemen aus. Stichworte: Fehlwahrnehmungen, Falschbewertungen, negative Zukunftssicht, etc.), Albert Ellis (Stichworte: Rational-emotive Therapie, ABC-Theorie, irrationale Erwartungen, etc.) und Meichenbaum (Stichworte: Konzeptualisierung, Inoculation-Training, Streßimpfung, u.a.), angeregt durch die frühen Arbeiten von Wolfgang Köhler (1917, Arbeiten über Menschenaffen) und Jean Piaget (1927, Entwicklung der kindlichen Intelligenz), die sogenannte „Kognitive Wende". Lernen und die damit verbundene psychotherapeutische „Verwertbarkeit" erfolgte nunmehr viel innerlicher (in der Gedanken- und Vorstellungswelt jedes einzelnen, so stellte man fest, existieren innere Dialoge, die lernen ermöglichen, ohne das man es extern ausprobieren muß) wie eine im Kopf vollzogene Vorwegnahme komplexer Handlungen, Geschehnisse, Erkenntnisleistungen und Urteilsfindungen. Ebenso wie der Behaviourismus fand etwa zu selben Zeit der Kognitivismus Eingang in die klinische Psychologie. Beide Bewegungen hatten als gemeinsame Zielsetzung eine möglichst umfassende Theorie des menschlichen Verhaltens zu entwickeln. Sie legten Wert auf die Spezifikation der psychologischen Prozesse und ließen zur Prüfung ihrer Theoriebildungen ausschließlich empirische Befunde zu. Einzelne Theorien des Behaviourismus und Kognitivismus haben große Bedeutung für neuere Verfahren. Gleichwie in der psychoanalytischen Strömung, veränderten auch die folgenden Generationen, die Ursprungstheorien und –verfahren stellenweise bis zur Unkenntlichkeit. Man kann hier von einer Neo-VT, stellenweise von einer Neo-Neo-VT sprechen, für die es jedoch keinen einheitlichen oder erkennbaren Namen gibt. Einige Standardmethoden, wie die Systematische Desensibilisierung (Joseph Wolpe), Konfrontationsverfahren, Problemlösungstraining, u.a., bleiben jedoch am deutlichsten erkennbar. Aus dem Theorien- und Verfahrenspluralismus entwickelte sich unter anderem die Selbstmanagement-Therapie (Kanfer, Reinecker, Schmelzer, u.a.), deren Basisannahmen von der Selbstbestimmung und Autonomie des Menschen ausgehen. Etwa Mitte der 80er Jahre fand die ganz überwiegend von den Psychologen entwickelte, sogenannte „Verhaltenstherapie", in die Ärzteschaft Eingang.

3.1.5 Die „Gemeinsamkeiten" der Psychotherapieverfahren und -methoden

Nähme man ein „Ende des aktuellen Schulenstreites" vorweg, wenn es denn ein Ende jemals geben wird, wird man vermutlich Erkennen müssen, daß alle über sehr ähnliche Inhalte reden (die Phänomene der jeweils individuellen menschlichen Psyche sowie ihre jeweiligen psycho-bio-sozial-environmentalen Interaktionen und Beziehungen), sich lediglich einer anderen Sprache (Fachtermini) bedienen und das jede „Sprache" in die jeweils „andere Sprache" übersetzbar ist, wenn wirklich die gleiche real zugrundegelegten Inhalte und Phänomene gemeint sind – welche doch so schwer zu beschreiben ist.

Fachbegriffe (Fachtermini) aus z. B. der Verhaltenstherapie (VT), der Familientherapie (FT), der Psychoanalyse (PA), der Körperorientierten psychodynamisch fundierten als auch im weiteren Sinne die lerntheoretisch orientierten Therapieverfahren (KÖPTV) usw. sind in die jeweiligen Systeme übersetzbar, sonst wäre nur ein System das Wahre System, und eine zugrundeliegende gemeinsame Wahrheit nicht möglich. So wie die Engländer und Amerikaner für den Begriff Baum in Ihrer Sprache „tree", die Italiener „albero", die Franzosen „arbre „ usw. sagen, so bleibt auch in der Therapie die zugrundeliegende Wahrheit erhalten, wenn sie denn eine ist. Das es sich um einen Baum handelt, bleibt dann als Faktum erhalten, auch nach der „babylonischen Sprachverwirrung". Die Arbeit am/mit dem Widerstand (Symptom) in der PA entspricht in etwa z. B. der Verhaltensanalyse in der VT, den Blockierungen in den körperorientierten psychodynamisch fundierten Therapieverfahren. Das sogenannte Über-Ich der PA entspricht in etwa dem Normen, Werten und Zielen des sogenannten Oberplans in der VT. In der modernen VT spricht man von sogenannten „coverts" (aus dem Englischen, was ganz allgemein Verstecktes bedeutet), den versteckten Denkmustern und Denkprozessen, was dem Unbewußten in der PA sehr nahe kommt.

Abb. 3–1
„Babylonische Sprach-
verwirrung im Wald
der Psychotherapie-
verfahren"

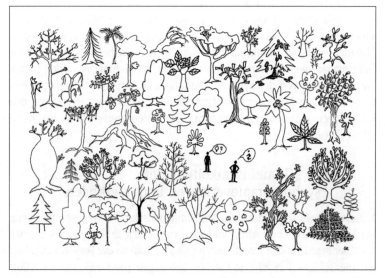

Die sogenannte Verhaltenstherapie bezieht ihre psychotherapeutische Ausrichtung längst nicht mehr nur auf das „Verhalten" des Menschen und die sogenannte „Psychoanalyse" längst nicht mehr nur auf tief im Verborgenen ablaufenden seelischen Prozesse – beide Richtungen nähern sich einander an und übernehmen bereits lange schon sinnvoll erscheinende Elemente der jeweils anderen Richtung.

3.2 Definition – Psychotherapie

Eine klare und eindeutige Antwort, was Psychotherapie ist, ist aufgrund vielfältiger Ansätze offensichtlich sehr schwierig. Der kleinste gemeinsame Nenner dürfte etwa wie folgt lauten:

Es handelt sich bei der Psychotherapie um die Behandlung bzw. Mitbehandlung von körperlichen und/oder seelischen Erkrankungen bzw. Störungen (Leidenszustände) mit seelischen (psychischen) Mitteln.

Zu verstehen ist hier ein bestimmtes, bewußtes und erlernbares (verbales, paraverbales und nonverbales) interaktiv methodisches Vorgehen, in dem die Persönlichkeit der Therapeutin, des Therapeuten eingeht, mit dem Ziel, das Leiden zu mindern, verstehbarer zu machen oder zu heilen, bzw. punktuelle Probleme zu lösen (verkürzt könnte man die Psychotherapie als einen kommunikativen und sozialen Problemlösungsprozeß bezeichnen).

Drückt man anders aus, was Psychotherapie ist, so kann man sagen, Psychotherapie ist nicht mehr und nicht weniger als die Verknüpfung der Grundelemente menschlicher Kommunikation in der Beziehung zwischen einer Therapeutin oder einem Therapeuten und einem Klienten oder einer Klientin zur Erreichung eines Ziels, auf das beide sich zuvor geeinigt haben. Grundlagen sind immer, auch bei Körpertherapien, das Reden und das Zuhören sowie der Austausch von Informationen über vorwiegend dem Fühlen und dem Denken. Erfolgreich ist eine Psychotherapie am Ende nur, wenn sie Verstand und Gefühl erreicht, wenn sie die Symbolwelt der Menschen in Bewegung setzt und sie veranlaßt, mit den gewonnen Einsichten auch etwas zu tun.

Bildlich gesprochen ist nach C. G. Jung Psychotherapie die Begleitung eines Menschen in das Schattenreich der verdrängten, nicht gelebten Anteile seiner Seele.

Allumfassender ausgedrückt ist das Ziel der Psychotherapie die Sichtung der tatsächlichen und vermeintlichen Probleme, die Aussöhnung mit den eigenen ungeliebten Seiten und die Reintegration abgespaltener Persönlich-

keitsanteile in das bewußte Selbst. Die innere Verabschiedung von Wunsch-
phantasien, das Ernstnehmen und Entwickeln eigener Fähigkeiten und
Bedürfnisse steigern das Selbstwertgefühl sowie die Fähigkeit zu angemesse-
nem Problemlöseverhalten und zur eigenen Lebensgestaltung.

Der Begriff Psychotherapie wurde erstmalig gegen Ende des 19. Jahrhunderts von J. M. Charcot, H. Bernheim, J. Breuer und zu Beginn auch von S.
Freud für die suggestiven sowie hypnotischen Heilmethoden verwendet, s. u.

Psychotherapie bedeutet also nach heutigem Verständnis die Behandlung
von Krankheiten mit seelischen Mitteln. Von der Wortbedeutung her (etymologisch) leitet sich der eine Wortteil von „psyché", dem griechischen
Wort für Hauch, Atem, Seele, und der andere Wortteil von dem griechischen
Wort „therapiá", was Schutz, Sorge um, Pflege, Behandlung und Heilung
von Krankheiten bedeutet, ab. Seelische Mittel sind nach Freuds Auffassung
(GW V, Imago Verlag London 1942) vor allen Dingen (bewegende) Worte
(verbaler Teil). Nach heutiger Auffassung kommt jedoch, wie in der Definition erwähnt, der nonverbale seelische Kommunikationsbereich bestehend
aus mimischen, gestischem Körperausdruck sowie der Gefühls-, Gedanken-
und Geisteswelt hinzu. Entscheidend ist an dieser Stelle festzustellen, daß
die seelische Kommunikation von Therapeut(in) und Patient(in) wechselsei-
tigen Charakter hat. Definiert man am Ende eine psychosomatische Therapie im engeren Sinne, so ergibt sich für die Behandlungspraxis die Notwendigkeit, sich täglich erneut zu bemühen, die verschiedenen Möglichkeiten
der naturwissenschaftlich orientierten Medizin, der Erfahrungsheilkunde
und der integrativen Psychotherapie miteinander zu verbinden. Das Resultat
einer guten Psychotherapie ist im Wesentlichen idealer Weise eine gelun-
gene umsetzbare fachliche Anleitung zur Selbsthilfe.

3.3   Die Psychotherapieforschung

3.3.1   Allgemeines

Die Psychotherapieforschung hat in Metastudien (übergeordnete Therapiestudien) mittlerweile den Nachweis der generellen Wirksamkeit psychotherapeutischer Verfahren, vor allem der Verhaltenstherapie, Psychoanalyse und
Gesprächspsychotherapie, im Vergleich zu unbehandelten Patientengruppen
erbringen können. Für besonders verbreitete psychische Störungen, wie
Ängste, Depressionen und neurotische Störungen des Sozialverhaltens liegt
eine solche Fülle an gesichertem Wissen darüber vor, wie sie mit psychologischen Interventionen wirksam verbessert werden können, so daß man von
einem Durchbruch in der Therapie psychischer Störungen sprechen kann.

Da die Psychotherapie, aufgrund unterschiedlichster Interessen, einem ungeheuren Fluß und Wandel unterliegt, kann man sich der folgenden Meinung nur vollends anschließen:

Ein Gebiet, auf dem es sehr viele rivalisierende, zum Teil sich widersprechende Theorien gibt, ist die Psychotherapie (K. Grawe, 1992).

Ein Blick, der die Psychotherapie als einheitliche heilkundliche Disziplin erkennen läßt, scheint weit entfernt, um so wichtiger und notwendiger scheint die wissenschaftlich seriöse Auseinandersetzung mit den Verfahren und Methoden in der Psychotherapie zu sein.

Versucht man zudem die Definition für eine psychosomatische Therapie aufzustellen, so ergibt sich diesbezüglich für die Behandlungspraxis die Notwendigkeit, sich täglich erneut zu bemühen, die verschiedenen Möglichkeiten der naturwissenschaftlich orientierten Medizin, der Erfahrungsheilkunde und der integrativen Psychotherapie miteinander zu verbinden.

3.3.2 Wirkfaktoren in der Psychotherapie

Allgemeine Wirkfaktoren in der Psychotherapie
Dennoch kann als allgemeiner Wirkfaktor, zumindest für die Einzeltherapie, die Bedeutung der Qualität der Therapiebeziehung für das Therapieergebnis über alle Zweifel erhaben nachgewiesen werden, und zwar für ganz unterschiedliche Therapieformen (Grawe, Donati & Bernauer, 1994). Eine praktisch sehr wertvolle Aufgliederung der allgemeinen Wirkfaktoren im Sinne eines vierdimensionalen Modells macht H. Walach (mit eigenen Ergänzungen):

Faktor Beziehungsangebot: Wärme, Zuwendung, Beziehung
Faktor Konfrontation und Strukturgebung: Struktur, Forderung, Konfrontation
Faktor Problemklärung: Bewußtsein, Einsicht, Lernen
Faktor Prozeß: Eine „individuell-zeitliche" Komponente
Faktor Ressourcenaktivierung: Den Blick für gesunde Anteile im Patienten öffnen
Faktor Problemaktivierung: Die Probleme des Patienten ins hier und jetzt holen

Zu Faktor Beziehungsangebot: Wärme, Zuwendung, Beziehung
Diese Komponente repräsentiert eine notwendige Voraussetzung jeder gelungenen Psychotherapie und ist zudem die wichtigste von allen: Daß der

Therapeut in der Lage sein muß, eine Beziehung mit dem Klienten aufrecht-
zuerhalten und zu gestalten, und dies so zu tun, daß dieses Beziehungsangebot von dem Klienten erkannt und genutzt werden kann (Gaston, Goldfried,
Greenberg, Horvath, Raue & Watson, 1995). In diesen Bereich fallen alle
Interventionen, die explizit der Aufrechterhaltung, der Gestaltung, der Förderung oder der Sicherung der therapeutischen Beziehung dienen. In diese
Kategorie fallen des weiteren alle therapeutischen Maßnahmen, die den Patienten oder Klienten Sicherheit, Rückhalt und Geborgenheit vermitteln.
Hierin spiegelt sich gewissermaßen die „mütterliche" oder „weibliche" Seite
des Therapeuten. Alle Maßnahmen, die das Bearbeiten, Auffangen, Entwikkeln oder Bestätigen von Emotionen und Affekten zum Ziele haben, sind
Bestandteil dieser Kategorie. Die Begriffe „weiblich" und „mütterlich" sind
in diesem Zusammenhang nicht als Stereotyp oder sozial zu verstehen, sondern als psychologische Idealtypen.

Zu Faktor Konfrontation und Strukturgebung: Struktur, Forderung, Konfrontation

Diese Kategorie spiegelt all diejenigen Maßnahmen wider, die der Psychotherapeut dazu verwendet, um die Arbeit mit seinem Klienten zu strukturie-
ren, um diesen in seiner gewohnten Verhaltensweise herauszufordern, ihn
mit Vermeidungsstrategien zu konfrontieren, Grenzen zu setzen, Anforderungen zu stellen, Bedingungen vorzugeben und auf deren Einhaltung zu
pochen. Viele Maßnahmen der aktiv-gestaltenden Therapieformen sind dieser Kategorie zuzuordnen. Sie spiegelt die „väterliche" oder „männliche"
Seite des therapeutischen Prozesses wider.

Zu Faktor Problemklärung: Bewußtsein, Einsicht, Lernen

Diese Kategorie umfaßt alle therapeutischen Maßnahmen und Vorgehensweisen, die dazu führen, daß Klienten Einsicht in Zusammenhänge gewinnen
oder daß sie Informationen erhalten, die für sie notwendig sind. Daß sie Verständnis für ihr eigenes Erleben und für das anderer Menschen gewinnen.
Hierunter fallen alle im eigentlichen Sinn des Wortes kognitiven Elemente von
Therapieformen. Darin zeigt sich die pädogogisch-aufklärende Dimension von
Therapie, je in der Art und Weise, wie sie sich selbst versteht. Am Ende steht
für den Patienten, für die Patientin eine subjektive Plausibilität, welche, wenn
sie der Wahrheit entspricht, wie ein „Lichteinfall auf die Seele wirkt".

Zu Faktor Prozeß: Eine „individuell-zeitliche" Komponente

Diese Kategorie versucht der Tatsache Rechnung zu tragen, daß therapeutische Prozesse in der Regel nicht von Therapeuten, sondern von Klienten zu
einem bestimmten Zeitpunkt ihres Lebens initiiert werden. Diese individuelle, prozeßhafte, zeitabhängige Kategorie versucht, auch die Autonomie des

therapeutischen Prozesses zu spiegeln und ihr gerecht zu werden. Therapie ist bei aller Notwendigkeit handwerklicher Technik immer auch ein hochindividueller Prozeß, in welchem nicht oder kaum verfügbare Prozesse der Patienten strukturierend eingreifen, gleichsam mit eigener Autonomie. Verschiedene Autoren haben versucht, dieser Tatsache Rechnung zu tragen, vor allem Rogers mit seinem gleichwohl unscharfen Begriff der „organismischen Weisheit" (Rogers 1976), oder Perls mit seiner Betonung des Prozeßgeschehens (Perls 1979; Perls, Hefferline & Goodman 1979). Der Begriff „Prozeß" wird mittlerweile in vielen therapeutischen Schulen synonym mit dem Geschehen der Therapie selbst verwendet. Diese inflationäre Verwendung des Begriffes „Prozeß" soll hier dezidiert nicht vertreten werden. Unter „Prozeß" ist vielmehr die Tatsache zu verstehen, daß das Beginnen und Aufrechterhalten einer Therapie, sowie deren spezifische und individuelle Gestaltung zum großen Ziel von Vorgängen bestimmt werden, die im Klienten ihren Ursprung haben und auf die zu achten Aufgabe des Therapeuten ist.

Zu Faktor Ressourcenaktivierung: Den Blick für gesunde Anteile im Patienten öffnen

Enorm wichtig ist es neben, wie auch immer vielem Leid, den Blick zur Erfassung der gesunden Anteile (Ressourcen) offen zu halten, um den Schwächen entsprechende Kräfte entgegenzurichten. Ob man nun vergleichsweise ein „liegengebliebenes Auto wieder flott macht, weil die Batterie leer ist", oder ob man ein „halb verrottetes Schiff wieder seetauglich macht", immer findet man mehr oder weniger gesunde Anteile.

Zu Faktor Problemaktivierung: Die Probleme des Patienten ins hier und jetzt holen

Weiterhin ist es wichtig, daß zentrale Problem des Patienten ins hier und jetzt zu holen um daran mit dem Patienten, so authentisch wie möglich, zu arbeiten. Eng verknüpft ist damit die Setting-Frage (eine Klinik kann ein solches „Schonklima" für den Patienten darstellen, daß Vermeidung hinsichtlich des „aktuellen Problems" nahezu vorprogrammiert erscheint). Zur Umgehung dessen kann es gelingen, auf „psychodramatische Weise" (Technik des leeren Stuhls) künstlich das aktuelle Problem auch in ein sonst nicht so evozierendes Setting zu bringen.

3.3.3 Spezifische Wirkfaktoren in der Psychotherapie

Hinsichtlich spezifischer Wirkfaktoren, das heißt der Frage nach verschiedenen Methoden und deren Zusammenhang zum therapeutischen Prozeß (Effektstärkenvergleich der unterschiedlichen Methoden), bleibt die Aussagekraft in den Metastudien (übergeordneten Therapiestudien) eher vage. Das liegt zum einen daran, das das Forschungsdesign der bisherigen Effizienzforschung der einzelnen Therapiemethoden zu global (hinsichtlich der Therapeuten und Patientenvariabelen sowie der Definition des Therapieerfolges) war und dem dynamischen, nicht direkt zugänglichen psychotherapeutischen Prozessen zwischen Patient und Therapeut bislang nicht entsprochen werden konnte. Weiterhin war die Datenlage, die innerhalb der einzelnen Therapieverfahren zur Verfügung stand, äußerst asymmetrisch zu Gunsten der verhaltensorientierten Methoden. Es liegt in der Natur der Sache, das über in der Verhaltenstherapie viele partial fokussierte Problembereiche ein quantitativ höherer Output an Veröffentlichungen zustande kommt (in den USA etwa 10 000 Veröffentlichungen pro Jahr), als bei der in der Tiefenpsychologie zeitraubenderen, in der Regel komplexeren Promblemstellungen (obwohl auch hier bereits eine beachtliche Anzahl von empirischen Forschungsarbeiten zur Validierung diagnostischer und therapeutischer Theorie und Praxis vorliegt: Fisher und Greenberg (1978), (1985); Fisher 1984 v. Mashing 1983, 1986, Kächele 1992, 1995). Zudem gibt man sich in der Verhaltenstherapie gerne mit Teilerfolgen in kürzerer Zeit zufrieden, was letztendlich verschleiert, das zeitlich versetzt ein anderes Problem in der Regel folgt. Exemplarisch wurde bei der von Grawe im Jahre 1992 gezündeten Diskussion, basierend auf seiner Metaanalyse von 897 klinischen Untersuchungen, über die Rangfolge psychotherapeutischer Verfahren, die Gefahr von verzerrenden globalisierenden Aussagen deutlich. Es wurden zum einen Daten zu Methoden, die irgendwie greifbar waren herangezogen und der Verfahren mit dicker fundierter Datenlage gegenübergestellt, andererseits gingen Methoden in Mischform, bei einem sehr eng ausgesuchten Klientel in die Metaanalyse ein (z. B. Bioenergetik in Kombination mit Gestalttherapie untersucht in 10 Sitzungen mit 56 alkoholabhängigen Frauen im stationären Rahmen). Die Analyse ist insgesamt, trotz der umfassenden Berücksichtigung unterschiedlichster Daten bei der Ergebnisauswertung, dennoch mit dem Problem der Validität und der Vergleichbarkeit der Studien belastet (z. B. Hoffmann (1992), Meyer (1994); Kächele (1995); Rüger (1994); Schneider (1993) u. w.)

Insgesamt wurde für die Verhaltenstherapie in multiplen Untersuchungen ein Wirksamkeitsnachweis erbracht, gleiches gilt jedoch auch für tiefenpsychologisch fundierte Verfahren. Neben der grassierenden Verfahrensstreitigkeiten kann man sich nicht oft genug bewußt machen, das es fraglich bleibt, ob es überhaupt deutliche spezifische Wirkfaktoren in den einzelnen Verfahren gibt und das es immer weitaus entscheidender ist, welcher Therapeut mit welchem Patienten interaktionell, welches Verfahren anwendet. Am Ende steht die Qualität der Beziehung als wichtiger für den Prozeß im Raum, als die reine Methode.

> Eine Methode ist daher immer nur so gut oder so schlecht, wie die qualitativ (Einfühlen = Empathie, Echtheit = Authentizität, Menschlichkeit, Freundschaft, Wärme, Herzlichkeit) zugrundeliegende Therapeut/Klient-Beziehung es zuläßt.

Ein psychotherapeutisch Tätiger kann methodisch einwandfrei sein, wenn die „Chemie zwischen ihm und dem Patienten" nicht stimmig ist, wird die Methode allein das Defizit nicht ausmerzen können.

> Der Therapeut, bzw. die Therapeutin, geht/gehen unabdingbar als „Persönlichkeitsvariable" der Behandlung in diese mit ein. Dieselbe Methode wird ein zweiter Therapeut, eine zweite Therapeutin in einem anderen persönlichen Stil anwenden.

Dasselbe gilt im übrigen auch in letzter Konsequenz in den organischen Fachbereichen wie Chirurgie, Innere Medizin, etc.

> Grundsätzlich macht sich in der modernen Psychotherapie ein methodenübergreifendes Arbeiten bemerkbar. Wie in der Pharmakologie eine Riesenauswahl von Medikamenten zur Verfügung stehen, die im Idealfall bedarfsgerecht, sinnvoll und patientenorientiert anzuwenden sind, greift ein moderner Psychotherapeut auf die Verfahren, in denen er sich sicher fühlt, die er kennt und die zu seinem persönlichen Stil passen, verantwortungsvoll und patientenorientiert zurück. Der Vergleich hinkt im Grunde genommen nur insofern, als das das therapeutische agens (Wirkstoff) beim ersten „materiell" und im zweiten „immateriell" ist.

3.4 Rechtliche Grundlagen in der Psychotherapie – Das Psychotherapeutengesetz (PsychThG)

Hinsichtlich der Schaffung einer Rechtsgrundlage laborierten in Deutschland die gesetzgebenden Instanzen sehr lange herum, bis es nach ersten ernsthafteren Überlegungen im Jahre 1995 (PTG–Entwurf der SPD vom 08.03.1995) über weitere Entwürfe (PTG–Entwurf des Bundesrates vom 26.04.1995; der Koalition vom 20.06.1997 sowie diversen Änderungen und Einarbeitung von Beschlüssen des Vermittlungsausschusses) zu einer endgültigen Verabschiedung des Psychotherapeutengesetzes am 12.02.1998 durch den Deutschen Bundestag, sowie am 06.03.1998 durch den Bundesrat kam.

Dieses PsychThG tritt, nach einer entsprechenden Übergangsregelung, am 01. Januar 1999 in Kraft. Wesentlich ist, daß der Begriff „Psychotherapeut" bzw. „Psychotherapeutin" ab jetzt gesetzlich geschützt ist und zu einer allgemein gültigen Berufsbezeichnung wird, an die entsprechende Anforderungen gestellt werden. Nach Abs. 1, § 1 des PsychThG, darf die Berufsbezeichnung „Psychotherapeut" oder „Psychotherapeutin" von anderen Personen als Ärzten, Psychologischen Psychotherapeuten oder Kinder- und Jugendlichenpsychotherapeuten *nicht* geführt werden. Im Abs. 3, § 1 PsychThG wird definiert, das die Ausübung von Psychotherapie, im Sinne des Gesetzes, jede, mittels wissenschaftlich anerkannter psychotherapeutischer Verfahren vorgenommene Tätigkeit, zur Feststellung, Heilung oder Linderung von Störungen mit Krankheitswert, bei denen Psychotherapie indiziert ist, bedeutet. Im Rahmen einer psychotherapeutischen Behandlung, so heißt es in diesem Absatz weiter, ist eine somatische (körperliche) Abklärung herbeizuführen. Zur Ausübung von Psychotherapie gehören nicht psychologische Tätigkeiten, die die Aufarbeitung und Überwindung sozialer Konflikte oder sonstige Zwecke außerhalb der Heilkunde zum Gegenstand haben.

Hinsichtlich der Anforderungen, gemäß dieser Gesetzgebung ist neu, daß, unter Berücksichtigung einer entsprechender Übergangsregelung, nun auch Psychologen und Psychologinnen, wenn sie sich denn psychologischer Psychotherapeut bzw. psychologische Psychotherapeutin nennen wollen, einer Approbation bedürfen (diese Voraussetzung erfüllen Ärzte und Ärztinnen seit jeher mit Abschluß Ihrer ärztlichen Grundausbildung).

Mit der Einführung dieser neuen gesetzlichen Grundlage (PsychThG) werden unter anderem Änderungen im Sozialgesetzbuch, hinsichtlich der Beziehungen von Ärzten, Zahnärzten, Psychotherapeuten und Krankenkassen, zur Sicherstellung der vertragsärztlichen Versorgung der Versicherten in Zusammenarbeit mit der Kassenärztlichen Vereinigung, geregelt. Daneben kommt es zu entsprechenden Änderungen im *Strafgesetzbuch*, in der *Strafprozeßordnung, im Beschäftigungs- und Arbeitstherapeutengesetz*, in der *Zulassungsverordnung für Vertragsärzte*, im *Krankenhausfinanzierungsgesetz* und im *Sozialgerichtsgesetz*.

3.5 Psychotherapierichtlinien/-leitlinien

Im Bereich der Medizin existiert seit November 1962 die Arbeitsgemein-
schaft der Wissenschaftlichen Medizinischen Fachgesellschaften (AWMF).
Die AWMF ist mit ihren eigenständigen Aufgaben neben den anderen
Arbeitsgemeinschaften wie z. B. Bundesärztekammer (BÄK), Medizinischer
Fakultätentag (MFT), Gemeinschaft Fachärztlicher Berufsverbände (GFB)
und den Einrichtungen der Wissenschaftsförderung ein wichtiger Pfeiler im
Rahmen der gesamten medizinischen Organisation. Derzeit besteht sie aus
121 wissenschaftlichen Fachgesellschaften, die insgesamt derzeitig über 500
Leitlinien für Diagnostik und Therapie entwickelt haben und weitere entwickeln werden. Was ist nun der Unterschied zwischen einer Leitlinie und
einer Richtlinie im Sinne der AWMF?:

3.5.1 Leitlinien

*(orientiert an der Definition der Agency for Health Care Policy and
Research für die „Clinical Practice Guidelines" der USA)*
  Leitlinien sind systematisch entwickelte Darstellungen und Empfehlungen
mit dem Zweck, Ärzte und Patienten bei der Entscheidung über zweckdienliche Maßnahmen der Krankenversorgung *(Prävention, Diagnostik, Therapie
und Nachsorge)* unter spezifischen klinischen Umständen zu unterstützen.
Leitlinien geben den Stand des Wissens (Ergebnisse von kontrollierten klinischen Studien und Wissen von Experten) über effektive und zweckdienliche
Krankenversorgung zum Zeitpunkt der Drucklegung" wieder. In Anbetracht
der unausbleiblichen Fortschritte wissenschaftlicher Erkenntnisse und der
Technik müssen periodische Überarbeitungen, Erneuerungen und Korrekturen unternommen werden. Wo keine Ergebnisse von kontrollierten klinischen Studien vorliegen, wird der subjektive Einfluß der Experten durch
Techniken wie „Konsensus-Konferenz", „Delphi-Konferenz" oder „Nomina-
ler Gruppenprozeß" minimiert. Die Empfehlungen der Leitlinien können
nicht unter allen Umständen zweckdienlich genutzt werden. Die Entscheidung darüber, ob einer bestimmten Empfehlung gefolgt werden soll, muß
vom Arzt unter Berücksichtigung der beim individuellen Patienten vorliegenden Gegebenheiten und der verfügbaren Ressourcen getroffen werden.
  Unter dem „Dach der AWMF" hat beispielsweise die Deutsche Gesellschaft für Psychiatrie, Psychotherapie und Nervenheilkunde (DGPPN) Leitlinien für folgende Diagnosetypen bzw. Symptomenkomplexe vorgelegt bzw.
erarbeitet weitere Leitlinien:

1. Psychiatrische Schmerzdiagnostik und -therapie
2. Gewalt und Zwang

3. Zwangsstörungen
4. Forensische Begutachtung
5. Borderline-Persönlichkeitsstörungen
6. Demenzen
7. Schizophrenien
8. Affektive Störungen
9. Elektrokrampftherapie
10. Psychopharmakotherapie

Als weiteres Beispiel erarbeitet die Deutsche Gesellschaft für Psychotherapeutische Medizin (DGPM) zur Zeit Leitlinien für folgende Bereiche von Diagnostik und Therapie:

1. Ambulante Psychotherapie
2. Stationäre Psychotherapie
3. Konsiliar- und Liaisondienst
4. Begutachtung
5. Krisenintervention
6. Paar- und Familientherapie
7. Psychosomatische Grundversorgung
8. Psychosomatische Rehabilitation
9. Somatoforme Störungen
10. Angststörungen
11. Depressionen
12. Diagnostik und Klassifikation
13. Dokumentation und Forschungsmethodik
14. Eßstörungen
15. Gerontopsychosomatik
16. Persönlichkeitsstörungen
17. Posttraumatische Störungen
18. Sexualstörungen
19. Somatopsychische Problemfelder
20 Sucht
21. Zwangsstörungen

Auch die Psychologen haben traditionell geprägte Berufsverbände wie z. B. den *Verband Psychologischer Psychotherapeuten* (VPP*), Deutscher Psychotherapeutenverband* (DPTV)*, Deutsche Gesellschaft für Verhaltenstherapie e. V.*, den *Berufsverband Deutscher Psychologen* u. a.

3.5.2 Richtlinien

Richtlinien sind Handlungsregeln einer gesetzlich, berufsrechtlich, standesrechtlich oder satzungsrechtlich legitimierten Institution, die für den Rechtsraum dieser Institution verbindlich sind und deren Nichtbeachtung definierte Sanktionen nach sich ziehen kann. Richtlinien unterscheiden sich im Hinblick auf diese Verbindlichkeit deutlich von „Leitlinien". Diese Unterscheidung ist *spezifisch für den deutschen Sprachraum*. Im angelsächsischen Sprachraum werden sowohl Richtlinien als auch Leitlinien als „guidelines" bezeichnet und nicht hinsichtlich der Verbindlichkeit differenziert.

Nach den Richtlinien des Bundesausschusses der Ärzte und Krankenkassen über die Durchführung der Psychotherapie in der vertragsärztlichen Versorgung (Psychotherapie-Richtlinien) in der Fassung vom 3. Juli 1987, zuletzt geändert am 31. August 1993 heißt es im Abschnitt B (Psychotherapeutische Behandlungs- und Anwendungsformen), daß folgende Behandlungsformen gemäß dieser Richtlinien zugelassen werden:

1 Verfahren, denen ein umfassendes Theoriesystem der Krankheitsentstehung zugrunde liegt und deren spezifische Behandlungsmethoden in ihrer therapeutischen Wirksamkeit belegt sind.

1.1 Psychoanalytisch begründete Verfahren
Diese Verfahren stellen Formen einer ätiologisch orientierten Psychotherapie dar, welche die unbewußte Psychodynamik neurotischer Störungen mit psychischer oder somatischer Symptomatik zum Gegenstand der Behandlung machen. Zur Sicherung ihrer psychodynamischen Wirksamkeit sind bei diesen Verfahren suggestive und übende Techniken auch als Kombinationsbehandlung grundsätzlich ausgeschlossen. Als psychoanalytisch begründete Behandlungsverfahren gelten im Rahmen dieser Richtlinien:

1.1.1 Tiefenpsychologisch fundierte Psychotherapie
Die tiefenpsychologisch fundierte Psychotherapie umfaßt ätiologisch orientierte Therapieformen, mit denen die unbewußte Psychodynamik aktuell wirksamer neurotischer Konflikte, unter Beachtung von Übertragung, Gegenübertragung und Widerstand behandelt werden.
Eine Konzentration des therapeutischen Prozesses wird durch Begrenzung des Behandlungszieles, ein vorwiegend konfliktzentriertes Vorgehen und durch Einschränkung regressiver Prozesse angestrebt. Die tiefenpsychologisch fundierte Psychotherapie gelangt auch in jenen Fällen zur Anwendung, in denen eine längerfristige therapeutische Beziehung erforderlich ist. Als Son-

derformen der tiefenpsychologisch fundierten Psychotherapie können folgende Behandlungsmethoden zur Anwendung kommen:

1.1.1.1 Kurztherapie

1.1.1.2 Fokaltherapie

1.1.1.3 Dynamische Psychotherapie

1.1.1.4 Niederfrequente Therapie in einer längerfristigen, Halt gewährenden, therapeutischen Beziehung

1.1.2 Analytische Psychotherapie

Die analytische Psychotherapie umfaßt jene Therapieformen die zusammen mit der neurotischen Symptomatik den neurotischen Konfliktstoff und die zugrundeliegende neurotische Struktur des Patienten behandeln und dabei das therapeutische Geschehen mit Hilfe der Übertragungs-, Gegenübertragungs- und Widerstandsanalyse unter Nutzung regressiver Prozesse in Gang setzen und fordern.

1.2 Verhaltenstherapie

Die Verhaltenstherapie als Krankenbehandlung umfaßt Therapieverfahren, die vorwiegend auf der Basis der Lern- und Sozialpsychologie entwickelt worden sind. Unter den Begriff „Verhalten" fallen dabei beobachtbare Verhaltensweisen sowie kognitive, emotionale, motivationale und physiologische Vorgänge. Verhaltenstherapie im Sinne dieser Richtlinien erfordert die Analyse der ursächlicher und aufrechterhaltenden Bedingungen des Krankheitsgeschehens (Verhaltensanalyse). Sie entwickelt ein entsprechendes Störungsmodell und eine übergeordnete Behandlungsstrategie, aus der heraus die Anwendung spezifischer Interventionen zur Erreichung definierter Therapieziele erfolgt. Aus dem jeweiligen Störungsmodell können sich folgende Schwerpunkte der therapeutischen Interventionen ergeben:

1.2.1 Stimulus-bezogene Methoden (z. B. systematische Desensibilisierung)

1.2.2 Response-bezogene Methoden (z. B. operante Konditionierung, Verhaltensübung)

1.2.3 Methoden des Modellernens

1.2.4 Methoden der kognitiven Umstrukturierung (z. B. Problemlösungsverfahren, Immunisierung gegen Streßbelastung)

1.2.5 Selbststeuerungsmethoden (z. B. psychologische und psychophysiologische Selbstkontrolltechniken)

Die Komplexität der Lebensgeschichte und der individuellen Situation des Kranken erfordert eine Integration mehrerer dieser Interventionen in die übergeordnete Behandlungsstrategie.

2 Psychoanalytisch begründete Verfahren und Verhaltenstherapie sind nicht kombinierbar, weil die Kombination der Verfahren zu einer Verfremdung der methodenbezogenen Eigengesetzlichkeit des therapeutischen Prozesses führen kann.

3 Über die in 1 genannten Verfahren hinaus können als Psychotherapie gemäß Abschnitt A der Richtlinien in der kassenärztlichen Versorgung andere Verfahren Anwendung finden, wenn nachgewiesen ist, daß sie folgende Voraussetzen erfüllen:

3.1 Nachweis der erfolgreichen Anwendung an Kranken, überwiegend in der ambulanten Versorgung über mindestens 10 Jahre durch wissenschaftliche Überprüfung (Stellungnahme aus der Psychotherapieforschung unabhängiger Einrichtungen, Evaluation von Behandlungen und langfristigen Katamnesen, Literatur).

3.2 Ausreichende Definition des Verfahrens und Begrenzung von bereits angewandten und bewährten psychotherapeutischen Methoden, so daß die Einführung des neuartigen psychotherapeutischen Vorgehens eine Erweiterung oder Verbesserung der kassenärztlichen Versorgung bedeutet.

3.3 Nachweis von Weiterbildungseinrichtungen für Ärzte und Diplom-Psychologen mit methodenbezogenem Curriculum in theoretischer Ausbildung und praktischer Krankenbehandlung.

4 Der Bundesausschuß der Ärzte und Krankenkassen stellt fest, für welche Verfahren und Techniken in der Psychotherapie und Psychosomatik die den Richtlinien zugrundeliegenden Erfordernisse als erfüllt gelten und gegebenenfalls unter welchen Bedingungen diese zur Behandlung von Krankheit Anwendung finden können. Die Feststellungen sind als Anlage 1[1] Bestandteil der Richtlinien.

[1]Anlage 1: Der Bundesausschuß der Ärzte und Krankenkassen stellt gemäß Abschnitt B I. 4 der Richtlinien fest: Katathymes Bilderleben ist keine eigenständige Psychotherapie im Sinne der Richtlinien, sondern kann gegebenenfalls im Rahmen eines übergeordneten tiefenpsychologisch fundierten Therapiekonzeptes (BI.1.1.1) Anwendung finden. Rational Emotive Therapie (RET) kann als Methode der kognitiven Umstrukturierung (B I.1.2.4) im Rahmen eines umfassenden Verhaltenstherapeutischen Behandlungskonzepts Anwendung finden. Eine analytische Psychotherapie als Langzeittherapie mit einer Frequenz von 4 und mehr Wochenstunden kann im Rahmen der Psychotherapie-Richtlinien keine Anwendung finden, weil der wissenschaftlich begründete Nachweis einer spezifischen Indikation und einer größeren therapeutischen Wirksamkeit dieser Anwendungsform

nicht erbracht worden ist. Die Erfordernisse der Psychotherapie-Richtlinien werden nicht erfüllt von: 1. Gesprächspsychotherapie, 2. Gestalttherapie, 3. Logotherapie, 4. Psychodrama, 5. Respiratorisches Biofeedback, 6. Transaktionsanalyse.

3.6 Versuch einer übersichtlichen Einteilung (Gruppierung) einiger Psychotherapieverfahren

Im folgenden führe ich, ungeachtet der obigen Richtlinien, in Form einer Gruppierung, exemplarisch einige Psychotherapieverfahren auf, wobei ich in einer jeweiligen Gruppe wiederum, relativ wahllos, mindestens zwei Verfahren genauer skizziere. Im übrigen verweise ich hinsichtlich einer hervorragenden übersichtlichen Darstellung auf das umfangreiche zweibändige Werk: „Handbuch der Psychotherapie" von Raymond J. Corsini (Hrsg.), Beltz Verlag, 4. Auflage, 1994. Wenn ein sich für den Patienten lohnendes, praktikables und effizientes Therapieverfahren „noch" nicht in den obigen Psychotherapierichtlinien aufgeführt ist, so ist dieses nicht in Stein gemeißelt. Vielmehr sehen die Richtlinien nach Punkt 3ff eine Öffnung, auch anderer Verfahren vor, sofern diese die entsprechenden genannten Erfordernisse erfüllen. Diese beinhalten unter anderem, neben einer wissenschaftlicher Begründung des Verfahrens, auch definierte Anforderungen an die entsprechenden Weiterbildungsinstitute bzw. an die zugrundeliegenden Weiterbildungs-Curricula.

Allgemein macht man grundsätzlich die Unterteilung in zudeckende, supportiv – komplementäre als auch aufdeckende (analytische) Verfahren. Im Übergangsbereich finden sich, in der Regel mit tiefenpsychologischen Wurzeln, die Erlebnistherapien der aus der humanistischen Psychologie stammenden Verfahren sowie Verhaltenstherapeutischer Verfahren mit einem mehr oder minder eigenständigen Verwurzelung.

In Abhängigkeit von Art, Ausmaß und Dauer der jeweils vorliegenden psychischen Störung oder Erkrankung, aber auch in Abhängigkeit von (körperlicher) Belastbarkeit, Introspektionsfähigkeit und Motivation des individuellen Patienten wird die Indikation für die entsprechende Therapieform gestellt.

Eine beratend stützende, zudeckende bis supportiv-komplementäre Therapie mit dem Nahziel der möglichst raschen Entaktualisierung sowie einer Verbesserung von Adaptation (Anpassung) und Coping-Strategien (Bewältigungsstrategien) steht einer biographisch orientierten, analysierend-aufdeckenden Form, mit dem Fernziel von (Nach-)Reifung, Autonomieentwicklung und Umstrukturierung der Persönlichkeit am anderen Ende gegenüber.

Psychotherapien mit psychoanalytischem, psychodynamischem bzw. tiefenpsychologischem Schwerpunkt. Exemplarisch einige Beispiele:

3.6.1 Die „klassische" Psychoanalyse (auch orthodoxe Pyschoanalyse oder Langzeitpsychoanalyse genannt)

Wie oben bereits beschrieben, nahm Sigmund Freud (s.o.) um die Jahrhundertwende hypno-suggestive sowie neurologisch-psychiatrische, als auch pädagogische Einflüsse seiner Zeit auf und entwickelte das Theoriegebäude, welches er Psychoanalyse nannte. Es implizierte zugleich eine Methode zur Erforschung menschlich-seelischen Erlebens und wurde somit im weiteren zu einer ersten psychotherapeutischen Behandlungsform für psychische Störungen ausgebaut. Beim Ausbau, aber auch bei der Differenzierung und z. T., mit von Freud eher argwöhnisch betrachteter „Verselbstständigung seiner Ansätze" (zu starke Abweichung von der orthodoxen Psychoanalyse), halfen ihm zahlreiche seiner Schüler. Hinsichtlich der Kernstücke des psychoanalytischen Theoriegebäudes sei folgendes stichpunktartig aufgezeigt:

- Es handelt sich um ein triebdynamisches (Libidotheorie) Konfliktmodell (basierend auf dem entsprechenden, intrapsychischen Persönlichkeitsmodell als sogenanntes Drei-Instanzen-Modell: Es – Ich – Über-Ich, dem seelischen Ort des Realitätsbezuges, der triebverbundenen Emotionalität sowie des Gewissens) der Neurosenentstehung (Neurosengenese).

- Zeitlich, vor allem in der grundlegenden frühen Persönlichkeitsentstehung, knüpft die Genese von Neurosen als auch ihre Behandlung an ein, in der Theorie unterstellten Entwicklungsmodell (orale Phase – anale Phase – phallische Phase – Latenzphase) an.

- Die Entwicklung der Neurosen erfolgt summa summarum durch einen frühkindlichen Konflikt, der dadurch erklärbar ist, daß das Kind mit seinen eigenen (autonomen) Bedürfnissen, bezogen auf die Bedürfnisse seiner Bezugspersonen in einen psychosozialen Konflikt gerät. Das Kind gibt dann, „als Überlebensstrategie", entweder seine eigenen Bedürfnisse auf, paßt sich an oder wehrt sie ab (es folgt in dem jeweiligen Stadium also keine situationsangemessene Bewältigung).

- Der frühkindliche Konflikt (bzw. Konflikte) wird, weil er zu gefährlich, angsterzeugend und zudem ungelöst ist, aus dem Bewußtsein abgewehrt. Bei diesem Abwehren handelt es sich um Abwehrmechanismen des Ichs (Formen: Verdrängung, Verleugnung, Projektion, Reaktionsbildung, Intellektualisierung, Isolierung, Verschiebung, Rationalisierung, Wendung gegen das Selbst, Identifizierung mit dem Aggressor, Regression, Spaltung, Suppression, Introjektion, Ungeschehenmachen,

Agieren, Sublimierung, soziale Isolierung), also der Schnittstelle von Selbst und Umwelt, bzw. Selbst und eigener Innenwelt. Es kommt nur selten zu einem isolierten Vorkommen der Abwehrmechanismen, vielmehr bilden komplexere Abwehrprozesse, die individuell spezifische und letztendlich der neurotischen Krankheitsbilder, charakteristisch zugrunde liegender Abwehrformationen.

■ Neben bewußten existieren in unserem Erleben und Denken vorbewußte und unbewußte Bewußtseinsanteile.

Kernstücke (stichpunktartig) der auf der psychoanalytischen Theorie basierenden Behandlungsmethode:

■ Durch zu starke (emotionale) Belastungen im Laufe des Lebens kommt es zu einer Dekompensation, nicht mehr kompensierbarer Belastungssituationen und somit zu einer Reaktualisierung („Triggerung") unbewußt abgewehrter, ungelöster frühkindlicher psychosozialer Konflikte in der Gegenwart („Zeitverschmelzung" hinsichtlich des Konfliktes). Die Dekompensation manifestiert sich jedoch auf bewußterer Ebene in Form neurotischer Charakter- und Verhaltensstörungen (neurotische Symptombildung mit spezifischer Symbolik hinsichtlich zugrundeliegender Auslösesituationen, Bedingungen der psycho-bio-sozio-environmentalen Realität).

■ Die grundsätzliche Wirkhypothese zielt darauf ab, daß mittels bestimmter Techniken, die Wiederbewußtmachung, ehemalig bewußter, aber ins Unterbewußtsein abgerutschter Bewußtseinsanteile (weil konflikthaft uns angsterzeugend) zur Lösung des aktuellen neurotischen Konfliktes beiträgt.

■ Aufdeckung und Nachverarbeitung des affektbesetzten frühkindlichen Konfliktes unter Berücksichtigung der neurotischen Persönlichkeitsstruktur.

■ Als kausal orientiertes Therapieziel wird die Veränderung der pathologischen Persönlichkeitsstruktur angestrebt, um der Aufrechterhaltung der zugrundeliegenden Symptomatik die Grundlagen zu entziehen (im weiteren wurde als Ziel ein angemessenes Selbstverständnis und Selbstwertgefühl angestrebt).

■ Durch freies Assoziieren kommt es zu einer geradezu „zeitlosen" (lebensgeschichtlich im Kontext stehender) und vom Ich „unzensierten" Aufrührung von Bildern, Gedanken, Emotionen, Phantasien und Träumen ins Bewußtsein. Gemäß der psychoanalytischen Grundregel wird der Patient dazu aufgefordert, all seine Vorstellungen, Empfindungen, Wünsche oder Befürchtungen, die ihm gerade Einfallen, selbst kritiklos und unkontrolliert spontan mitzuteilen.

- Das hervorgetretene neuroserelevante Material, wird im folgenden im psychotherapeutischen Prozeß mittels therapeutischer Interventionen, wie Konfrontationen, Deutungen, Rekonstruktionen, Klärungen usw., mit der neurotischen Symptomatik in einen Zusammenhang gestellt, wodurch eine Entschlüsselung der neurotischen Symptomatik möglich wird und der Prozeß der Nachverarbeitung in Gang gehalten wird.

- Das therapeutische Medium schlechthin, ist der Übertragungsprozeß zwischen Arzt und Patient (Übertragungsneurose), wodurch der Patient einerseits eine enorme Orientierungshilfe und Schutz bekommt, andererseits jedoch die Gefahr einer zunehmenden Unselbständigkeit es Patienten, mit nachfolgender Abhängigkeit vom Therapeuten/der Therapeutin besteht. Die Übertragungsneurose ist, als Reinzenierung des frühkindlichen psychosozialen Konfliktes, an die durch das psychoanalytische Setting (klassischer Weise die Couch des Analytikers, wobei dieser am Kopfende, außerhalb des Blickfeldes des Patienten, Platz nimmt) hervorgerufene Regression (Rückschritt) in die frühkindliche psychische Erlebniswelt gebunden.

- Übertragung ist definitionsgemäß die Projektion von unbewußten Wünschen und Gefühlen auf eine andere Person (z. B. den Therapeuten).

- Mit dem Terminus Gegenübertragung ist im umgekehrten Fall die Projektion von unbewußten Wünschen, Gefühlen und Bedürfnissen auf den Patienten gemeint. Es ist hier ungemein wichtig, daß der Analytiker alles zu reflektieren versucht, was der Patient in ihm an Empfindungen auslöst (was wiederum sehr nützlich für den diagnostischen Teil der Analyse sein kann).

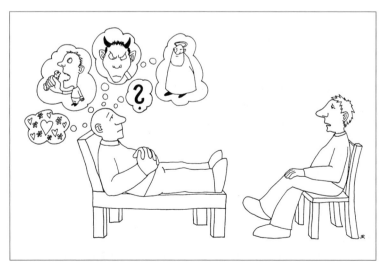

Abb. 3–2
Übertragung

Abb. 3–3
Gegenübertragung

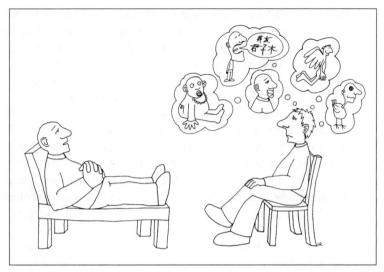

■ Alle Phänomene, die der therapeutischen Arbeit zugunsten der Aufrechterhaltung der neurotischen Symptomatik entgegenstehen, bezeichnet man in der Psychoanalyse als Widerstand (sie entsprechen der unbewußten neurotischen Abwehr). Die Arbeit an den Widerständen, die sogenannte Widerstandsanalyse, steht noch vor der Übertragungsanalyse im Vordergrund der Therapie. Fenichel (1935) spricht hier von der „daß-, wie-, warum-, was-Regel". S. O. Hoffmann (1987) faßt es in die folgenden Worte: Die Regel „besagt, daß in der Deutung des Widerstandes dem Patienten zuerst gezeigt werden muß, daß er abwehrt (= Konfrontation), wie er abwehrt (= Klärung), warum er abwehrt (= Widerstandsdeutung) und schließlich was er abwehrt (= inhaltliche Deutung)".

Wichtig ist, erstens den Widerstand (respektive das Symptom, das Verhalten), dann den dazugehörigen Sinn zu erkennen und dann den Patienten zu einer Modifizierung, bzw. schrittweisen Aufgabe des Widerstandes (etc.) zu bewegen, wenn er es denn will, bzw. das Leiden so groß ist, was durch den Widerstand erwächst. Nähme man, (wenn es überhaupt möglich ist) einer Person mit einer hysterischen Störung abrupt den Widerstand, würde eine „pure" psychotische Störung dabei herauskommen können, da wesentliche Filter (Abwehrfilter) wegfallen würden und es zu einer unerträglichen Reizüberflutung käme. Es ist ungemein wichtig die Funktion des Symptoms zu erkennen, bevor eine sinnvolle Arbeit erfolgen kann. Wenn man versteht, das die Ehefrau Migräne bekommt, weil sie nicht mit Ihrem Ehemann ins

Bett gehen will, es ihm aber nicht anders vermitteln kann, so ist die Symptomfunktionalität in diesem einfachen Beispiel erkannt.

„Der Patient sitzt auf dem Ast, den man Symptom nennen kann. Erst wenn man ihm eine Leiter gibt um herunter zu klettern, kann man beginnen, den Ast abzusägen".

- Abstinenzregel: Seitens des Therapeuten werden nur sparsame Interpretationen, bei ansonsten weitgehender Zurückhaltung gemacht. Der Therapeut zeigt ein neutral-distanziertes Verhalten bei schwebender Aufmerksamkeit für den psychotherapeutischen Prozeß.
- Am Ende der Behandlung steht natürlich die Bearbeitung und die Auflösung der „Übertragungsneurose" (dem Vehikel) selbst, um dem Patienten die „völlige Selbstbestimmung zurückzugeben".
- Indikationen zur „klassischen" Psychoanalyse: Persönlichkeitsstörungen, neurotische Entwicklungen bzw. Anpassungsstörungen (insbesondere generalisierte Angst und depressive Neurose.
- Kontraindikationen: Psychosen und psychotische Residuen, schwere Depressionen und Zwangserkrankungen sowie Panikstörungen, Oligophrenien und introspektionseingeschränkte Patienten.
- Formale Fakten: Liegendes Setting. In der Vorphase max. 8 Probesitzungen (genauer gesagt: Liegungen) mit psychoanalytischem Erstinterview, biographischer Anamnese, neurophysiologischer Diagnostik und Klärung der Psychodynamik. Klassisch: 3–5 Jahre; 3–5 Mal/Woche; 400–800 Stunden. Die Kassen übernehmen i. d. R. für 160 Stunden (Höchstgrenze: 300 Stunden in absoluten Ausnahmen), bei 2–4 Sitzungen (Liegungen) à 50 Minuten/Woche, in begründeten und indizierten Fällen (Gutachterverfahren) die Kosten. Darüber hinaus muß eine Selbstfinanzierung erfolgen.

Mit dem primären Ziel, den „Beliebigkeitscharakter in der psychodynamischen Diagnostik" einzugrenzen und diese „mitteilbar" zu machen wurde auf Initiative von Prof. Dr. med. Dr. phil. Wolfgang Schneider (Rostock) und Prof. Dr. med. Manfred Cierpka (Göttingen) 1992 eine bundesweite Arbeitsgruppe ins Leben gerufen (OPA = Operationalisierte Psychodynamische Diagnostik), um der Wissenschaftlichkeit in diesem Feld der Psychotherapie nach heutigem modernen Kenntnisstand genüge zu tun.

Das relativ „mechanisch gedachte" Persönlichkeitsmodell von S. Freud wurde bereits zu seinen Lebzeiten komplexer und dynamischer verstanden und von vielen seiner Schüler weiterentwickelt bzw. ausgebaut. So entstanden am ursprünglichen Persönlichkeitsmodell orientiert, auch weitere

Grundprinzipien anerkennend, jedoch hinsichtlich der Neurosenentstehung anderer Auffassung seiend, weitere psychotherapeutische Verfahren in diesem Schwerpunktbereich.

3.6.2 Tiefenpsychologisch fundierte Psychotherapie

Begriffe, die ähnliches meinen: Psychodynamische Therapie, dynamische Psychotherapie (als flexible Variante, bei dialogischem therapeutischem Arbeiten und zeitlicher Anpassung im Verlauf), psychoanalytisch begründete Psychotherapie, psychoanalytische Psychotherapie, niederfrequente psychoanalytische Therapie (mit zeitlicher Streckung bei mind. einer Sitzung im Monat).

Schon früh tauchte das Bestreben auf, weniger zeit- und geldaufwendige Behandlungsverfahren zu entwickeln, da man im Sinn hatte, auch der sozialen „Mittel- und Unterschicht" diese Behandlungsmethode zu ermöglichen.

Es handelt sich hier um ein aus der klassischen Psychoanalyse abgeleitetes und modifiziertes Psychotherapieverfahren, basierend auf den Grunderkenntnissen der Analyse. Als Zielsetzung dieses aufdeckenden Verfahrens wird eine nicht so umfassende Veränderung der Triebdynamik sowie der der Persönlichkeit zugrundeliegenden Strukturanteile angestrebt, wie das bei der klassischen („großen Analyse") der Fall ist (Eingrenzung auf die krankheitswertigen Konfliktbereiche). Dieses Verfahren kann auch gruppentherapeutisch eingesetzt werden.

Neben formaler Unterschiede und der Eingrenzung des Therapieziels von vorn herein, besteht ein wesentlicher darin, daß regressive Verhaltensweisen sowie die Entwicklung einer Übertragungsneurose nicht angestrebt werden und daß das Setting in sitzender halbkonfrontativer Form (z. B. „über Eck" sitzend) kreiert wird.

Wirkhypothetisch liegt, ähnlich wie in der Psychoanalyse die Wiederbewußtmachung eines verdrängten Konfliktes und dessen anschließende Bearbeitung zugrunde, jedoch auf direktivere, aktivere und interventionellere Art und Weise seitens des Therapeuten. Die konfliktzentrierte Bearbeitung problembesetzter Themen führt zu einer Aufklärung (Klarifikation).

Indikationen: Neurotische Störungen bzw. Anpassungsstörungen, Konfliktreaktionen, depressive und generalisierte Ängste, Persönlichkeitsstörungen sowie Sucht- und Abhängigkeitserkrankungen.

Kontraindikationen und Begleitwirkungen im großen und ganzen wie bei der Langzeitpsychoanalyse.

Vorgehen und formale Fakten: Die biographisch orientierte Anamnese führt neben einer neurosenpsychologischen Diagnostik und der Erkennung der Psychodynamik, innerhalb der ersten 5 Probesitzungen, zu einer

Bestandsaufnahme der aktuellen Symptomatik, woraus sich eine diagnostische Einschätzung ableitet und worüber therapeutische Ziele definiert werden. Eine Sitzung à 50 Minuten wöchentlich bei insgesamt 50 Sitzungen (max. 100 Sitzungen), zuzüglich 5 Probesitzungen. Die psychoanalytische Psychotherapie kann (Gutachterverfahren) mit den Kassen abgerechnet werden.

3.6.3 Psychoanalytische Kurzzeitverfahren

Synonyme: Psychoanalytische Kurzpsychotherapie, Kurztherapie, Fokaltherapie, Short-Term-Psychotherapy, Time-limited-Psychotherapy, Brief-Psychotherapy.

Sie stellt eine Variante der tiefenpsychologisch fundierten Psychotherapie dar, welche ebenfalls gruppentherapeutisch Anwendung finden kann. Bei gleicher zugrunde liegender Wirkhypothese muß der Patient jedoch eine hohe Motivation, Introspektionsfähigkeit sowie Autonomie mitbringen. Zur Entwicklung dieser „Kurzpsychotherapien" verließ man zu weiten Teilen die klassische Psychoanalyse um Therapien mit begrenzter Dauer bei noch stärker eingegrenzten Therapiezielen (Entwicklung eines Fokus) zu kreieren. Als Therapieziel werden neben allgemeiner Symptomverbesserung nur bedingt triebdynamische und Persönlichkeitsveränderungen erwartet. Wirkhypothese wie bei tiefenpsychologisch fundierter Psychotherapie.

■ Bei Beschränkung auf einen meist reaktiven Hauptkonflikt, wird dieser durch Klarifikation, Übertragung, Gegenübertragung (ohne das sich eine typische und regressionsfördernde Übertragungsneurose entwickeln kann) und Interpretation relativ direktiv-aktiv bearbeitet.

■ Indikationen: Umschriebene Konflikt- und Belastungsreaktionen, Krisen, Anpassungsstörungen mit depressiver Symptomatik.

■ Kontraindikationen: Akute Psychose, chronische Zwangserkrankungen, schwere Phobien, Suchtleiden, Suizidalität, kognitive Beeinträchtigungen.

■ Vorgehen und formale Fakten: Nach 5 Probesitzungen erfolgt wie bei der tiefenpsychologisch fundierten Psychotherapie die entsprechende Indikationsstellung (Abrechnung mit Krankenkassen bis max. 25 Stunden auf Antrag). Die Behandlung erfolgt im Sitzen. Entstehung und Bedeutung eines eingegrenzten aktuellen Hauptkonfliktes wird vor dem Hintergrund der lebensgeschichtlichen Entwicklung bearbeitet und die entsprechenden Auswirkungen geklärt. 25 Sitzungen à 50 Minuten oder 50 Sitzungen à 25 Minuten.

3.6.4   Analytische Psychologie

Ab etwa 1912 begann Carl Gustav Jung die Errungenschaften der Psychoanalyse zu einer weiteren analytisch orientierten Psychotherapie zu modifizieren. Basierend auf einem umfassenderen Begriff des Unbewußten hin zum kollektiven Unbewußten mit einer darin herrschenden Symbolwelt, welche als sogenannte Archetypen (= Urbilder als ererbte Dispositionen zu bestimmten Gedankengängen und Handlungen, welche zu instinktiven Verhaltensformen führen und zum Teil an irrationale mythische Vorstellungen geknüpft sind und sich in Mann und Frau im großen und ganzen unterschiedlich, stellenweise sehr heterogen (Anima bzw. Animus) manifestieren), in Erscheinung treten und uns positiv oder negativ beeinflussen, die schöpferische Quelle alles Bewußten darstellt. Als Kernziel steht im therapeutischem Zusammenhang die Selbstwerdung („Individuation"). Hinsichtlich der zugrundeliegenden Neurosentheorie ging C. G. Jung von einer Verdrängung und Vernachlässigung von angeborenen religiös-seelischen Funktionen, mit nachfolgend daraus entstehenden seelischen Störungen, aus.

Wirkhypothetisch kommen Wandlung und Heilung des Patienten durch Individuation infolge eines Nachreifungs- und Entfaltungsprozesses zustande.

■ Indikationen: Anpassungs- und Persönlichkeitsstörungen, Krisen, chronische Konfliktsituationen.
■ Begleitwirkungen und Kontraindikationen wie bei der Psychoanalyse.
■ Vorgehen und formale Fakten: Innerhalb von max. 8 Probesitzungen werden die Psychodynamik erhellt und neurosenpsychologische Diagnostik betrieben um nach Bestandsaufnahme und Interpretation ehemals unbewußter Inhalte (Träume, freie Assoziation, aktive Imaginationen) symbolverschleierte Inhalte aus den individuellen und kollektiven Unbewußten als Quelle neurotischen Verhaltens zur Bearbeitung heranzuziehen. Die psychotherapeutische Arbeit erfolgt über Katharsis (Affektabfuhr) und Übertragung (bei nicht intendierter Übertragungneurose) zur Gesundung. Zuzüglich der 8 Probesitzungen übernimmt die Kasse bei entsprechender Indikationsstellung und Beantragung 160 (max. 240) Sitzungen typischer Dauer.

3.6.5   Katathymes Bilderleben

Etymologisch bedeutet das griechische Wort „kata" soviel wie „herab von" sowie das Wort „thymos" gleich Seele, womit der seelische Ursprung der Bilder (Seelenbilder) zum Ausdruck kommen soll.

Synonym: Katathym imaginative Psychotherapie (KiP), ähnlich der Guided Affective Imagery im angloamerikanischen Sprachraum.

Dieses, von H. Leuner in seinen Grundzügen beschriebene imaginative, tiefenpsychologisch fundierte, aufdeckende Verfahren, kommt additiv (zusätzlich), bei entsprechender Indikation, zur Anwendung und stellt eine vom „Bildstreifendenken" (0 visuell gezieltes Phantasieren) abgeleitete Form der Behandlung dar. Diese, auch in gruppentherapeutischer Form mögliche Methode, kann als Anleitung zum emotionsgeladenen Erleben einer Tagtraumwelt durch szenische Bilder aufgefaßt werden.

■ Wirkhypothese: Die Bewältigung und Aufdeckung unbewußter Konflikte kommt durch Deutung und Besprechung der erlebten Imaginationen zustande.

■ Indikationen: Angst- und Zwangszustände, depressive Störungen, psychosomatische und somatoforme Störungen, chronifizierte Schmerzsyndrome sowie zur allgemeinen Entspannung und Sammlung durch eine meditative „Innenschau".

■ Begleitwirkungen und Kontraindikationen: Unruhezustände bis hin zu Paniken, Aktivierung latenter Psychosen. Psychosen und psychotische Residuen, Organische Hirnerkrankungen und Hirnschädigungen, Oligophrenien, schwere (melancholische) Depressionen, Persönlichkeitsstörungen vom Borderline-Typus sowie narzißtische Persönlichkeitsstörungen, Patienten mit hypochondrischen und überzogenen Selbstbeobachtungsneigungen.

■ Vorgehen und formale Fakten: Nach Entspannungsübungen und suggestiven Anregungen wird der Patient aufgefordert, gemäß vorgegebener „Standardmotive" (in der Grundstufe: z.B. Haus, Berg, Waldrand; in der Mittelstufe z.B. Bezugspersonen, Ich-Ideal, Sexualität; in der Oberstufe z.B. Vulkan, Höhle, Sumpf), diese sich vorzustellen, szenisch umzusetzen und zu beschreiben, was er erlebt (im weiteren Behandlungsverlauf werden dieselben Visualisierungsübungen, abweichend von den Standardmotiven, mit konkreten individuell konfliktbesetzten Thematiken durchgeführt). Mit den Zielen: Selbsterkennung, Selbsteinsicht, Versöhnung und Annahme wird, unter sparsamer Interpretation und geschickter Förderung des assoziativ-imaginativen Flusses, seitens des Therapeuten eine Auseinandersetzung mit der auftauchenden Symbolik sowie der Symbolgestalten angestrebt. Ergänzend zur tiefenpsychologisch fundierten Psychotherapie handelt es sich hier um einen Umfang von 10–20 Sitzungen.

Am Schluß sei hier erwähnt, daß die „tiefenpsychologisch fundierte Psychotherapie" wegen der außerordentlich flexiblen Einsatzmöglichkeiten ein breites Indikationsspektrum hat und in der ambulanten wie in der stationären Versorgung sehr häufig genutzt wird. Nach Angaben der Kassenärztlichen

Bundesvereinigung wurden im Rahmen der Richtlinien-Psychotherapie im Jahresintervall 1995/96 insgesamt 138.576 tiefenpsychologisch fundierte Psychotherapien durchgeführt (davon entfielen 98.981 in den Bereich der Kurzzeittherapien und 39.595 in den Bereich der Langzeittherapien), demgegenüber wurden die psychoanalytischen Standardtherapien im gleichen Zeitraum in 30.096 Fällen durchgeführt (Deutsches Ärzteblatt 95, Heft 31–32, August 1998).

Des weiteren, ohne aus Umfanggründen darauf näher eingehen zu können, gehören die Logotherapie (nach Viktor Frankl), die Individualtherapie (nach Alfred Adler), die Therapien gemäß der Objektbeziehungstheorie (nach Otto Kernberg), die Therapien auf selbstpsychologischer Basis (nach Heinz Kohut), die Therapien gemäß der Ichpsychologie (nach Heinz Hartmann) sowie bei genauer Betrachtung, auch die Bioenergetik (nach Alexander Lowen und John Pierrakos), als körperorientiertes Verfahrenen, in dieses Schwerpunktfeld.

3.7   Psychotherapien mit verhaltenstherapeutischem bzw. lerntheoretischem Schwerpunkt

Exemplarisch einige Beispiele:
Bei diesen lerntheoretisch-verhaltensorientierten Therapieformen geht man davon aus, daß in bestimmten Situationen Fehlverhalten (Fehlgewohnheiten) und Fehl-Erkenntnisvorgänge (Fehlkognitionen[1]) zusammen vorkommen, so daß Verhalten als eine Funktion der Situation, in der es vorkommt, verstanden werden kann. Neurose und Psychose gelten als verschiedene Beispiele für abnormes, gelerntes Verhalten (dysfunktionales Verhalten).

Im Gegensatz zur traditionellen Psychotherapie beachtet die Verhaltenstherapie nicht, wortreich beschreibend, die Motivationen, Konflikte, Gedanken und Gefühle, die ein bestimmtes Verhalten bedingen und erklären, sondern nur das am Kranken offen beobachtbare gestörte Verhalten. Dies wird, nach einer „mathematisch anmutend" verkürzten Erfassung und anschließender Therapieplanerstellung, direkt behandelt.

---

[1] Kognition = ein komplexer Erkenntnisvorgang bestehend aus Wahrnehmung, Denken, Vorstellung und Erinnerung.

Klagt z. B. ein Kranker über abnorme Muskelspannungen oder Straßenangst, wird nur dies angegangen und danach die Behandlung abgeschlossen. Verhaltenstherapie ist daher streng problemorientiert und behandelt bei komplexen Zuständen sukzessiv eine Störung nach der anderen. Hierzu wurden verschiedene Techniken entwickelt (z. b. Systematische Desensibilisierung, Reizüberflutung, Reizkonfrontation, Biofeedback, Aktivitästplanung, Rational-emotive Therapie, kognitive Verhaltenstherapie, Selbstmanagement, Selbstsicherheitstraining, Aversionstherapie, Münz-(Token-)Verstärkungssystem = Token-Economy-System (T-E-S), Selbstsicherheitstraining, Gedankenstop, Symptomverschreibung, u. a.).

Im Gesamtspektrums der Verhaltenstherapien (multimodaler Ansatz), werden unterschiedliche, z. T. sehr komplexe, Behandlungsansätze für unterschiedliche Erkrankungen und Störungen (Reaktive Störungen, Neurotische Störungen, Psychotische Störungen, Psychosomatische Störungen etc.) angeboten. Grundsätzlich kann die Verhaltenstherapie zur Krankheitsprophylaxe (primäre Prävention: z. b. im Sinne einer Raucherentwöhnung, im Sinne einer Modifikation von risikoreichem Eß- und Trinkverhalten u. a.), zur Krankheitsbehandlung (entsprechend der indizierten Störungsbilder)" oder zur tertiären Prävention bei chronisch verlaufenden Erkrankungen (im Sinne von Copingverhalten und Krankheitsmanagement bei Schizophrenien, Diabetes mellitus zur Rückfallprophylaxe respektive Folgeschädenminimierung, u. a.) eingesetzt werden.

Essentiell geht man in der Verhaltenstherapie davon aus, daß die den psychischen Störungen zugrundeliegenden Fehlkognitionen[1] und das Fehlverhalten mittels eines geplanten systematischen Trainings abgebaut und durch erwünschte Kognitionen („kognitive Umerziehung") sowie erwünschte Verhaltensweisen („Reconditioning") ersetzt werden können.

Im Gegensatz zu den tiefenpsychologisch begründeten Therapieverfahren steht hier das beobachtbare Verhalten bzw. die Fehlkognition im Behandlungsfokus. Es werden vielmehr die Motivationen (Motivationsanalyse), die Bedingungen (Bedingungsanalyse) und Funktionen (Funktionsanalyse) für die Erkrankung genauer untersucht, als die Ursachen. Die individuelle Lebensgeschichte wird in diesem Zusammenhang als „Lerngeschichte" aufgefaßt. Basierend auf den lerntheoretischen, sozialpsychologischen sowie psychophysiologischen Grunderrungenschaften und -erkenntnissen (hier zusammengefaßt):

- Klassisches Konditionieren (Gutes Erklärungsmodell für die Gefühlswelt und die Emotionen. Zum Beispiel gut einsetzbar bei Phobien und Ängsten.)

- Operantes Konditionieren (Gutes Erklärungsmodell für komplexes offenen Verhalten. Zum Beispiel gut einsetzbar bei Eßstörungen und Süchten.)
- Modellernen (Gutes Erklärungsmodell für komplexes Sozial- und Bewältigungsverhalten. Zum Beispiel gut einsetzbar beim Umgang mit Streß, bei Wahrnehmungsdefiziten.)
- Kognitives Lernen (hier „unterhalten" sich unsere beiden Hirnhälften im Sinne eines inneren Dialogs lernend miteinander ab, geben Bewertungen und Auswertungen, ähnlich wie bei einer Mathematikaufgabe. Gut einsetzbar bei irrationalen Annahmen und Erwartungen. Die allgemeine Strategie in der Verhaltensanalyse kann anhand des folgenden Modells erläutert werden:

Abb. 3–4
Allgemeines Störungsmodell in der Verhaltenstherapie

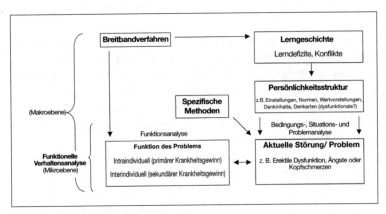

Nach funktioneller Verhaltensanalyse, bestehend aus Erfassung des aktuellen Störungsprozesses (Situations-, Problem- und Bedingungsanalyse) sowie der daraus ableitbaren Funktion (Funktionsanalyse) auf der Mikroebene, erfolgt die Erklärung der Störung aus der individuellen Persönlichkeitsstruktur und der zugrundeliegenden individuellen Lerngeschichte (Motivations- und Beziehungsanalyse) auf der Makroebene. Nach entsprechender Therapieplanung (Zielanalyse) erfolgt mittels (für die Störung) spezifischer Methoden (z.B. systematische Desensibilisierung, Expositionstraining, Flooding, Gedankenstop u.a.) und flankierender Breitbandverfahren (z.B. Selbstsicherheitstraining, soziales Kompetenztraining, Rational-Emotive Therapie, Aktivitätsplanung, Selbstmanagement u.a.) die verhaltenstherapeutische Behandlung. Exemplarisch und skizzenhaft einige Beispiele:

3.8 Breitbandverfahren

Siehe auch im Kapitel Gruppentherapie (Selbstsicherheitstraining).

3.8.1 Kognitive Verhaltenstherapie

(nach Aaron Beck, Michael Mahoney und Donald Meichenbaum, 70er Jahre)
Synonyme: Kognitives Neubenennen, kognitive Umstrukturierung.

Ganz ähnlich wie in der RET werden, im Gespräch, selbstschädigende Denkweisen (negative Denkstereotypien) und Schlußfolgerungen (dysfunktionale Annahmen in Form von: Selektionierungen, Generalisierungen, Kausalitätsphantasien, Katastrophenerwartungen, Personifizierungen, „Schwarz-Weiß-Denken", u. a.), die durch langjährige Erfahrungen entstehen, bewußt gemacht (Identifizierung automatischer Gedankenabläufe) und durch alternative, gesunde Denk- und Vorstellungsmuster ersetzt („kognitive Umstrukturierung").

Anwendung findet dieses Verfahren primär bei depressiven Störungen und Angststörungen, Abhängigkeits- und Suchterkrankungen, somatoformen bzw. funktionellen Körperstörungen und in chronischen Konfliktsituationen. Akute, subakute und residuale Psychosen, Oligophrenien, Demenzen und akute Belastungsreaktionen stellen Kontraindikationen dar. Nach der Analyse der pathogenen Kognitionen erfolgt die Entwicklung eines Störungsmodells sowie einer Therapiestrategie (Realitätstestung, alternative Erklärung, Entkatastrophisierung). 25–45 Sitzungen (max. 60) zuzüglich 5 probatorischer.

3.8.2 Rational-Emotive Therapie

(nach Albert Ellis, Anfang der 60er Jahre)

Als (retrospektiv betrachtet) Variante der kognitiven Therapie (s.o.) geht es in der RET (Rational-Emotiven Therapie) um eine gesprächsbezogene Verhaltensmodifikation, bei der irrationale, hinderliche Lebenseinstellungen (Fehlkognitionen) diskutiert und Gefühle sowie Verhaltensweisen durch Übungen verändert werden. Nach entsprechender Kognitionsanalyse und Entwicklung von Störungsmodell und Therapiestrategie geht es primär um die Aufdeckung krankheitsverursachender Wahrnehmungs- und Denkmusterverzerrungen, welche sekundär verdeutlicht und schließlich einer Umorientierung sowie einer Einstellungsänderung (durch Aufgabe der Falschbewertungen) zugeführt werden sollen. Die auch gruppenformfähige Therapie, findet bei neurotischen Depressionen, Anpassungsstörungen, Angsterkrankungen, Persönlichkeitsstörungen sowie Suchterkrankungen und dissozialen Störungen Anwendung. Kontraindiziert sind akute und latente Psychosen, psychotische Residuen, Oligophrenien, akute Belastungs- und Erlebnisreaktionen sowie Demenzen. Üblicherweise 25–45 Sitzungen, zuzüglich 5 Probesitzungen, 1 mal wöchentlich.

3.8.3 Aktivitätsplanung

Synonyme: Pleasant activities, scheduled activities.

Zum schrittweisen Erreichen eines bestimmten Leistungsniveaus (Stimmungsniveaus) wird diese verhaltenstherapeutische Methode in Form gestaffelter Aktivitäten angeboten. Durch positive Verstärkung wird durch Einübung festgelegter Aktivitäten eine Verbesserung der psychische Allgemeinverfassung (vor allem Antrieb, Stimmung und Leistungsfähigkeit) angestrebt. Die Methode eignet sich besonders als Hilfsmittel bei chronischen Depressionen und psychotischen Residuen. Eine Überforderung des Patienten sollte tunlichst vermieden werden, als Kontraindikationen sind akute psychotische Zustände, schwere Oligophrenien, Demenzen und akute Belastungsreaktionen anzusehen. Nach entsprechender Verhaltensanalyse und Erstellung eines Aktivitätsprogramms (Strukturierung) mit ansteigendem Schwierigkeitsgrad, wird der Patient angehalten, die festgelegten Handlungs- und Verhaltensweisen zu üben, zu trainieren und durch Wiederholungen zu stabilisieren. Die jeweiligen Ergebnisse werden schriftlich festgehalten und besprochen. Normalerweise sind ca. 20–25 Sitzungen notwendig.

3.8.4 Selbstmanagement

In der von Burrhus F. Skinner, Albert Bandura und Frederick H. Kanfer, in den 70er Jahren entwickelten Methode (im deutschsprachigem Raum im wesentlichen von H. Reinecker und D. Schmelzer eingeführt), geht man davon aus, daß man ab einer gewissen Zeit des Trainings und der Anleitung (Erziehung zur Selbstkorrektur), Perpetuum-mobile-artig selbst dazu in der Lage ist, sich Ziele zu setzen (z.B. unter Menschen zu gehen), sein eigenes Verhalten zu beobachten, es selbst zu steuern, zu korrigieren und sich selbst für erwünschte Reaktionen zu belohnen. Der Weg dorthin ist an einem idealisierten siebenstufigen Prozeßmodell orientiert, wobei es gilt, in jeder Stufe bestimmte Schwerpunktziele zu erarbeiten. Eminent wichtig auf diesem

Wege ist die Gesprächsführung und die konstruktive Überwindung schwieriger Therapiesituationen, welche unweigerlich auftauchen.

3.9 Spezielle Methoden

3.9.1 Reizüberflutung

Synonyme: Expositionsbehandlung, Implosion (imanigative Konfrontation), Flooding (rasche und intensive Konfrontation mit gefürchteten Situationen).

Bei situationsgebundenen Ängsten stellt diese verhaltenstherapeutische Methode (in den 70er Jahren von Thomas B. Stampfl und Donald Levis entwickelt) infolge der Kenntnis, daß bei längerer Exposition (bei voller Intensität) hinsichtlich einer spezifischen angstauslösenden Situation, das Angstpotential erschöpfbar ist, einen therapeutischen Nutzen dar. Infolge der Gewöhnung (Habituation) „geht man förmlich durch die Angst hindurch", und die vom Patienten befürchteten Ohnmacht- und Kollapszustände treten wider Erwarten nicht ein. Chronifizierte situative Angstsituationen wie die Agora- und Klaustrophobie sowie andere isolierte Phobien als auch Zwangsgedanken und Zwangshandlungen (Reaktionsverhinderungen) stellen die Hauptindikationen dar. Es kann zu körperlich-vegetativen Begleitsymptomen der Angst (Schwitzen, Tachykardien, Palpitationen, Hypertonien, Übelkeit, Harndrang, Parästhesien, Tremor), kathartischen Reaktionen, Entmutigungen sowie zur Depressivität kommen. Kontraindikationen sind akute und latente Psychosen, Residualsymptomatiken, Oligophrenien, Demenzen, Herz-Kreislauf-Erkrankungen und hirnorganische Schädigungen. Nach Erhebung der Lerngeschichte und Entwicklung des Störungsmodells wird die Behandlungsstrategie festgelegt und es erfolgt eine ausführliche Instruktion. Körperliche Gesundheit und hohe Motivation sind seitens des Patienten erforderlich (keine Sedativa). Seitens des Therapeuten ist eine gute Belastbarkeit sowie begleitende Motivationsarbeit unerläßlich. In vivo wird der Patient nun aufgefordert eine angsterzeugende Situation solange auszuhalten, bis die Angst abklingt. Ablenkungen, Vermeidungen und Flucht sind hier unerwünscht. Es kommt in der Regel zu einem fluktuierenden Angstanstieg, bis nach Überschreitung des Angsthöhepunktes die allmähliche Abnahme der Angst (physiologische Habituation) einsetzt. Meist sind 4–6 mehrstündige Behandlungen erforderlich.

3.9.2   Systematische Desensibilisierung

Bereits in den 50er Jahren entwickelte Joseph Wolpe diese, bis dato noch gebräuchliche, klassische verhaltenstherapeutische Methode, in der das oberste Ziel, der schrittweise Abbau einer spezifisch ausgelösten Angstsymptomatik ist. Als man herausfand, daß sich Angst und angsthemmende Reaktionen (tiefe Entspannung) gegenseitig ausschließen, begann man den durch Entspannungsübungen vorbereiteten Patienten schrittweise (erst der Steiff®-Hund in aufsteigender Größe, dann echte Hunde in aufsteigender Größe und „Gefährlichkeit") an angstauslösende Dinge, Lebewesen (Hunde, Katzen, Schlangen, Spinnen) oder Situationen heranzuführen. Eingefahrenen reflexhafte Automatismen werden so gelockert und schließlich aufgelöst (durch Gewöhnung findet letztlich eine Entschärfung statt). Isolierte Phobien und situativ-gebundene Ängste (z.B. Autofahren) sowie Zwänge sind gut für diese Methode geeignet. Kontraindikationen bilden Psychosen, Oligophrenien und Demenzen. Nach Klärung der Vorgeschichte sowie der Bestandsaufnahme der aktuellen Symptomatik wird das therapeutische Prinzip dem Patienten zunächst vermittelt. Es folgt die individuelle Angsthierarchisierung, welche im weiteren unter Einbeziehung von Entspannungstechniken (z.B. Progressive Muskelrelaxation oder Autogenes Training) sukzessive, kleinschrittig abgearbeitet wird. Wichtig ist hierbei zu überprüfen, in welcher Form der Patient durch Selbstkontrollmöglichkeiten eine Unabhängigkeit vom Therapeuten erreichen kann. Über 10–20 Wochen werden i. d. R. 20–30 Sitzungen á 50 Minuten notwendig, wobei auch später Auffrischungen empfehlenswert sind.

In der Verhaltenstherapie wird im Sinne eines komplexen und differenzierten Angebotes, in der Regel sehr strukturiert vorgegangen, so daß vielfach zu den entsprechenden psychischen Störungen entsprechende „therapeutische Handlungsanweisungen" in Form von (Trainings-)Manualen (z.B. das Trainingsmanual „Dialektisch behaviorale Therapie der Borderline Persönlichkeitsstörung" nach Marsha M. Linehan und zahlreiche andere) entwickelt wurden und werden. Die Richtung der multimodalen Verhaltenstherapie spricht explizit davon, innerhalb des Gesamtspektrums der Verhaltenstherapie, unterschiedliche komplexe Behandlungsansätze für die einzelnen psychischen Störungen anzubieten.

3.10 Psychotherapien mit familientherapeutischem oder systemischem Schwerpunkt

Exemplarisch einige Beispiele:

„Der Mensch ist, was er ist, durch Kommunikation mit anderen",

ist die theoretische Grundannahme in diesem Schwerpunktbereich.

In den 60er Jahren beschäftigte man sich intensiv mit der Frage, ob psychische Probleme „Kommunikationsstörungen" sind, bzw. wieviel sie damit zu tun haben. Beschwingt durch Einflüsse aus der Systemtheorie und Kybernetik (z. T. auch klassische Hypnose) gründete Don D. Jackson am Mental Research Institute (MRI), einem Hirnforschungsinstitut in Palo Alto (Kalifornien) eine Arbeitsgruppe, die sich, ausgehend von der „double-bind-Theorie" der Schizophrenie (nach G. Bateson: double bind = Beziehungsfalle, bezeichnet eine besondere Familiensituation in den familiären Beziehungen Schizophrener Patienten, nach der eine Doppelsinnigkeit der Kommunikation auf zwei verschiedenen Ebenen existiert, bei entgegengesetzten Botschaften), daran machte, die Familie als System zu verstehen in der eine bestimmte Kommunikation (Kommunikationsstil) herrscht, welche Einflüsse auf die einzelnen Familienmitglieder hat. Die sogenannte Palo-Alto-Gruppe (J. D. Jackson, J. J. Weakland, J. Haley, V. M. Satir, A. Bavelas, Ch. Fulsweiler, P. Watzlawick, J. Riskin und F. Rosman) kamen als Forschungsteam (Psychiater, Psychologen, Familienberater) zu dem praktischen Ergebnis, die erkannten Kommunikationsregeln, die Ihnen ihr systemischen Blick verriet, zu einer auf bestimmten Regeln aufbauenden Familientherapie (einer im wesentlichen Kommunikationstherapie) hinzuleiten und auszubauen.

Grundsätzlich versucht man, innerhalb dieses interessanten psychotherapeutischen Schwerpunktgebietes (Systemische Therapien) im weiteren Sinn, die Regeln die und Dynamiken der sozialen Systeme („natürliche Gruppen" wie Familien, Schulen, Sportvereine, Kirchengemeinden, Arbeitswelten etc.), in der der Mensch als Individuum lebt, zu verstehen und positivverändernd auf sie, im Sinne eines psychotherapeutische Prozesses einzuwirken.

> Familientherapie ist definitionsgemäß eine psychotherapeutische
> Methode, die sich speziell auf die Interaktionen zwischen den Fami-
> lienmitgliedern konzentriert, diese so verändert, daß sich die Dyna-
> mik und Kommunikation der Familie als Ganzes (der Subsysteme
> und der einzelnen Individuen) verbessert.

Mittlerweile gibt es viele verschiedene familientherapeutische Schulen (Mai-
länder Modell n. Gianfranco Cecchin, systemisch-strukturelle Verfahren,
Mehrgenerationen-Familientherapie, kontextuelle Familientherapie, kom-
munikationstheorethische Familientherapie, strukturelle Familientherapie,
psychoedukative Familientherapie, u. v. a.) welche insgesamt Einigkeit darüber haben, daß Störungen im kognitiv-affektiven Bereich nicht nur auf das
einzelne Individuum zurückzuführen ist. Entsprechend des methodischen
Fokus unterscheidet man grob die analytische Familientherapie, die Familientherapie mit verhaltenstherapeutischem Schwerpunkt und die systemische Familientherapie. Letztere möchte ich exemplarisch ein wenig näher
erläutern und zudem nicht unerwähnt lassen, daß es auch in diesem methodischen Schwerpunktfeld kontrovers diskutierte und fragwürdige Ansätze
bei paradoxer Weise hohem Zulauf gibt (dies liegt vielleicht daran, das bei
einerseits hoher Nachfrage und grundsätzlich „immanenter Plausibilität"
hinsichtlich systemischer Ansätze per se, andererseits mystisch anmutenden
Erklärungen Tür und Tor öffnet, ohne das ein vom PatientenIn nachvollziehbarer Behandlungsauftrag vorliegt – was unseriös, machtvoll und unverant-
wortlich ausgenutzt werden kann). Weitere interessante und vielverspre-
chende Ansätze hinsichtlich der Familientherapie findet man bei Salvador
Minuchin, Ewald-Johannes Brunner, Luitgard Brem-Gräser, Horst-Eberhard
Richter, Augustus Y. Napier, Maurizio Andolfi, Virginia Satir, John Grinder,
Serge K.D. Sulz, Jay Haley, Richard Bandler u. a.

3.10.1   Beispiel: Systemische Familientherapie (Paartherapie)

Sie wurde, Anfang der 70er Jahre, von Jay Haley, Mara Selvini-Palazzoli und
Helm Stierlin begründet und beinhaltet Ansätze aus der psychoanalytischen
Entwicklungslehre, den Sozialwissenschaften sowie aus Kommunikations-,
System- und Lerntheorien. Behandelt wird das familiäre (oder partnerschaft-
liche) Beziehungssystem des Patienten. Basierend auf der Grundannahme,
daß die Familie als therapeutische Einheit gesehen, bei der Erkrankung eines
Familienmitglieds das gesamte familiäre Beziehungsmuster modifiziert wird,
kann umgekehrt eine therapeutische Veränderung des Patienten mit einer
Verwerfung der gesamten Familienstruktur verbunden sein.

Es gibt innerhalb der Systemischen Familientherapie drei Grundmodelle, welche Anwendung finden:

1. Systemmodell: Kennzeichnend ist hierbei, daß das therapeutische Team versucht, mit spezifischen, wie auch paradoxen Interventionen, eine „Heilung durch Systemveränderung" herbeizuführen.

2. Begegnungsmodell: Hier wird darauf gesetzt, daß ein rascher Einstieg in einen befreienden Dialog, über alle bisher tabuisierten Themen in der Familie, zu einer „Heilung durch die Begegnung" führt.

3. Strukturmodell: Durch (teils provozierende) Eingriffe der Therapeuten in die familiären Beziehungsmuster, mit zeitweiliger Parteinahme für einzelne Mitglieder soll es zu einer „Heilung durch eine aktive Umstrukturierung innerhalb der familiären Beziehungsmuster" kommen.

Indikationen liegen schwerpunktmäßig bei Problemfamilien (also Familien mit spannungsreichem Milieu, Partnerschaftsproblemen und sozialen Belastungen) als auch bei Partnerschafts-, und Generationskonflikten. Als Begleitwirkungen kann es zur vorübergehenden Verschärfung familiärer Spannungen (bis zur, z. T. passageren Trennung einzelner Mitglieder), sowie zu depressiven und aggressiven Reaktionen kommen. Kontraindikationen bestehen bei nur partiellen Motivationen einzelner Mitglieder sowie bei verfestigten, z. T. irreversiblen pathologisch-deformierten Beziehungsstrukturen. Durch ein Erstinterview erfolgt die Abklärung der Ausgangssituation ([1]Genogrammorientierte Anamnese mit Namen, Lebensalter, Beruf und wichtigen Lebensereignissen, Motivationsüberprüfung und Darstellung der Beziehungsmuster, i. d. R. in symbolischer Form innerhalb einer Familie unter besonderer Berücksichtigung des sogenannten Indexpatienten bzw. der Indexpatientin), wonach die Identifizierung und Aufarbeitung der zugrundeliegenden Konfliktsituation, unter Einbeziehung von Rollenspiel, Psychodrama, Transaktionsanalyse, Kommunikationstraining und anderen gruppentherapeutischen Übungen, erfolgt. Als Variante kommen zum einen die Familienkonferenz (1–4 Sitzungen im Monat), in Form einer regelmäßigen Zusammenkunft zu einem konfliktzentrierten Gespräch sowie eine Familienberatung mit zudeckend-supportiver Gesprächsführung bei Familienmitgliedern, welche z. B. an einer schweren körperlichen oder seelischen Krankheit leiden, in Frage.

---

[1] Ein Genogramm ist eine symbolisch-zeichnerische Darstellung der Familienmitglieder untereinander.

3.11 Psychotherapien mit humanistischem Schwerpunkt

Exemplarisch einige Beispiele:
Die Grundauffassung innerhalb der humanistischen Psychotherapie ist sehr ressourcenorientiert und basiert auf der Annahme, daß jeder Mensch über ein natürliches Potential für inneres Wachstum (humane Potenz) verfügt. Ist dieses unterdrückt, leidet er (sie), läßt er (sie) es zu, heilt er (sie) sich dadurch selbst (beschränkte Selbstverwirklichung/-entfaltung bzw. mögliche Selbstverwirklichung/-entfaltung). Einflüsse aus der Existenzphilosophie (Sinnorientierung), der verstehenden Psychologie und der Phänomenologie prägten und prägen die sehr komplexen Ansätze der Therapieverfahren mit humanistisch ganzheitlichem (Ganzheitlichkeit) Schwerpunkt. Zur vielschichtigen Gruppe der humanistischen Psychologen gehören u. a.: A. Maslow., Ch. Bühler, V. e. Frankl, C. Rogers, E. H. Erikson, R. May, A. Ellis, F, Perls, E. Fromm u. a.

3.11.1 Gestalttherapie

In den 40er Jahren entwickelte der deutsche Psychologe Friedrich („Fritz") Salomon Perls die Grundlagen der Gestaltpsychologie, die er 1951 zur Gestalttherapie weiterentwickelte (1952 Gründung des ersten Institutes für Gestalttherapie in New York) und welche zudem existentialistische, psychoanalytische, lernpsychologische Erkenntnisse unter besonderer Einbeziehung der erlebnisorientierten Körpersprache synthetisch verwendet. Hinsichtlich des zugrundeliegenden Krankheitsmodells entstehen neurotische Störungen durch Desintegration, Abspaltung und unbewußter Vermeidung von Wünschen, Vorstellungen oder inneren Gefühlen, welche Unbehagen oder Angst erzeugen könnte. Der Patient muß jedoch die Bereitschaft zur vollen Selbstwahrnehmung (inklusive aufsteigender Phantasien, Gefühle, Vorstellungen und der eigenen körperlichen Regungen) mitbringen oder im Laufe der Behandlung lernen, mit Hilfe des Therapeuten, sich darauf einlassen zu können. Grundsätzlich ist die Gestalttherapie in Einzel- und Gruppenform möglich. Wirkhypothetisch wird aufgrund der zugrundeliegenden Neurosentheorie eine „Reorganisation" der desintegrierten Persönlichkeit angestrebt, indem vermiedene, nicht abgeschlossene und unerledigte Impulse und komplexe Handlungsansätze aufgedeckt, wahrgenommen und vollendet (damit abgeschlossen) werden. Depressionen, Ängste, insbesondere im Rahmen von Anpassungsstörungen, Persönlichkeitsstörungen, Suchterkrankungen sind ebenso, wie als „Additivum" bei psychosomatischen Störungen, die

Indikationen. Begleitwirkungen, bei diesem emotional belastenden Verfahren, sind bei mangelnder Ich-Stärke oder unzureichend trainiertem Therapeuten: Unruhe, Angstzustände, Aggressivität, Niedergeschlagenheit bis zur Suizidalität, Erschöpfungsgefühle sowie Schlafstörungen. Kontraindikationen bilden latente oder akute Psychosen sowie psychotische Residuen, Oligophrenie, Demenz, HOPS (Hirnorganisches Psychosyndrom), konversionsneurotische Störungen, histrionische, hypochondrische und asthenische Persönlichkeitsstörungen, Depressionen und Zwangserkrankungen. In der Initialphase (mehrere Sitzungen) wird zunächst der Einstieg in die Problematik gesucht, worauf in einer Aktionsphase akzentuierter Wiederholungen, Vertiefungen erfolgen. In der anschließenden Integrationsphase erfolgt die Durcharbeitung der sich einstellenden Vorstellungen, Gefühle und Impulse in aktiv-direktiver Form. Im „Hier und Jetzt" werden von Patienten, als auch von Therapeutenseite, die spontan auftauchenden Gefühle geäußert, geklärt oder in einem Rollenspiel dargestellt. Im weiteren verhält sich der Therapeut ähnlich wie ein Katalysator und unterstützt die Erarbeitung der nachfolgend verhaltensmodifizierten Erprobung, im Sinne einer Neuorientierung. Dabei geht es auch um das Aushalten einer unangenehmen, bzw. angsterzeugenden Situation. Normalerweise sind mehrere Sitzungen (20–100) bei einer Frequenz von 1 mal pro Woche notwendig.

3.II.2 Integrative (Bewegungs-)Therapie

In der, in den 70er Jahren durch Hilarion Petzold entwickelten Psychotherapie geht es darum, in Gesprächen, durch gezielte Übungen, unter Hinzunahme von Atemarbeit, Bewegungsarbeit, z.T. auch der Materialarbeit (mit Ton und Farben), Gefühle zu wecken und somit das natürlich innere Wachstum, welches vor allem durch oftmals rezidivierende psychische Schmerzereignisse unterdrückt wurde, zu fördern. Da in diesem Ansatz der Körper eine wichtige therapeutische Schlüsselrolle spielt ist dieser Ansatz zu großen Teilen eigentlich dem körperorientiertem Schwerpunkt zuzuordnen, da der von H. Petzold gebrauchte Begriff „Leib" jedoch umfassender und nicht allein auf den Körper bezogen ist (in diesem Zusammenhang meint der Begriff „Leib" Körper, Seele und Geist zusammen in der „Lebenskarre", mit Hinweis auf die „Fahrt in der Lebensspanne", welche in den Dreck gefahren werden kann, schwergängig oder gar festgefahren sein kann) und andere therapeutische Methoden gleichwertig ebenso zum Einsatz kommen sowie existenzphilosophische und phänomenologische Einflüsse deutlich sind, handelt es sich um eher einen multimodalen integrativen Ansatz (mit verhaltenstherapeutischen, psychoanalytischen, psychologischen, gestalttherapeutischen, psychodramatherapeutischen, körpertherapeutischen, soziologischen und medizinischen Elementen), bei einer körperorientierten Therapie im weiteren Sinne. Interessant sind in diesem Ansatz die theoretischen und praktischen Erkenntnisse, daß das soziale Netz eines Menschen vor (posttraumatisches Netz) einem traumatischen Ereignis (psychisch und/oder physisch und oder kognitiv-geistig im normativen Wertebereich) deutlich anders aussieht als danach (posttraumatisches soziales Netz), was mit einem „Numbing" (dumpf werden) und einer „learned helpnessness" (gelernten Hilflosigkeit) einhergeht, und daß sich das entsprechende traumatische Ereignis (besonders rezidivierende) förmlich tief in das neuronale Netz der Person einätzt. Entsprechend der z. T. an anderen Stellen vorgestellten einzelnen Therapien, erfolgt eine individuelle Therapieplanung und Durchführung.

3.11.3 Psychodrama

Ist eine von Jako(v)b Levy Moreno (einem österreichisch-amerikanischen Psychiater, 1889–1974)) bereits in den 30er Jahren, aufgrund seiner Erkenntnisse die er im Wiener Stegreiftheater („dem Theater aller mit allen") gewann, entwickelte Psychotherapiemethode in der das „Nachspielen" von

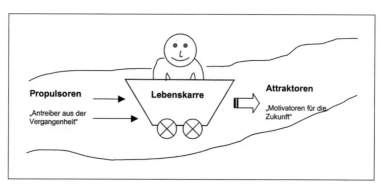

Abb. 3–5
Der Leib, die Lebenskarre auf der Lebensstraße
(nach Hilarion Petzold)

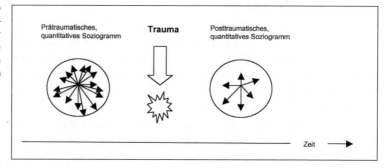

Abb. 3–6
Prä- und posttraumatisches Netz auf der Zeitachse
(nach Hilarion Petzold)

echten erlebten Konfliktsituationen (aus dem Leben gegriffen) innerhalb einer Gruppe eine entscheidende Angelegenheit darstellt. Neu war dieser Gedanke ganz und gar nicht, gab es doch z. B. bereits im Asklepioskult des antiken Griechenland die therapeutische Wertschätzung des Theaterspiels (der Dramen, Tragödien und Komödien). In Beacon bei New York gründete er eine Bühne für „Psychodramen" mit Klienten als Akteuren, Assistenten und teilnehmendem Publikum. Zur Veranschaulichung dieses Gruppengeschehens bediente er sich soziometrischer Aufzeichnungen (und erstellte Soziogramme) ganz ähnlich wie in Abb. 3–6 dargestellt, wobei Beziehungsgrundqualitäten der einzelnen Gruppenmitglieder (Freundschaft, Feindschaft, Außenseiter und Führungskern) mit eingehen. Aufgrund einer enormen Komplexität der Beziehungsebenen und -prozesse ist es, im Gegensatz zu den isolierten „studiendesign-freundlicheren" Betrachtungsmöglichkeiten, in den verhaltenstherapeutischen Ansätzen, um einiges schwerer, wissenschaftliche Fakten für dieses Verfahren zu erbringen. In dieser primär gruppenpsychotherapeutischen Methode geht es, unter Berücksichtigung psychoanalytischer, sozialpsychologischer und gruppendynamischer Erkenntnisse im Grundgedanken um das Nachspielen belastender Situationen (psychodramatische Problemaktualisierung in Form vom Nachspielen konfliktbesetzter Rollen) unter helfender Beteiligung anderer Personen, so daß am Ende auch eine emotionale Aufarbeitung möglich wird.

Das Psychodrama ergründet die Wahrheit der Seele durch Handeln (J. L. Moreno).

Wirkhypothetisch wird, vorwiegend handlungsorientiert, die Aufdeckung verborgener Gefühle und Konflikte mit dem Ziel der therapeutischen Entlastung durch Selbsterkennung, Katharsis und Wandlung angestrebt. Die Gruppengemeinschaft ist im Sinne eines „Spiegels der realen Umwelt" enorm hilfreich. Indikationen bestehen für depressive und angstneurotische Störungen ebenso wie für Sucht-, Abhängigkeitserkrankungen, Persönlichkeitsstörungen (ausgenommen einer histrionischen) und supportiv im Sinne von Interaktions-, Selbstwahrnehmungs-, Selbsterfahrungs- und sozialem Kompetenztraining. Als Begleitwirkungen können Überforderungen mit nachfolgenden depressiven und Angsterleben sowie Aktivierungen latenter Psychosen genannt werden. Kontraindikationen stellen akute und latente Psychosen, psychotische Residuen, Oligophrenien, Demenzen, schwere Depressionen (nicht hingegen leichte und mittelschwere), hirntraumatische Folgezustände (wie Epilepsien) und histrionische Persönlichkeitsstörungen dar. Im Halbkreis der Patienten („davor die Bühne") werden Alltagssituationen dargestellt, die sich vor allem auf Themen der eigene Lebensgeschichte (unter besonderer Berücksichtigung innerseelischer Abläufe im „Hier und Jetzt") beziehen. Spielbar sind zudem Vergangenheits- als auch Zukunftsszenen. Optimal sind 3 Stunden Zeit pro Spielszene (Vorbereitung, Spielzeit und integrierende Nachbesprechung; reale Gegenwartsszene – genetische Szene – Gegenwartsprobehandlungsszene nach dem Motto: „was kann man hier besser machen). Innerhalb der Gruppensitzung unterscheidet man eine Aufwärmphase (warm-up zur Auflockerung der Spontaneität, Einstimmung), eine Spielphase (Darstellung) sowie Abschlußphase (Bearbeitung von Übertragungswiderständen). Der jeweilige Akteur (Protagonist) wird aufgefordert, seine Phantasien und Gefühle im Verhalten sichtbar werden zu lassen. Mittels verschiedener Techniken, dem Spiegeln (ein Gruppenmitglied, als „Hilfs-Ich", übernimmt die aktive Rolle des Akteurs, imitiert diesen und schaut selbst passiv dem Geschehen zu), dem Rollenwechsel (zwei Personen vertauschen die Rollen), der Doppelgänger-Technik (dem Akteur wird ein anderes Gruppenmitglied, als „Hilfs-Ich", unterstützend an die Seite gestellt, das sich so gut wie möglich in ihn und seiner aktuellen Problematik hineinversetzten soll) oder der „Technik des leeren Stuhls" (einem Mittel zur Problemaktivierung, wenn es bei der Zuhilfenahme von Gruppenmitgliedern zu starke Hindernisse gibt) kommt es zu Verdeutlichungen und Belebungen der projektiven Aktion. In einem abschließenden Gespräch werden die Darstellungen gemeinsam analysiert und besprochen, wobei hier, zur Verdeutlichung die Möglichkeit des Playbacks (Spielwiederholung) existiert. Die Gruppengröße liegt bei etwa 8–10 Teilnehmern bei einer Sitzungsfrequenz von 1- bis 2mal pro Woche. Im Soziodrama, einer erweiterten Form, mit dem Schwerpunkt auf den Gruppenprozessen (anstatt einer einzelnen Person einer Gruppe), werden Großgruppen mit 20–100 Personen gebildet, wobei verschiedene Haupt- und Nebenakteure festgelegt werden. Abschließend bleibt zu bemerken, daß L. Moreno enorm viel zum Verständnis Gruppentherapeutischer Prozesse (Stichwort Soziometrie) beigetragen hat bzw. Initiator gewesen war.

3.II.4 Gesprächstherapie

Synonyme: Personenzentrierte Gesprächstherapie, Klientenzentrierte Gesprächstherapie, Rogers-Therapie, im Klinikjargon auch rogern genannt.

Carl Rogers entwickelte aus der psychologischen Beratung heraus in den 50er Jahren eine gesprächsorientierte Therapieform deren Ziel es ist, am Ende eine „vollfunktionsfähige Persönlichkeit" herauszubilden, deren Gefühle, Wünsche, Bedürfnisse und Motive im Weiteren lediglich abzuklären sind. Zur theoretischen Grundannahme gehört bei dieser Therapie eine Persönlichkeitsauffassung, nach der der Mensch durch eine Aktualisierungstendenz (Wunsch zur Selbstentfaltung) bestimmt ist und nach der jeder Mensch über genügend

Kräfte (welche aber z.T., mehr oder weniger verschüttet sind und demnach erst wieder aufgelockert und befreit werden müssen) verfügt, sich selbst zu bestimmen und zu artikulieren. Angestrebt wird somit eine schrittweise Entfaltung und Autonomisierung der jeweiligen Persönlichkeit zum eigentlichen „Selbst". Die Verfahrensgrundannahme besteht nun darin, daß Interpretationen dem Klienten Angst machen und er dagegen nur zur „Einsicht durch Erfahrung" gelangt, wenn er sie sich selbst erwirbt (aktiver Prozeß oder passives Zulassen). Der Therapeut hält sich somit mit „Beratungen" zurück, geht aber auf ganz besondere Weise auf den Patienten ein (Therapeutenvariablen). Durch Empathie (das heißt der Fähigkeit, das ausgedrückte Gefühl durch Verbalisierung anzuerkennen und einfühlend zu verstehen), positive Wertschätzung (das heißt unbedingte Beachtung, Würdigung der Person, Nächstenliebe und emotionale Wärme entgegenbringen) und Authentizität (Echtheit, Selbstkongruenz, Transparenz und Eigenständigkeit) innerhalb eines non-direktiven, permissiven und klientenzentrierten Setting, soll es dem Therapeuten gelingen, den Patienten auf diesen schrittweisen Weg der Selbsterkenntnis und Selbstentfaltung zu bringen um die Selbsthilfe und die Selbstheilung in Gang zu bringen (das unentdeckte Potential des Patienten wird ermittelt und ihm auf dem Weg der Selbstexploration bewußt gemacht woraus Selbstannahme, Selbstverantwortung und Autonomie erwächst). Indiziert ist dies Art der Psychotherapie bei neurotischen Depressionen, Dysthymien, Angstneurose, Lebenskrise, chronischen Konfliktsituationen, Partnerschaftsproblemen, Versagensängsten, Selbstunsicherheitsproblematiken und additiv bei psychosomatischen Störungen. Begleitwirkungen sind bis auf evt. überzogene Erwartungen nicht bekannt. Kontraindiziert ist dieses Verfahren bei schizophrenen und affektiven Psychosen, psychotischen Residuen, Hirntraumata, Oligophrenien, schweren Neurosen und ausgeprägteren Persönlichkeitsstörungen. Hinsichtlich des therapeutischen Vorgehens wird der Patient (Klient) zunächst aufgefordert, seine ihn beeinträchtigenden Beschwerden sowie seine damit zusammenhängenden Gedanken und Vorstellungen frei schildernd mitzuteilen. Der Therapeut faßt die gemachten Schilderungen verstehend zusammen, ohne weiterführende Deutungen und analysierende Befragungen zu machen. Im weiteren kommt es zur Widerspiegelung des vorwiegend emotionalen Gehalts der Äußerungen des Patienten, wobei auch Widersprüchlichkeiten aufgedeckt werden (Ratschläge werden nicht erteilt). Die Dauer dieser Therapieform beträgt ca. 10–30 Sitzungen á 50 Minuten.

Weitere diesem Schwerpunkt zugehörige Verfahren (ohne vollständig sein zu können) sind z.B. die Themenzentrierte Interaktion (TZI) nach Ruth Cohn, das Focussing nach Eugene Gendlin, Kunst- Gestaltungs- und Musiktherapie n. z.B. B. Edith Kramer und M. Naumburg, die Transpersonale Psychotherapie nach Stanislaw Grof, u.a.

3.12   Psychotherapien mit körperorientiertem Schwerpunkt

„Der Körper als das Fleisch der Seele"

Auf der Grundannahme basierend, das Körper, Geist und Seele eins sind, geht man bei den körperorientierten Therapieverfahren davon aus, das psychische Störungen nicht nur durch Gespräche, sondern auch durch Bewegung, Körperkontakt und Rückgewinnung des Körpergefühls geheilt werden können bzw. verbesserter Körperausdruck (und damit averbale Kommunikationsstrukturen) über das körperliche Ich-Bild zu einer seelischen Wertschöpfung gelangt.

Über die Propriozeption (die Selbstwahrnehmung, abgeleitet von lat. „proprium"-: das Eigene, und dem Wort (re)zeptor − funktioniert ähnlich wie ein „sechster Sinn") entsteht aus einem unbewußten inneren Dialog des Körpers mit sich selbst das „Körper-Selbst" (Joraschky, 1983). Es entwickelt sich aus der Summe der rezeptorvermittelten, zunächst diffusen Empfindungen von der Körperoberfläche und aus dem Körperinneren. Muskel- und Sehnenspindeln, Mechanorezeptoren sowie Kälte-, Wärme-, Schmerz-, Druck und Vibrationsrezeptoren vermitteln die entsprechenden (Eigen)sinneswahrnehmungen.

Innere Spannung drückt sich psychomotorisch in veränderter Muskelspannung, Mimik, Gestik und Haltung aus. In der Lebensspanne rezidivierend gemachte, negative (auch positive) psychische Erlebnisse lassen den Körper nicht unbeteiligt (am deutlichsten bei Schmerzereignissen) und führen zu einer chronisch veränderten Körperhaltung, zu einem veränderten Körperselbstbild (Ich-Funktion) und damit zu einer veränderten psychischen Funktion, welche im Körper „lesbar" abgebildet wird. Diese postulierte Reziprozität erlaubt im Umkehrschluß eine wichtige Informationsquelle, nämlich den Körper in seiner Funktion, Ausdrucksweise und Haltung zur diagnostischen Einschätzung in sehr komplexer Weise mit heranzuziehen (zudem fand man in der Kommunikationsforschung heraus, daß etwa 80 % der zwischenmenschlichen Interaktion im nonverbalen Bereich stattfindet). Neben der Erweiterung des diagnostisches Repertoires bietet der Körper einen weiteren, z. T. noch wenig erforschten therapeutischen Zugangsweg (abgesehen von der rein funktionellen Betrachtungsweise innerhalb der Organmedizin).

Klaus Grawe schreibt hierzu (in Psychotherapie im Wandel, Von der Konfession zur Profession, 4. Auflage): *„Die Annahme, daß man zu manchen Patienten über den Körper und Bewegungen leichter Zugang erhält als über das Medium der Sprache, kann viel Plausibilität für sich in Anspruch nehmen. Umso bedauerlicher ist es, dass diese Vorgehensweisen gegenwärtig überwiegend therapieschulartig abgegrenzt von den anderen, sehr viel besser untersuchten und bewährten Therapieverfahren praktiziert werden."* Natürlich entbehrt die in seiner Metaanalyse gemachte Substantiierung hinsichtlich der körperorientierten Verfahren jeder ernstgemeinten Grundlage, da erstens viel zu wenig Datenmaterial vorhanden war, Therapieverfahren kombiniert wurden und bei einer sehr einseitigen Patientengruppe untersucht wurde (z. B. wurden die Bioenergetische Analyse sowie die Gestalttherapie innerhalb einer stationären Gruppentherapie über 10 Sitzungen bei 56 Frauen mit einer vorhandenen Alkoholabhängigkeit in dieser Studie untersucht). Nichts desto trotz ist es andererseits um so bedauerlicher, das allem Anschein nach, derzeit tatsächlich in diesem Schwerpunktbereich keine, beziehungsweise eine, verglichen mit anderen Therapiemethoden nur sehr dürftige Datenerhebung sowie –auswertung auf wissenschaftlicher Grundlage stattfindet. Dem ist fairerweise entgegenzubringen, daß sich das primär nonverbale Feld, in dem sich dieser Schwerpunkt befindet, ansatzimmanent aufgrund der deutlich höheren Komplexität eine größere Schwierigkeit wissenschaftlicher Umsetzung entgegenstellt, als das in überschaubareren Methoden der Fall ist.

In einem Ankündigungstext zum 7. Europäischen Kongreß für Körperpsychotherapie (im Jahre 1999) heißt es unter anderem. *„Für die Körperpsychotherapie ist die direkte Arbeit mit dem Körper unumgänglich, um mit der psychischen Tiefe eines Organismus in Kontakt zu treten. Neuen Erkenntnissen zufolge sind aber die Informationen, die uns der Körper gibt, weit reichhaltiger und komplexer, als wir dies je für möglich gehalten hätten. Unser Körper erfüllt mannigfaltige Funktionen: durch ihn treten wir in Kontakt mit unserem tiefen Selbst, mit unseren Widerständen und Blockaden und dem Kleinkind, das immer noch in uns Lebendig ist; über ihn Laufen unsere Versuche als Erwachsene, Ziele zu definieren und anzustreben und unsere emotionale Kommunikation, aber er ist auch der Hauptkanal, durch den wir mit der Welt in Kontakt treten. Wenn unser Atem, unsere Gefühle, unsere Gedanken und unser Bewußtsein eins werden, haben wir ein einzigartiges Werkzeug, mit dem wir Teile unserer Erfahrungswelt erforschen können, zu denen wir ansonsten keinen Zugang haben. Das heißt, daß unser Körper zumindest eine der wichtigen Schnittstellen zwischen der äußeren Welt und der inneren Welt unseres Energiekreislaufs, unserer Physiologie, unserer Gefühle und unserer Gedanken ist; er ist aber auch die wichtige Stelle wo sich unser bewußtes Selbst mit den befreiten Schichten unserer Persönlichkeit trifft. "*

Auch die in diesem Schwerpunktfeld beschriebenen Energiekonzepte sind grundsätzlich nichts neues, nachdem Robert Mayer im Jahre 1845 das Gesetz von der Erhaltung der Energie beschrieb, übertrug Gustav Theodor Fechner bereits im Jahre 1860 diesen ersten Hauptsatz der (späteren) Thermodynamik auf die psychophysiologischen Funktionen. Als „Nervenenergie" stellt danach das Nervensystem eine Kraft zur Verfügung, mit der die Lebensbewältigung erzielt und bei „Kraftüberschuß" diese in das „Spiel" investiert wird. Mit der Erweiterung der hirnphysiologischen Erkenntnisse kamen zwei weitere Aspekte hinzu: Das ZNS besteht aus horizontalen Schichten (Rückenmark, Hirnstamm, Kleinhirn, Zwischenhirn, Großhirn, Großhirnrinde) mit entsprechenden Energieentladungen. Im theoretischen Anschluß bildeten sich energetische Schichtentheorien (Freud, Lersch, Rothakker, Reich, Pierrakos) des Psychischen aus. Auch bahnbrechend erscheinende Arbeiten aus der Physik (z. B. die „Superstring-Theorie" von John Schwarz vom Institut für Technologie in Californien und Michael Green vom Queen Mary College in London) rütteln derzeit an den theoretischen Grundlagen in der Welt der Physik.

Summa Summarum wird in diesem Schwerpunktbereich der unmanipulierte (vorwiegend hinsichtlich medikamentöser, physikalischer Veränderungen), sich spontan darstellende Körper mit seiner gesamte Ausdruckskraft einerseits zur gezielten Diagnosequelle, andererseits als ein weiterer (ziemlich direkter und unmittelbarer) „Weg zur Psyche" (im Sinne eines psychotherapeutischen Behandlungsansatzes) beschrieben – „Königsweg der Psychosomatik zum Unbewußten"? Ob sich die Körpertherapien (bei primär nonverbaler Herangehensweisen) als eigenständige Methoden oder als Ergänzung zur verbalen Psychotherapie durchsetzen wird, bleibt offen. Bemerkenswert sind folgende Punkte hierbei zu nennen:

- Durch konkretes, kinetisches Handeln kommt es über eine körperliche Erlebnisqualität zum seelischen Ausdruck, was dem Zugang zum unbewußten „Material" förderlich sein kann.
- In Fällen, wo sich Abwehr ganz besonders im verbalen Bereich manifestiert, läßt der nonverbale, überwiegend körperliche Ausdruck Einblicke in die vorwiegend affektive Seite zu.
- Der nonverbale bzw. präverbale Erlebnisbereich ist in besonderem Maße affektiv und emotional besetzt (liegt somit Primärprozeßhaftem sehr nahe) und ist wenig kognitiv zensiert.
- Auf nonverbaler Ebene sind Kommunikationsinhalte i. d. R. deutlicher und helfen über ausgeprägte intellektuelle Barrieren hinweg (ähnlich einer natürlichen Nivellierung sozialer Schichtzugehörigkeiten).
- Die Wiederentdeckung, -gewinnung und Reintegration primärprozeßhaften Denkens, Fühlens, Wollens und Handelns sind eine Grundvoraussetzung für den Genesungsprozeß.

Zum letzten Punkt sei z. B. auf den populär-literarischen Beitrag des anglo-amerikanischen Neurologen Oliver Sacks hingewiesen, der in seinem Buch „Der Tag, an dem mein Bein fortging" auf sehr anschauliche Art und Weise den Prozeß der Wiedergewinnung des Körpergefühls (Propriozeption) seines unfallbedingt lädierten Beins darstellt, nachdem eine operative Versorgung des Muskelsehnenabrisses (Quadricepssehne) eine „mechanische" Wiederherstellung bereits gewährleisten konnte. Er beschrieb darin seinen Prozeß der Überwindung einer „inneren Amputation" (bei äußerlicher Intaktheit der anatomisch-physiologisch notwendigen Strukturen) und der damit verbundenen Körperbildveränderung.

„Ich möchte an dieser Stelle eine mir deutlich gewordene persönliche Körpererfahrung erwähnen: „Als Reitanfänger bleibt es wahrscheinlich nicht aus, mal vom Pferd zu fallen – so geschehen nach meinen ersten Trabversuchen. Ich fiel auf den rechten Ellenbogen und es durchzuckte mich ein mächtiger Schmerz bis tief in meine rechte Schulter hinein. Ohne bislang erneut gefallen zu sein (toi, toi, toi), werde ich regelmäßig, bei neueren Unsicherheitsgefühlen, wie sie z. B. bei meinen ersten Galoppversuchen (Steigerung der Reitschwierigkeit) auftauchten, an das erste Schmerzereignis körperlich deutlich in der Tiefe der Schulter spürbar erinnert, ohne zwischenzeitlich irgendwelche Probleme in dieser Gegend verspürt zu habe. Irgendwie hat sich das „bedrohliche Ereignis" in mein Körpergefühl eingegraben und wird bei entsprechenden komplexen, bewegungsbedingten Angstzuständen getriggert (als körperliche Warnung ?!!)".

3.13 Körperpsychotherapien im engeren Sinne

3.13.1 Bioenergetische Analyse

Synonym: Bioenergetik.

Begründet wurde diese psychodynamisch fundierte Therapiemethode von den beiden US-amerikanischen Psychiatern (und zugleich Schülern von Wilhelm Reich, die damit über seine sogenannte „charakteranalytische Vegetotherapie" psychoanalytische Einflüsse übernahmen) Alexander Lowen und John Constantinos Pierrakos (letzterer entwickelte die Bioenergetik zur Core Energetik weiter und integrierte spirituelle Aspekte in die von beiden gemachte Basisarbeit) Ende der sechziger, Anfang der siebziger Jahre in Greenwich Village, Manhattan, New York. Ganz allgemein soll in der Bioenergetik der bewußten Umgang mit der Lebenskraft vermittelt werden.

- ■ Theoretische Grundlage: Grundlegend geht man bei dieser Therapieform von der Einheit der seelisch-körperlichen Befindlichkeit aus. In der menschlichen Entwicklung lernt man, auf die momentane Befriedigung primärer Bedürfnisse zu verzichten, um Kraftreserven zu sammeln und Koordination zu entwickeln für die Befriedigung differenzierterer Bedürfnisse. Das sogenannte Realitätsprinzip steht also im Dienst des Lustprinzips. Dort, wo Lustverzicht – sozusagen als Wert an sich – Idealvorstellungen zuliebe ohne Aussicht auf zukünftige vertiefte Befriedigung geübt wird, resultiert durch die ständige Unterdrückung der Erregung ein chronischer Energiestau, der bestenfalls als Unlust und schlimmstenfalls gar nicht mehr erlebt wird und letztlich zu psychischer und somatischer Krankheit führt. Kernanliegen der Bioenergetik ist die Überwindung dieses Energiestaus und die Integration des Charakters. Die grundsätzliche Entwicklung des menschlichen Potentials vom in seiner Ursprünglichkeit schier unbegrenzten Keim zur begrenzten Person vollzieht sich in Abhängigkeit von und Antwort auf eine Umwelt. Wir verkörpern dieses, unser Keimpotential, in Beziehung zu einer mitmenschlichen Atmosphäre, in Nachahmung von Vorbildern und durch Abwehr von traumatischen Erlebnissen. Entsprechend der umgebenden Atmosphäre, dem Charakter unserer Vorbilder und dem Zeitpunkt sowie der Art der Traumatisierung entwickeln wir einen Charakter, der sowohl unsere Haltung wie unsere Einstellungen, Gefühle und Gedanken bestimmt. Das bioenergetische System unterscheidet wie das psychoanalytische zwischen bestimmbaren Charakterstrukturen (masochistisch, oral, anal, schizoid und hysterisch-narzistisch). Ursprünglich diente die Entwicklung eines bestimmten Charakters der Abwehr von Unlust und der Sicherung eines unter den Entwicklungsbedingungen möglichen Minimums an Lust. Für den Erwachsenen bedeutet jedoch diese Festlegung auf stereotype Haltungs-, Verhaltens- und Denkweisen die Quelle neuer Unlust. All dies wird unter anderem im Körper manifest.
- ■ Wirkhypothetisch wird davon ausgegangen, daß durch körperliche Auflockerung und Lösung der „muskulären Verspannungen" sich ein befreiteres Erleben der eigenen Körperfunktionen einstellt (positive Auswirkung auf das eigene Körperbild), was im weiteren zu einer emotionalen Abfuhr (Katharsis) und Wiederherstellung der seelischen Balance führt. Insgesamt besteht ein wichtiger Wirkfaktor darin, physiologische Ressourcen zu mobilisieren, d. h. daß sich die Patienten als bewegende, handelnde und emotionale Wesen erleben können. Darüber hinaus benennen die Patienten Metaphern zu ihrer Lebenssituation auf der Körperebene. Somit kann ein seelischer Konflikt deutlich

werden (etwa ein schwelender Streit am Arbeitsplatz ähnlich dem „Druck im Nacken", etc.). Zusammenfassend ist das bei dieser Methode faszinierende Wechselspiel, körperlich-seelischer Prozesse so zu verstehen, daß die Wahrnehmung, das Verstehen und die Veränderung körperlicher Haltungen eine Veränderung seelisch-persönlicher Einstellungen mit sich ziehen und umgekehrt. Unmittelbar an der Körpererfahrung (Propriozeption) ansetzend, arbeitet man bei dieser Methode, z. B. in Form von Atemübungen, Bewegungs-, Ruhe-, Kontakt- und sogenannten „Streßübungen", im Sinne einer Erweiterung des Wahrnehmungsfeldes des Patienten und darüber an einer Annäherung an traumatische oder einengende Erfahrungen.

■ Indikationen sind leichtere bis mittelschwere neurotische Störungen sowie Anpassungsstörungen, funktionelle Körperstörungen, Suchterkrankungen und Verhaltensstörungen. Begleitwirkungen sind körperliche und/oder emotionale Überforderungen sowie der Aufbau übertriebener Erwartungen. Kontraindikationen sind akute und latente Psychosen, Oligophrenien, Demenzen und bei Patienten, die zu übertriebener (hypochondrischer) Selbstbeobachtung neigen.

■ Die Aufgabe des Therapeuten ist es, nach diagnostischer Einschätzung und Evaluation der körperlichen Belastbarkeit, der an „Charakterpanzerung" leidenden Person zu helfen, sich aus ihrer charakteristischen, vergangenheitsbezogenen Erstarrung zu lösen und die dabei frei werdende Lebenskraft in einen befriedigenden Alltag (im hier und jetzt) zum Aufbau einer sinnvollen Zukunft zu investieren. Bei diesem Vorgehen gibt es drei Schwerpunkte:

■ Erstens körperliche Übungen zur allgemeinen Vitalisierung und Befreiung der Atmung, zur Lösung aus charakteristischer Erstarrung, Befreiung unterdrückten Ausdrucks und Einübung unbekannten Ausdrucks

■ Zweitens die Analyse der bei den Übungen freigesetzten Emotionen und ihre Zuordnung zu bestimmten Kindheitserlebnissen

■ Drittens die Integration der in den Übungen erworbenen neuen Verhaltensmöglichkeiten und der in der Analyse gewonnenen Einsichten im Alltag. Die Methode eignet sich zur Durchführung als Einzel- und in Form der Gruppentherapie.

3.13.2 Funktionelle Entspannung

Diese von der Bewegungstherapeutin M. Fuchs entwickelte, tiefenpsychologisch orientierte körperbezogene Psychotherapiemethode, wurde in der Nachkriegszeit zunächst pragmatisch an internistischen Patienten entwickelt (in Zusammenarbeit mit der Psychosomatischen Universitätsklinik Heidelberg) und ihre theoretische Fundierung in jüngerer Zeit veröffentlicht („Subjektive Anatomie", v. Uexküll et. al. 1994). Wirkhypothetisch fußt das Verfahren auf psychodynamische Erkenntnisse und insbesondere auf die Lehre unbewußter Prozesse, bei einer guten Zugangsmöglichkeit zu sehr frühen, körpernahen Erlebnisweisen der Patienten.

Durch Fokussierung auf die körperliche Eigenwahrnehmung des Patienten, durch „verbale" Angebote innerhalb des therapeutischen Dialogs, welche sich auf verschiedene körperliche Bezugssysteme erstrecken (Bezug zum Boden als „äußerer Halt"; zum Skelettsystem als „innerer Halt", zur Haut „als Grenze", zum autonomen Atemrhythmus als „eigener Rhythmus" und zu den Körperhöhlen als „innere Räume"), kommt der therapeutische Prozeß, ganz eng an der „sehr emotional besetzten Erlebniswelt" in Gang. Mit dieser Methode ist die Möglichkeit gegeben, den Dialog des Körpers mit sich selbst zu belauschen. Da es sich im Feld der Störungen um Beziehungsstörungen aus der präverbalen Zeit handelt, ist mit dem „Belauschen" dieses Dialoges (und des damit verbundenen „Abhörens" der Symbolisierung) somit zugleich das wichtige Therapieziel für die Behandlung „früher Störungen" angesprochen. Zu den körperbezogenen Angeboten gehört auch das „therapeutische Anfassen" (eine dosierte, in den verbalen Dialog eingebettete Berührung) als „taktile Wahrnehmungshilfe" unter der Regie des Patienten selbst. Hierbei ist eine schnelle Regression sowie ein karthartisches emotionales Erleben nicht das primäre Ziel, eher geht es um Hilfestellungen, Sprache für bisher nicht bezeichenbare körperliche Empfindungen zu finden (semiotische Progression im Sinne einer Verbesserung der Symbolisierungsfähigkeit durch den Patienten, ausgehend von der Hypothese, daß Körperselbststörungen auf einer gestörten Körperwahrnehmung und der Unfähigkeit beruhen, bestimmte Bereiche zu verbalisieren).

Besonders gut scheint dieser Zugangsweg für Patienten mit schweren Traumatisierungen (Mißbrauchs-, Mißhandlungs- und Vernachlässigungsproblematiken) und Störungen im Bereich des Körperselbst zu sein, um abgespaltene Körperzonen und blockierte Affekte zu reintegrieren. Hilfreich ist dieses Verfahren zudem bei Patienten mit Körperbildstörungen (Bulimie, Anorexie).

3.13.3 Progressive Muskelrelaxation (PMR) nach Jacobsen

Synonym: Progressive Muskelentspannung (PME), Progressive Relaxation (PR).

Ausgehend von experimentalpsychologischen und psychophysiologischen Erfahrungen hat E. Jacobsen in den 20er Jahren die Progressive Relaxation entwickelt. Auf der Grundlage psychophysiologischer Muskelarbeit handelt es sich hierbei um eine systematische Selbstentspannungstechnik mit therapeutischer Auswirkung, bzw. zur Einleitung verhaltenstherapeutischer Übungen (als Einzel- oder Gruppenbehandlung möglich).

Wirkhypothetisch wird durch eine schrittweise muskuläre Entspannung, über Autosuggestion und Konditionierung eine psychische Entspannung bzw. eine Angstreduktion erreicht (welche z. B. für verhaltenstherapeutische Techniken, wie der systematischen Desensibilisierung, notwendig ist.

- Indikationen bestehen für Angst- und Schlafstörungen sowie Innere Unruhe, leichtere funktionelle Körper- und Befindlichkeitsstörungenstörungen.
- Begleitwirkungen sind nicht bekannt
- Kontraindikationen bestehen für akute Psychosen, Oligophrenien, Demenzen, schwere Depressionen und Zwangserkrankungen
- Innerhalb eines festgelegten Schemas (Arme, Brust- Schultergürtel, Hals, Nacken, Gesicht, Bauch, Beine) werden einige Sekunden maximale Anspannung mit anschließender Entspannung der Gliedmaßen- und Rumpfmuskulatur abgewechselt (in bequemer Sitzposition). Anschließend erfolgt durch erneutes Anspannen und Ausstrecken eine aktive Zurücknahme sowie eine Nachbesprechung. Normalerweise 6 Sitzungen.

Weitere, aus Gründen des Buchumfangs nicht darstellbare Therapieformen in diesem Schwerpunktbereich sind z. B. die Vegetotherapie nach Wilhelm Reich, die Konzentrative Bewegungstherapie nach Helmuth Stolze (wobei die Tänzerin Elsa Gindler, welche aus der deutschen Gymnastikbewegung kam, bereits in den 20er Jahren wesentliche Grundsteine für dieses Behandlungsverfahren legte), die Tanztherapie nach Marian Chace und Liljan Espenak und andere.

3.14 Körperpsychotherapien im weiteren Sinne

3.14.1 Autogenes Training

Das Autogene Training Ist ein von J. H. Schultz in den 20er Jahren entwickelte, systematische Selbstentspannungsmethode (autohypnotische Entspannungsmethode; griech. autos: selbst; griech. genos = erzeugen, trainieren) bzw. autosuggestive Methode zur Körperbeeinflussung im Sinne einer „konzentrativen Selbstentspannung". Diese weitverbreitete Entspannungsmethode ist als Einzel- und Gruppenbehandlungsmethode durchführbar (hat große Ähnlichkeit mit der PMR n. Jacobsen).

Wirkhypothetisch wird mittels einer abgestuften Konzentrationsübung der Zustand von Ruhe und Entspannung hergestellt, worauf autosuggestiv unwillkürliche Körperfunktionen beeinflußt werden (mit der Intention einer stabilisierenden Einflußnahme auf das Vegetativum).

- Indikationen sind körperlich-vegetative Funktionsstörungen (z.B. Tachykardien, Hypertonien), Unruhe- und Angstzustände, Verstimmtheit, Erschöpfungsgefühl, Abgeschlagenheit und Streß. Weiterhin muskuläre Verspannungen, Spasmen, chronische Schmerzen sowie additiv bei psychosomatischen Erkrankungen und anderen Psychotherapieverfahren (z.B. systematische Desensibilisierung)
- Begleitwirkungen sind bei mangelhafter Desuggestion Körpermißempfindungen, Schweregefühl und Mattigkeit
- Kontraindikationen sind akute affektive und schizophrene Psychosen, Oligophrenien, Hirnerkrankungen, Hirntraumata, Angstzustände und Neigungen zu hypochondrischen Selbstbeobachtungen (z.B. bei Herzneurosen), schwere Depressionszustände sowie Tendenzen zu Konversionssymptomen
- In der Unterstufe wird im Liegen oder in der „Droschkenkutscherhaltung" mittels Suggestionsformeln das Schweregefühl (z.B. „mein rechter Arm ist ganz schwer ..."), das körperliche Wärmeerlebnis (z.B. „mein linker Arm ist ganz warm ..."), die Atmungseinstellungen („ich atme ruhig und gleichmäßig"), die Herzregulationen („mein Herz schlägt ganz ruhig und regelmäßig ..."), die Bauchorganfunktionen („mein Sonnengeflecht ist strömend warm ...") und Einstellungen zum Kopf („meine Stirn ist angenehm kühl und mein Kopf ist ganz klar ...") innerhalb etwa 6–10 Sitzungen ... 50 Minuten geübt, welche fakultativ zur Oberstufe weitergeführt werden können
- In der Oberstufe kommt es zu einer Ausweitung der Methode auf meditative Vorstellungen, wobei etwa alle zwei Wochen ein Übergang zur jeweils nächsten Übung geschieht und wo die Übungen etwa 2–3mal täglich für ca. 10–15 Minuten erfolgen sollen

Im weiteren Sinne gehören auch die zuvor erwähnte Gestalttherapie nach Fritz Perls, das Psychodrama nach Jakob L. Moreno und die Integrative Therapie nach Hilarion Petzold in dieses Schwerpunktgebiet, wenn auch die körperorientierten Elemente nicht überwiegen.

3.15 Psychotherapieverfahren, die primär nicht richtig kategorisierbar sind

Exemplarisch einige Beispiele:

3.15.1 Therapeutisches, problemorientiertes Gespräch

Es handelt sich hierbei um die am häufigsten angewandte Gesprächsform im Sinne einer unspezifischen zudeckenden Interventionsform. Als Therapeut werden hier Grundkenntnisse in Diagnostik, Therapie, Kommunikation und Gesprächsführung abverlangt. Zudem ist eine hinreichende Konzentration, Aufmerksamkeit, Geduld und Zielvorstellung vonnöten. Der Therapeut sollte sich hier einer klaren Sprache bemächtigen und sich auf ein angemessenes Verständigungsniveau einpendeln. Dabei ist eine kriseninterventionell ausreichende Flexibilität erforderlich. Wirkhypothetisch kommt es zu einer Entlastung des Patienten durch Aussprache und Affektabfuhr (Katharsis). Vor dem Hintergrund vorhandener Ressourcen soll die Problemeingrenzung eine aktive Hilfe und emotionale Unterstützung zur Problembewältigung darstellen. Durch Beratung und Krankheits- (bzw. Störungs-) Erklärung vor dem Hintergrund des soeben genannten, kann es zur Entdeckung neuer Lebensperspektiven kommen. Indikationen bestehen hinsichtlich aller Lebenskrisen bzw. psychotischer Krisen (akut psychiatrischer Erkrankungen), Belastungs- und Anpassungsstörungen, Erlebnisreaktionen und Suizidalitätsgefahren. Auch bei Abhängigkeits- und Sucherkrankungen sowie im Sinne einer Angehörigenberatung findet das therapeutische problemorientierte Gespräch Anwendung. Kontraindikationen sind nicht bekannt. Begleitwirkungen können ängstliche oder depressive Reaktionen bei komplizierten differentialdiagnostische Erörterungen bzw. belastenden prognostischen Hinweisen sein. Nach ausführlicher Anamnese und vorläufiger Diagnosestellung findet ein wenig strukturiertes Gespräch vor dem Hintergrund der oben genannten Kriterien statt. Es kann zu einer kritischen Hinterfragung der Lebensführung ohne Deutungen bzw. Interpretationen kommen. Insgesamt sollte Zuversicht, Hoffnung und Veränderungsbereitschaft mobilisiert werden. Das problemorientierte Gespräch kann zudem Weichenstellung für eine systematisierte Psychotherapie sein und dauert i. d. R. 20–50 Minuten.

3.15.2 Stützende, supportive Psychotherapie

Innerhalb einer Reihe zudeckender psychotherapeutischer Gesprächsinterventionen handelt es sich hier, ohne eine spezielle Methodik anzuwenden, bei ausreichender Kommunikationsfähigkeit um einem Beitrag zur Krankheitsbewältigung des Patienten (Coping). Es wird dem Patienten hierbei eine realistischere Einstellung zu sich und seiner Umwelt vermittelt, wobei die Realitätsadaptation (Realitätsanpassung) auch zu einem Gleichgewicht zwischen ihm und seiner Erkrankung führt. Hilfe zur Selbsthilfe sowie Hilfe bei der weiteren Lebensplanung wird dem Patienten vermittelt, ggf. auch Grundbedingungen für eine spezielle Psychotherapie hergestellt. Indikationen sind Langzeittherapien bei chronischen Krankheitsbildern (chronische Psychosen, psychosomatische Erkrankungen, Sucht- und Abhängigkeitserkrankungen, anhaltende seelische Belastungs- und Anpassungsstörungen sowie chronische körperliche Erkrankungen (z.B. Rheumatische Erkrankungen). Begleitwirkungen sind einerseits die aus Fehleinschätzungen der psychischen Stabilität resultierenden depressiven und/oder ängstlichen Störungen sowie andererseits die aus intellektueller Unterforderung resultierende Unzufriedenheit, Langeweile und/oder Ungeduld des Patienten. Relative Kontraindikationen sind neurotische Störungen sowie Anpassungsstörungen. Die Vorgehensweise zeichnet sich durch regelmäßige themenzentrierte Gespräche (a 20–40 Minuten, nach möglichst festem Plan und konstanter Terminierung, wobei die Termine zur Stabilisierung, dem Patienten bereits im voraus bekannt gegeben werden sollten) bei üblicherweise freien Aussprache mit Schilderung real-aktueller Probleme aus. Unter ermunterndem Lob (im Sinne einer Rückkopplung), sowie unter Vermeidung von mißbilligenden Äußerungen wird dann in kleinen Schritten, die zur Stabilisierung und Festigung erforderliche Lebensperspektive wieder aufgebaut.

3.15.3 Hypnose

Als additives (zusätzliches) Verfahren aus dem Feld der Suggestionsmethodiken (weitere sind Repetitionen, Persuationen, Frappierungen, etc.) ist dieses das Intensivste. Es geht hierbei um eine geistige Beeinflussung mit dem Ziel, über das Verständnis des anderen sein Überzeugtsein zu erreichen, worauf der Betreffende gemäß dieser Überzeugung handeln soll. Durch Einredungen und Manipulationen (fremdsuggestive Handlungen) wird der (Patient) Klient in einen schlafähnlichen Zustand (gr. hyp = unter; gr. noos = Denkkraft) mit Bewußtseinseinengung versetzt, bei dem er aber den Einflüsterungen des Hypnotiseurs gegenüber offen bleibt (Rapport zum Hypnotiseur). Wirkhypothetisch erfolgt eine positive fremdsuggestive Einflußnahme auf autonome (vegetative) Körperfunktionen und deren Stabilisierung. Darüber soll es z.B. zur Abnahme der Schmerzempfindlichkeit, der Reduzierung von Angst, Unruhe und Angespanntheit kommen. Indikationen sind psychovegetative Beschwerden, Streßreaktionen, Befindlichkeitsstörungen, psychogene

Körperstörungen, Unruhe-, Angst- und Spannungszustände, Schlafstörungen, Suchterkrankungen und chronische Schmerzen. Zum Teil auch die Anwendung als Hypnokatharsis zur Reaktivierung verdrängter, emotional belastender Erlebnisse. Begleitwirkungen sind bei mangelhafter Desuggestion: Müdigkeit, Übelkeit, Benommenheit, Kopfschmerzen und Körpermißempfindungen. Als Kontraindikationen sind Psychosen, psychotische Residuen, Oligophrenien, schwere Hirnerkrankungen, Depressionen, Zwangskrankheiten, Neigungen zu übertriebenen Selbstbeobachtungen sowie innere Widerstände auf Seiten des Patienten zu nennen. Nach somatischer und psychopathologischer Diagnostik sowie der Überprüfung der Suggestibilität des Patienten wird diesem die Methode und die zu erwartenden Reaktionen erläutert. Durch selbstsuggestive Ruhigstellung lädt sich der zu Hypnotisierende mit wirkungsvollen Erwartungen auf. Im weiteren wird dem zu Hypnotisierenden verbal (durch eine geheimnisvoll beruhigende Stimme) und/oder averbal (durch unentwegte Fixierung eines kleinen Gegenstandes mit den Folgen: Ermüdung, Mydriasis, Augenbrennen, Augenschließen und allmählicher Zustand der Somnolenz) ein Einschlafen suggeriert (3 Stadien: Somnolenz, Hypotaxe und Somnambulismus). Im erreichten Hypnosezustand besteht ein Rapport (eine abhängige Anweisungsbeziehung) zum Hypnotiseur. Nun können posthypnotische Befehle/Aufträge (das sind der Hypnose nachwirkende Verschreibungen) erteilt werden: bei Dismissionshypnosen wird unerwünschtes Verhalten (z.B. beim Alkoholismus) aversiv aufgeladen, bei Konditionierungshypnosen wird ein neues Verhalten eingeredet, bei Prophylaxenhypnosen werden künftige Situationen prospektiv vorbereitet. Die angestrebten therapeutischen Ziele (z.B. Angstreduktion, Schmerzdämpfung, Verhaltensregulierung etc.) werden in entsprechende sich wiederholenden Suggestionen „verpackt". Im Anschluß der Suggestionsphase erfolgt die Desuggestion (auch Wecksuggestion oder Wachsuggestion genannt), welche zum Ziel die klare, deutliche verbale Rücknahme des vorherigen Schlafzustandes der hypnotischen Suggestionsphase hat. Hypnosen dauern etwa 30–40 Minuten bei 1–3 Sitzungen pro Woche und einem Gesamtumfang von etwa 15–20 Stunden. Die Hypnosetherapie hat ein gewisses süchtig machendes Potential, was hinsichtlich ihres therapeutischen Einsatzes zu sorgfältigen und abwägenden Überlegungen führen sollte. Sigmund Freud kritisierte zur damaligen Zeit an ihr, daß die Probleme durch sie nicht geklärt, sondern zugedeckt werden.

3.16   Gruppentherapien

Exemplarisch einige Beispiele:
Unter dem Begriff „Gruppentherapie" werden generell alle psychotherapeutischen Methoden zusammengefaßt, die in einer Gruppe (von in der Regel 6–9 Teilnehmern) angewendet werden können (verschiedene psychotherapeutischen Verfahren lassen sowohl Einzel- als auch Gruppentherapien zu). Neben der in der Einzeltherapie wirksamen Faktoren kommen in einem „gruppentherapeutischen Setting", wichtige settingimmanente, kommunikations- und gruppendynamische Gesetzmäßigkeiten hinzu, welche in der Einzeltherapie eben nicht vorkommen. Eine in allen Gruppen, zwar in unterschiedlichem Maße, vorkommende Soziodynamik sei unten skizziert.

Ähnlich wie in den Einzeltherapien kann auch hier grundsätzlich direktiv zudeckend bei supportiven, d. h. stützenden, verhaltensorientierten Zielsetzungen (in Form von Rollenspielen, freier Aussprache sowie mit Modelllerncharakter) gearbeitet werden. Ebenso möglich ist eine analytisch aufdeckende Herangehensweise unter Sichtbarmachung unbewußter Konflikte, durch Bearbeitung von Abwehrmanövern sowie von Übertragungs- und Gegenübertragungsphänomenen. Grundsätzlich gilt, daß die Zusammenstellung einer Gruppe einer besonderen Sorgfalt hinsichtlich der Auswahl der Teilnehmer bedarf. Im einzelnen ist auf Verläßlichkeit, ausreichender Introspektionsfähigkeit, Motivation, ausreichendem Verbalisationsvermögen und ausreichender (körperlicher) Belastbarkeit acht zu geben. Mit Hinweis auf den Abschnitt „Psychodrama" (3.11.3) möchte ich hier wiederholen, daß gerade L. Morena einen großen Beitrag zum Verständnis gruppen therapeutischer Prozesse beigetragen hat.

Abb. 3–7
Basissoziodynamik (Kommunikationsstruktur) innerhalb einer Gruppe

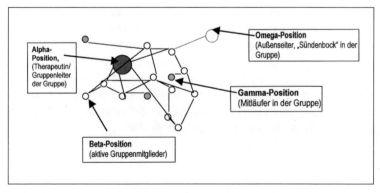

Alpha-Position, (Therapeutin/ Gruppenleiter der Gruppe)

Omega-Position (Außenseiter, „Sündenbock" in der Gruppe)

Gamma-Position (Mitläufer in der Gruppe)

Beta-Position (aktive Gruppenmitglieder)

3.16.1 Selbsterfahrungsgruppen

An dieser Stelle ist von vorn herein hervorzuheben, daß es sich hierbei um schwerpunktmäßig mehr erlebnisorientierte, als um therapeutische Gruppen handelt (besonders der „Encounter-Bewegung" und den „Sensitivity-Trainings" abstammend), in denen das gegenseitige Aussprechen und Kennenlernen von Gefühlen und weniger die Gruppendynamik eine Rolle spielt. In der Selbsterfahrungsgruppe geht es um die Erfahrung seiner Selbst im Kontext zum Selbst der Gruppenmitglieder.

> Wie trete ich mit meinem Gegenüber, respektive der Gruppe als Ganzes (inklusive der Gruppenleitung), in Beziehung. Wie erlebe ich mich dabei, wie erleben mich andere, wo findet Übertragung/Gegenübertragung statt: „Welche inneren Bilder (Dias) projiziere ich oft auf andere und wie wirken sie für mich auf unterschiedlich texturierten und/oder farbigen Leinwänden (Beziehungsobjekt) – was hat das Ganze dann mit mir zu tun?"

Die Dynamik in einem klassischen psychoanalytisch orientierten Gruppensetting besteht im Abgleichen wechselnder Fremd- und Eigenbilder um in weiteren (therapeutischen als auch nicht-therapeutischen) Beziehungen adäquater und „wirklicher" (authentischer) auftreten zu können. Die dem persönlichen Wachstum („Growth Movement") als auch der Umsetzung psychosozialer Kompetenzen (bedeutet im wesentlichen das „handling" interpersoneller (Grund-)Situationen) dienenden Gruppen können Inhalte verschiedenster Richtungen beinhalten (Psychoanalyse, Lerntheorien, Familientherapien, Körpertherapien, u.a.), was die Gruppen einerseits wünschenswert lebendig macht, andererseits die Gefahr, der z.T. sinnlosen Aneinanderreihung therapeutischer Elemente mit z.T. auch negativen Auswirkungen für die Teilnehmer in sich birgt und dementsprechend in die Hände seriös geschulter Therapeuten, ungeachtet etwaiger Kassenleistungen, gehört.

3.16.2 Psychoanalytische Gruppentherapie

Synonym: Gruppenanalyse, tiefenpsychologische Gruppenpsychotherapie.

Es handelt sich hierbei um eine etwa 50 Jahre alte (im wesentliche durch S.H. Foulkes forciert), auf psychoanalytischer (einzeltherapeutischer) Grundlage basierende Methode, welche sowohl ambulant als auch stationär weit verbreitet ist und die Möglichkeit bietet, gleichzeitig mehrere Patienten zu behandeln.

Wirkhypothetisch kommt das Zusammenwirken psychoanalytischer und gruppendynamischer Effekte zur kollektiven Affektabfuhr (Katharsis) und Übertragung zur Geltung. Neben der Aufdeckung und Bearbeitung auftauchender Abwehrmechanismen (Erkennung und Klarifikation) kommt es zum Training sozialer Wahrnehmung, Rollenverhalten und zum Modell-Lernen (ohne Intention einer tiefgreifenden Regression).

Indikationen: neurotische Ängste, neurotische Depressionen (Dysthymien), Abhängigkeit- und Suchterkrankungen sowie zur Behandlung psychosomatischer und somatoformer Störungen.

Begleitwirkungen und Kontraindikationen: Zu starke Belastung der Teilnehmer durch Modifikationsdruck der Gruppe, Tendenz zur Unselbständigkeit und Abhängigkeit bei zu starker Fixierung auf die Gruppe, Auslösung einer bis dahin vorhandenen latenten Psychose. Akute und chronische Psychose, psychotische Residuum, schwere (melancholische) Depressionen, Zwangserkrankungen, histrionische und asthenische Persönlichkeitsstörungen, Oligophrenien, Hirnorganisches Psychosyndrom, Demenzen.

Vorgehen und formale Fakten: Nach Zusammenstellung der Gruppe von etwa 6–9 Teilnehmern nach entsprechenden Eignungskriterien erfolgt die Klärung der zugrundeliegenden Psychodynamik. In der Gruppenarbeit kommt es zur Reinzenierung unbewußter intrapsychischer Konflikte durch freie Assoziation und durch Bearbeitung von Widerstand und Übertragung. Bei analytischem Vorgehen hält sich der Therapeut beobachtend im Hintergrund (abstinent), bei tiefenpsychologisch orientiertem Vorgehen ist der Therapeut aktiver und gruppendynamischer integriert. Der Gesamtumfang nach den Therapierichtlinien liegt bei max. 150 Doppelstunden für analytische und max. 80 Doppelstunden für tiefenpsychologisch fundierte Psychotherapiegruppen.

3.16.3 Verhaltenstherapeutisch orientierte Gruppentherapie

Während bei den verhaltenstherapeutisch orientierten Gruppen vorwiegend problem- und zielorientierte Vorgehensweisen in Trainings- und Arbeitsgruppenform vorherrschen, bei vorheriger Zusammenfassung von Patienten mit ähnlichen Erfahrungen, kommen Hilfsmittel der Katharsis (Affektabfuhr), Selbsterfahrung, Regression oder Übertragungsphänomene (wie bei analytischen Schwerpunktgruppen üblich) nicht in Betracht. Realitätserfahrungen, Konfrontationen, Übungen (z. T. auch videoassistiert) sowie kognitive Umorientierungen bilden hier den Schwerpunkt.

Als Beispiel können das Rollenspiel (sozialtherapeutisches Training), als schwerpunktmäßig nicht aufdeckendes, übendes Gruppenverfahren zum

Erlernen und Trainieren erwünschter sozialer Verhaltensweisen im Sinne eines sozialem Kompenztraining, sowie das Selbstsicherheitstraining (Selbstbehauptungstraining, Assertiveness training, Anfang der 50er Jahre, nach Andrew Salter und Joseph Wolpe entstanden), mit gezielterer Ich-Stärkung und Training des Durchsetzungsvermögens, genannt werden. Wirkhypothetisch führen schrittweise geleitete Übungen zum Erlernen gewünschter sozialer Verhaltensweisen respektive zum Aufbau und Ausweitung der Ich-Stärke, insbesondere zur Selbstbehauptung und sozialer Kompetenz.

■ Indikationen: Erstens zum sozialtherapeutischem Training (= Rollenspiel): beim postpsychotisches Residuum (Psychodedukatives Training), bei milieubedingten psychischen Schäden, bei leichteren Lerndefiziten und zur allgemeinen kontrollierten Stärkung der Selbstsicherheit. Zweitens zum Selbstsicherheitstraining: bei sozialen Ängsten und Phobien, bei Defiziten im Sozialverhalten infolge bestimmter Anpassungs- und Persönlichkeitsstörungen, bei einer chronischen Psychose, beim postpsychotischem Residuum, bei leichteren Oligophrenien sowie Sucht- und Abhängigkeitserkrankungen.

■ Begleitwirkungen und Kontraindikationen: Überforderungsreaktionen in der „Sündenbock-Omegaposition" von gehemmten, ichschwachen, unbequemen, unkonventionellen, individualistischen und/oder ängstlichen Teilnehmern der Gruppe (Frustrationen, Depressionen). Kontraindikationen: Akute Psychosen, schwere (melancholische) Depressionen, Demenzen, Verhaltensstörungen und Oligophrenien sowie das Hirnorganische Psychosyndrom (HOPS), Neigung zu histrionischem oder ausgeprägt narzißtischem Verhalten.

■ Vorgehen und formale Fakten beim sozialtherapeutischem Training (Rollenspiel): Nach Zusammenstellung der Gruppe von etwa 8–12 Personen (nach entsprechenden Kriterien) und Festsetzung der Rahmenbedingungen werden unter Anleitung des Gruppenleiters (und ggf. des Kotherapeuten) Rollen aus dem Alltagsleben gespielt (Einkaufen, Behördengespräch, Prüfungssituationen, Stellensuche, Festplanung u. v. m.) und die Darstellungen (ggf. Videoaufzeichnungen zur Selbstkontrolle) anschließend in der Gruppe besprochen, wobei primär der „Hauptdarsteller" seine Erlebnisse schildert und die übrigen Gruppenmitglieder den Ablauf korrigieren, ergänzen bzw. konstruktive Rückmeldungen geben. Dauer insgesamt etwa 20 bis 45 Minuten.

■ Vorgehen und formale Fakten beim Selbstbehauptungstraining: Nach der Gruppenzusammenstellung und Festsetzung der Rahmenbedingungen erfolgt eine Verhaltensanalyse und im Zusammenhang mit der Therapieplanung die Entwicklung des Trainingsprogramms (ansteigender Schwierigkeitsgrad) bezüglich der sozialproblematischen Situation, die eingeübt werden soll. Nach der Theorie des Modell-Lernens werden vom Therapeuten demonstrierte, beispielhafte Verhaltensweisen nachgespielt. Bei fortgeschrittener Gruppe sind entsprechende Rollenspiele hinsichtlich gewünschter Verhaltensmuster angezeigt. Wichtig sind in beiden Fällen positive und negative Rückmeldungen (im Sinne eines Feedbacks, einer Motivation sowie von Ermutigungen) durch Therapeuten und Gruppenmitglieder sowie entsprechende Verhaltensanweisungen (Coaching). Als Therapieziel wird natürlich daß „Spontanverhalten" in den jeweiligen sozialen Situationen (eigene Wünsche vortragen, Wünsche anderer abschlagen, Forderungen stellen, widersprechen, kritisieren, angreifen, Kritik ertragen lernen etc.) angestrebt. In Verbindung mit Einzeltherapien und entsprechender Indikationsstellung werden von den Kassen max. 80 Doppelstunden akzeptiert.

3.16.4   Sonstige Gruppentherapieangebote

- Psychiatrische Gruppe: beratend-supportiv (klärend) als offene Gruppe bei aktuellen psychotischen Sucht- und/oder Persönlichkeitsstörungen
- Psychodrama: aufdeckend (kathartisch, konfliktzentriert), innerhalb einer geschlossenen Gruppe, bei neurotischen Störungen und Persönlichkeitsstörungen sowie bei Ängsten und nicht zu ausgeprägten Depressionen
- Systemische Therapie: aufdeckend und konfliktzentriert, innerhalb einer geschlossenen Gruppe, bei familiären und partnerschaftlichen Krisen.
- Themenzentrierte Interaktion (TZI) nach Dr. mult. h. c. Ruth C. Cohn: lernend-reflektierend, i. d. R. innerhalb einer geschlossenen Gruppe, zur Bearbeitung von Kommunikations- und Interaktionsdefiziten, im Sinne eines sozialen Lernens
- Bioenergetische Gruppentherapie: körperorientierte, aufdeckend arbeitende, konfliktzentrierte, i. d. R. innerhalb einer geschlossenen Gruppe stattfindende Therapieform, zur Bearbeitung leichterer bis mittelschwerer neurotischer Störungen sowie Anpassungsstörungen und funktioneller Körperstörungen. Ebenfalls Anwendung bei Suchterkrankungen und Verhaltensstörungen
- Balintgruppe: Patientenbezogene Selbsterfahrungsgruppe mit besonderem Supervisionscharakter, primär für Ärzte und Psychologen. Die psychoanalytisch-tiefenpsychologisch ausgerichtete Arbeit zentriert sich auf die therapeutische Aufgabe am Patienten (ist Bestandteil der Ausbildung ärztlicher Psychotherapeuten) und soll dazu dienen, Fehlwahr-

Tab. 3-1 Psychotherapieverfahren (Beispiele)

Psychotherapien mit psychoanalytischem bzw. tiefenpsychologischen Schwerpunkt	Psychotherapien mit verhaltenstherapeutischem bzw. lerntheoretischem Schwerpunkt	Psychotherapien mit familientherapeutischem oder systemischem Schwerpunkt	Psychotherapien mit humanistischem Schwerpunkt	Psychotherapien mit körperorientiertem Schwerpunkt	Psychotherapieverfahren, die primär nicht richtig kategorisierbar sind	Gruppentherapien
Die „klassische" Psychoanalyse Tiefenpsychologisch fundierte Psychotherapie Psychoanalytische Kurzzeitverfahren – Analytische Psychologie	Breitbandverfahren (Bsp.): – Kognitive Verhaltenstherapie – Rational-Emotive Therapie – Aktivitätsplanung – Selbstmanagement Spezielle Methoden (Bsp.): – Reizüberflutung (Flooding) – Systematische Desensibilisierung	Systemische Familientherapie (Paartherapie)	Gestaltungstherapie – Integrative Bewegungstherapie Psychodrama Gesprächstherapie	Körperpsychotherapien im engeren Sinne Bioenergetische Analyse – Funktionelle Entspannung – Progressive Muskelrelaxation (PMR) nach Jacobsen Körperpsychotherapien im weiteren Sinne – Autogenes Training	Therapeutisches, problemorientiertes Gespräch – Stützende, supportive Psychotherapie – Hypnose	Selbsterfahrungsgruppen Psychoanalytische Gruppentherapie Verhaltenstherapeutisch orientierte Gruppentherapie – Sonstige Gruppentherapieangebote

nehmungen, Fehlhaltungen im Arzt-Patient-Verhältnis deutlich zu machen und korrigierend zu helfen. Neben der Kontrolle vorwiegend der Gegenübertragungsphänomene auf therapeutischer Seite, eignet sich diese Methode hervorragend, die psychosoziale Kompetenz sowie das Training der situationsgebundenen Diagnostik zu fördern.

Daneben gibt es eine Vielzahl weitere Therapieverfahren, welche auch in Gruppenform durchführbar sind, jedoch aus Umfanggründen den Rahmen dieses Buches sprengen würden. Zum Abschluß sei angemerkt, daß es sich bei den vielfältigen Psychotherapiemethoden nicht nur für den hilfesuchenden Patienten um einen „Irrgarten" handelt und somit in erster Linie die Psychotherapeuten, in die Pflicht zu einer verantwortlichen Tätigkeit genommen werden müssen. Zum anderen ist jedoch auch auf der Patientenseite eine genügende Portion Skepsis und Reserviertheit bei der „Suche" nach Ihrem Hilfsangebot notwendig, um nicht in „unseriöse Hände" zu geraten. Abzuraten ist von Anbietern, die über keine, bzw. keine ausreichende Qualifikation verfügen (ohne akademisches Fachstudium in den Bereichen Medizin, Psychologie ggf. Sozialpädagogik und ohne abgeschlossene Ausbildung in dem jeweiligen Verfahren bei einem anerkannten Ausbildungsinstitut). Hinsichtlich der Unterziehung einer seriösen Wirksamkeitsprüfung des jeweiligen Verfahrens gibt es bei einigen Verfahren einen kräftigen Nachholbedarf, bei zum Teil langfristiger Zeitplanung. Natürlich ist eine vorschnelle „Nichtwirksamkeitserklärung" hinsichtlich eines Verfahrens, ohne vorheriger seriöser Prüfung genauso vermessen, wie andererseits die „Das-ist-nicht notwendig-Haltung" (auf „Anbieterseite") arrogant und ignorant erscheint. Vielleicht gelingt es aber in der Zukunft den „Schulenstreit" zu überwinden und die einzelnen wirksamen Therapieangebote als verfügbare Ansätze für das Wohl und die seelisch-körperliche Gesundung des Patienten (unter einem Integrationsaspekt eher „an der Indikation orientiert") nutzbar zu machen. Bleibt zum gegenwärtigen Zeitpunkt für das gesamte Gebiet der „Psychotherapien" festzustellen:

> „Alles ist in Bewegung – in unterschiedlicher Geschwindigkeit"

Literaturverzeichnis

Atkinson, Rita L. (1993): *Introduction to Psychology.* Harcourt Brace & Company International Edition, Orlando, FL, USA

Ahrens, St. (1997): *Lehrbuch der Psychotherapeutischen Medizin.* Schattauer Verlag

Bastine, R., P. Fiedler, K. Grawe u.a. (1982): *Grundbegriffe der Psychotherapie.* Edition Psychologie

Corsini, R. J. (1994): *Handbuch der Psychotherapie* (2 Bd.). Beltz – Psychologie Verlags Union

Dt. Ärzteblatt (1996); 93;[51–52]:A-3405–3409

Dt. Ärzteblatt (1997); 43:A-2806–2807

Egle, Hoffmann, Joraschky (1997): *Sexueller Mißbrauch, Mißhandlung, Vernachlässigung.* Schattauer Verlag

Gaston, L., Goldfried, M.R., Greenberg, L., Horvath, A., Raue, P. & Watson, J. (1995): *The therapeutic alliance in psychodynamic, cognitive behavioral, and experiential therapies.* Journal of Psychotherapy Integration, 5, 1–26

Grawe, K. (1992): *Psychotherapieforschung zu Beginn der neunziger Jahre.* Psychologische Rundschau, 43, 132–162

Grawe, K., Donati, R. & Bernauer, F. (1994): *Psychotherapie im Wandel. Von der Konfession zur Profession.* Göttingen: Hogrefe

Kaku, Michio and Thompson, Jennifer (1995): Beyond Einstein, The Cosmic Quest for the Theory of the Universe, Anchor Books, New York, USA

Kisker, Freyberger, Rose, Wulff (1996): *Psychiatrie, Psychosomatik, Psychotherapie.* Thieme Verlag

Klußmann (1991): *Psychosomatische Medizin.* Springer Verlag

Nefiodow, Leo A. (1999): Der Sechste Kondratieff, Rhein-Sieg Verlag, 3. Auflage

Payk (1992): *Checkliste Psychiatrie.* Thieme Verlag

Petzold, Hilarion (1985), Die neuen Körpertherapien, Junfermann-Verlag, Paderborn

Pschyrembel, *Klinisches Wörterbuch* 256. Aufl.

Perls, F.S., Hefferline, R.F. & Goodman, P. (1979): *Gestalt Therapy, Excitement and Growth in the Human Personality.* Harmondsworth: Penguin Books

Peters, *Wörterbuch der Psychiatrie und medizinischen Psychologie,* 4. Aufl., Urban & Schwarzenberg Verlag

Rogers, C.R. (1976): *Entwicklung der Persönlichkeit.* Stuttgart: Klett

Ch. Scharfetter (1991): *Allgemeine Psychopathologie.* Thieme Verlag

Senf, W., M. Broda (1996): *Praxis der Psychotherapie.* Georg Thieme Verlag

von Uexküll, Thure (1996): *Psychosomatische Medizin.* Urban & Schwarzenberg, München-Wien-Baltimore

Vester, Frederic (1978): *Phänomen Streß.* dtv Taschenbuch

Walach, H. (1996): *A fourdimensional, categorial, integrative model of psychotherapy.* Paper presented at the annual meeting of the Society for the Exploration of Psychotherapy Integration, San Francisco. Journal of Psychotherapy Integration, in print (abstract)

Stationäre psychosomatische Behandlung – Patientenmerkmale und Behandlungserfolg. PPmP, Psychotherapeutische, Psychosomatische med. Psychologische, 46 (1996) Nr. 12, S. 430–437, Dr.phil. Astrid Junge, Abteilung für Psychosomatik und Psychotherapie, Medizinische Klinik, Universitätskrankenhaus Hamburg-Eppendorf, Martinistr. 52, 20246 Hamburg).

Glossar

Abwehrmechanismus: *der*, engl. defence mechanism; (psychol.) Bezeichnung für im Laufe der Persönlichkeitsentwicklung gelernte Methoden zum Schutz vor Impulsen, Gefühlen u. Erfahrungen, die mit dem Bild von sich und der Welt nicht übereinstimmen; Formen: Verdrängung, Projektion, Rationalisierung, Reaktionsbildung, Regression, Ungeschehenmachen, Wendung gegen die eigene Person, Transformation, Verleugnung, Verschiebung, Somatisierung, Sublimierung.

Adaptationssyndrom, allgemeines (generelles): (engl.) general adaptation syndrome; syn. generelles Anpassungssyndrom oder Selye-Syndrom; Bezeichnung für den Anpassungsmechanismus des Organismus auf starke äußere Reize (Anstrengung, Trauma, Hitze, Bestrahlung, psychischen Streß, Infektion u.a.) mit möglichen pathologischen Folgeerscheinungen; neben lokalen Wirkungen am Angriffsorgan treten Allgemeinreaktionen auf, die hauptsächlich durch die Nebennierenrindenaktivität bestimmt sind und in drei Phasen verlaufen: 1. Alarmreaktion; 2. Widerstandsstadium; 3. Erschöpfungsstadium.

Affäre: *die*, bezeichnet eine, die kritische Betrachtung hervorrufende Angelegenheit (z.B. hinsichtlich einer Liebesbeziehung = Liebesaffäre).

affektiv: die Gefühle bzw. Emotionen betreffend.

Aldosteron: *das*, in der Zona glomerulosa der Nebennierenrinde produziertes, zu den Mineralokortikoiden gehörendes Nebennierenrinden-Hormon mit wesentlichem Einfluß auf d. Steuerung des Natrium-, Kalium- u. Wasserhaushalts sowie des extrazellulären Flüssigkeitsvolumens und des Plasmavolumens. Renin-Angiotensin-Aldosteron-System. A. bewirkt eine Erhöhung der Na-Reabsorption in distalen Nierentubuli, vermehrte K-Ausscheidung, Zunahme des extrazellulären Flüssigkeitsvolumens, beeinflußt Elektrolyt- u. Wasseraustausch auch an anderen Zellgrenzflächen; hemmende Wirkung auf A. hat Spironolacton.

Algodystrophie: *die*, [grch. algos = Schmerz] schmerzverstärkende Wirkung des sympathischen Nervensystems durch vegetative Reflexantwort (Reflexdystrophie), die wahrscheinlich über pathologische Durchblutungsverhältnisse zu einer erregungsfördernden Störung des physiol. Milieus der Nozizeptoren (= Schmerzrezeptoren) und damit zur Perpetuierung der Schmerzzustände führt.

ambivalent: Zwiespältig, nach zwei oder mehr Seiten hin neigend.

anabol: aufbauend (z.B. im Zusammenhang mit Stoffwechsel).

Androgynie: *die*, Mannhaftigkeit in der Frau. Im eigentlichen Sinne herrschen deutliche männliche äußere Erscheinungen oder Verhaltensmuster bei einer Frau vor.

Anpassungssyndrom: siehe Adaptationssyndrom.

Antagonisten: Hier ein Begriff aus dem Psychodrama. So bezeichnet man den (Mitspieler) oder das (Gegenstand) Gegenüber des Protagonisten. Es ist also der oder die, welche in eine Rolle hineinschlüpft, um dem Protagonisten in seiner Szene zu helfen, diese wiedererlebbar zu machen.

Anthropologie: [grch.] *die,* die Wissenschaft vom Menschen sowie von den menschlichen Verhaltensweisen in den Auseinandersetzungen mit der Umwelt. Sie umfaßt die menschliche Erblehre, Konstitutionsforschung, Stammesgeschichte, Abstammungslehre, Rassenkunde sowie die Erscheinungen des kulturellen und gesellschaftlichen Lebens (Soziologie, Völkerkunde und Sozialpsychologie).

Antirolle: Ein Begriff aus dem Psychodrama, wobei hier eine Rolle, die man keinesfalls Spielen möchte (z.B. eine hochgeschlossene Frau spielt eine Hure; ein Mensch mit zwanghaften Zügen spielt einen „Penner" etc.) gemeint ist, sich dennoch dazu überwindet und die in der Regel mit vielen eigenen Anteilen besetzt ist.

Appetenz: [lat. appetere = verlangen] *die,* syn. Appetenzverhalten, (psychol.) Bezeichnung für unruhiges Suchen nach dem (sexuellen) Triebobjekt zwecks Reduktion einer Bedürfnisspannung. Also mit anderen Worten Lust auf eineN SexualpartnerIn verspüren.

Asklepiaden: *die,* Heiligtümer, die auf den griechischen Heilgott Äskulap (grch. Asklepios, lat. Aesculapius), welcher als Sohn des Apollon und der Koronis galt, zurückzuführen sind. Das berühmteste seiner vielzähligen Heiligtümer (grch. Asklepieion genannt) steht in seinen Überresten in Epidauros, einem griechischen Ort auf der handförmigen Halbinsel Peloponnes. Berühmt wurde das Heiligtum in Epidauros wegen des besterhaltenen Freilichttheaters aus dem 3. Jh. v.Chr. (55 Sitzreihen, 14000 Plätze), welches heute wieder zu Aufführungen benutzt wird.

Ätiologie: [grch. aitia = Ursache; logos = Lehre von ...] *die,* Lehre von den Krankheitsursachen bzw. die einer Krankheit zugrundeliegende Ursache selbst.

Atrophie: (grch. atrophia = Ernährungsmangel) *die,* Rückbildung eines Organs oder Gewebes.

Autonomes Nervensystem: siehe vegetatives Nervensystem.

Balintgruppen; Balint, Michael: ungarischer, 1896 in Budapest geborener Psychoanalytiker und Biochemiker; gestorben 1970 in London. Er schaffte eine Art berufsbezogene Selbsthilfegruppe, welche im späteren Verlauf Balint-Gruppe genannt wurde. Hier trafen sich primär nicht psychotherapeutisch tätige (vorwiegend Allgemeinmediziner), heute vor allem psychotherapeutisch tätige Ärzte und Angehörige medizinischer Hilfsberufe über einen längeren Zeitraum zusammen, um unter psychotherapeutischer Supervision

„Patienten-Fälle" aus der eigenen Praxis zu diskutieren. Im Mittelpunkt dieser Gruppenarbeit stehen Gespräche über die Beziehung zwischen dem/der Behandelnden u. seinen/ihren Patienten hinsichtlich aufgetretener Störmomente (i. d. R. aus Übertragungs- und Gegenübertragungsphänomenen erklärbar) und positiver Einflüsse in der Behandlung. Innerhalb eines Gruppenprozesses geht es schwerpunktmäßig darum, sich seiner eigenen Haltungen und Reaktionen gegenüber dem jeweiligen Patienten bewußt zu werden.

Basisinnovationen: wirtschaftlich-industrielle Erneuerungen mit ausschlaggebendem Basischarakter für den entsprechenden Konjunkturzyklus.

Biofeedback: [grch. bio- = Leben, engl. feedback = Rückkopplung] *das*, 1. Bezeichnung für biologische Regelmechanismus im Sinne einer Rückkopplung; 2. Psychophysiologisches Verfahren bei der (für den Patienten primär meist unbewußte) vegetative oder motorische Funktionen (z.B. Herzfrequenz, Blutdruck, EEG- u. EKG-Signale, Hauttemperatur und -widerstand, Atemfrequenz u.a.) durch Instrumente aufgezeichnet und als akustische oder optische Signale bewußt wahrnehmbar gemacht werden, um sie so auch einer bewußten Einflußnahme durch die Patienten zugänglich zu machen. Angewendet wird das B. meist in Verbindung mit psychotherapeutischen Verfahren, z.B. bei Migräne, essentieller Hypertonie, neuromuskulären Verspannungszuständen, Organneurosen u.a.

Bio-psycho-soziales-Umwelt Integrationsmodell: eine durch eine Wortkette gestützte Beschreibung für die modellhafte Integration (Zusammenfassung) der jeweils in Wechselbeziehung zueinander stehenden: lebendig körperlich funktionierenden (= Bio-), seelisch-geistigen (= psycho-), zwischenmenschlichen (= soziales-) und umweltbedingten Daseinsformen.

bit: Abk. für engl. basic indissoluble information unit [grundlegende, unzerlegbare Informationseinheit]. *Ein Begriff aus der Informationstheorie.* Gemeint ist die kleinste Einheit für den Informationsgehalt einer Nachricht, gegeben durch eine Binär-(ja/nein-)Entscheidung; wird ausgedrückt durch Größen (z.B. Entscheidungsgehalt), die durch den Logarithmus zur Basis 2 definiert sind.

bit/s: drückt die Geschwindigkeit der Informationsübertragung aus. Also bit(s) pro Sekunde.

Bossing: ist eine Spezialform des Mobbings, siehe dort.

Bradykardie: langsame Schlagfolge des Herzens mit einer Pulsfrequenz unter 60/min.

byte: [engl.] *das, Begriff aus der Datenverarbeitung:* zusammengehörige Folge von acht Bits zur Darstellung je eines Zeichens (Buchstabe, Ziffer, Sonderzeichen), meist ist ein neuntes Bit als Prüfbit angehängt. Ein Byte ermöglicht die Verschlüsselung von $2^8 = 256$ verschiedene Zeichen. Das Byte ist die kleinste im Speicher eines Computers adressierbare Informationseinheit. Als Maß für die Speicherkapazität dienen das Kilobyte ($1\,KB = 2^{10}$ Byte = $1\,024$ Byte), das Megabyte ($1\,MB = 2^{20}$ Byte = $1\,048\,576$ Byte) und das Gigabyte ($1\,GB = 2^{30}$ Byte = $1\,073\,741\,824$ Byte).

circadian: siehe zirkadian.

Coping: [engl. to cope = fertig werden mit] *das*, psychologisch und medizinisch ist damit das allgemeine Problembewältigungsverhalten gemeint; Bedeutung als Krankheitsbewältigung v.a. auch bei Patienten mit chronischen Erkrankungen, psychischen Störungen und Behinderungen. Erfolgreiches Coping ist für den Verlauf vieler Erkrankungen von entscheidender Bedeutung und setzt neben der Stabilität einer therapeutischen Beziehung v.a. unterstützende Faktoren des sozialen Umfelds (z.B. Selbsthilfegruppen), ein von Schuldzuweisungen freies Krankheitskonzept und ein günstiges Krankheitsverhalten voraus.

coronary prone behavior: [engl.] Verhalten, welches eher zu Herzinfarkten führen kann.

Cortex (cerebri): syn. Kortex [lat. anatomisch = Rinde, Schale; cererbrum = Großhirn] *die*. Ist eine Bezeichnung für die Hirnrinde, also dem ZNS-Anteil mit hohem Nervenzellkörperanteil.

Crush-Syndrom: [engl. to crush = quetschen, zerdrücken] ausgedehnte Nekrosen, v.a. Parenchymschäden in Leber und Nieren infolge von Verschüttungen, ausgedehnten Muskelquetschungen der Extremitäten und kritischer Minderperfusion bestimmter Körperregionen (z.B. bei arteriellem Verschluß). Klinisch: arterielle Hypotonie durch Flüssigkeitssequestration in die traumatisierten Bezirke, Rhabdomyolyse mit Anstieg von CK, SGOT, K+ und Freisetzung großer Mengen von Myoglobin u.a. Eiweißen ins Blut, die in der Niere zu akutem Nierenversagen führen; Therapie: Volumenersatz, Dopamin, Dialyse.

dependent: = abhängig.

Deprivation: [De- = weg von; lat. privare = berauben] *die*, 1. allgemeine Bezeinchnung für Entbehrung od. Mangel; 2. (psychol.) Bezeichnung für unzureichende oder fehlende körperliche bzw. affektive Zuwendung, die v.a. in den ersten Lebensjahren zu anaklitischer Depression, psychomotorischer Retardierung, insbesondere Abweichung der Sprachentwicklung und des psychosozialen Verhaltens i.S. einer sog. Deprivationstrias aus Angst, Aggressivität und Kontaktschwäche, oder zu psychischem Hospitalismus führen kann; Ursachen.: Isolation von der Bezugsperson, mangelnde Pflege oder Vernachlässigung (sog. Passive Kindesmißhandlung).

Desensibilisierung: [De- = weg von; weniger werdend; lat. sensus = Empfindung, Gefühl] *die*, 1. in psychologischer Hinsicht ist damit ein verhaltenstherapeutisches Verfahren zur Reduktion, z.B. einer Angst oder Phobie gemeint. Nach dem Prinzip der reziproken Hemmung werden in aufsteigender Folge (Angsthierarchie) bestimmte Angstsituationen in kleinen Schritten, durch Kopplung mit einer Entspannungserfahrung, gemildert bzw. ganz gelöscht. Ein ähnliches Vorgehen kann man sich prinzipiell bei der Tinnitusbehandlung vorstellen. 2. Ist damit in allergologisch-immunologischer Hinsicht eine Minderung körperlich bestehender allergischer Reaktionen gemeint (auch Hyposensibilisierung genannt).

dissoziativ: mit Spaltung einhergehend.

Doppeln: Hier ein Begriff aus dem Psychodrama. So nennt man das hinter dem Protagonisten stehen um einfühlsame Hilfestellungen zu geben (ähnlich wie soufflieren), um z. B. Dinge zu verdeutlichen oder unausgesprochenes, auszusprechen (wobei letzteres genaugenommen therapeutisches Doppeln genannt wird und z. T. ja nur vom Gruppenleiter vermutet werden kann). Es soll hier nicht manipuliert, oder überredet werden. Wichtig ist, das es möglichst stimmig erscheint. Der Protagonist hat jederzeit das Recht und irgendwie auch die Pflicht zu korrigieren, wenn was für ihn nicht ganz stimmig ist. Eindoppeln = einen Antagonisten in die Rolle einführen, die er spielen soll. Doppeln kann auch für den Protagonisten Hilfs-Ich-Funktionen haben. Kann z. B. zum verstärken oder gewichten von Ambivalenzen eingesetzt werden (Ambivalenzdoppeln oder Ambivalenzrollen).

DSM-IV: Diagnostic and Statistic Manual, IV. Überarbeitung.

Dysthymie: [grch. thymos = Gemüt; dys- = nicht richtig funktionierend] *die,* Verstimmung; 1. veraltete Bezeichnung für depressives Syndrom mit Denkstörung, Verstimmtheit, Angst und Hypochondrie; 2. (H. J. Weitbrecht) sogenannte endoreaktive Dysthymie: Bezeichnung für Depression, die z. B. durch Streß bedingt auftritt und mit subjektivem Krankheitsgefühl einhergeht; 3. (H. J. Eysenck) Form der Neurose, bei der Persönlichkeitsstörungen im Vordergrund stehen.

ear clicking: [engl.] = Ohrgeräusch, Tinnitus.

Eindoppeln: Hier ein Begriff aus dem Psychodrama. Damit ist über den Informationsgewinn durch den Protagonisten (z. T. mit Hilfe der therapeutischen Gruppenleitung) das „Hineinkommen" in eine Rolle gemeint, damit der Antagonist sich gut in seine Rolle hineindenken und hineinfühlen kann.

Elektrolyte: [grch. lytos = gelöst] *die,* Verbindungen (Säuren, Basen, Salze), die in wäßriger Lösung in Ionen zerfallen. In der Medizin werden im Blut vor allem Natrium, Kalium, Kalzium und Chlorid bestimmt.

enteral: [grch. enteron = Darm] in bezug auf den Darm.

Etymologie: [grch.-lat.] *die,* Richtung der vergleichenden Sprachwissenschaften, die Herkunft, Grundbedeutung und historische Entwicklung der Wörter sowie ihre Verwandtschaft mit Wörtern gleichen Ursprungs untersucht.

Exhibitionismus: [lat. exhibere, hinhalten, darbieten]) *der,* das meist zwanghafte Zurschaustellen der Geschlechtsorgane mit oder ohne Selbstbefriedigung vor fremden Personen ohne deren Einverständnis, mit dem Ziel sexueller Befriedigung, die nicht selten vom Schock oder der Überraschung des unfreiwilligen Beobachters abhängt; Vorkommen bei Männern häufiger als bei Frauen. Der § · 183 StGB schützt die psychische und körperliche Integrität von Personen beiderlei Geschlechts gegen die spezifischen Auswirkungen exhibitionistischer Handlungen.

Extrinsisch: äußere Wirkgrößen betreffend.

extrovertiert: nach außen gewendet, nach außen, in die Welt strebend.

evozierend: = herausfordernd, hervorrufend.

foetor ex ore: *der,* syn. Halitosis, Kakostomie; übler Mundgeruch bzw. Atemgeruch; Urs.: bakt. Abbau von Nahrungsresten, abgeschilferten Epithelien und Gewebeteilen bei schlecht gereinigten oder kariösen Zähnen, auch bei Schleimhautentzündung (Gingivitis, Stomatitis, Parodontitis, chron. Anginen u.a.) und langem Nüchternbleiben.

Fließgleichgewicht: *das, ein Ausdruck primär aus dem Bereich der Thermodynamik.* Der stationäre (kleinen Schwankungen unterworfene, aber im Mittel unveränderliche) Zustand offener Systeme, den sie trotz ständigen und wechselnden Stoffaustauschs mit der Umgebung erreichen können.

forensisch: [lat. forensis]: *gerichtlicher Begriff,* gerichtsmedizinisches betreffend.

Frotteurismus: [frz. frotter = reiben] *der,* gewohnheitsmäßige sexuelle Erregung durch Reiben an einer anderen, unbekannten Person. Meist sind 15–25jährige Männer betroffen, die sich an Orten sich dicht drängender Menschen (Busse, U-Bahnen, Skilifte etc.), vorzugsweise an eine gutaussehende weibliche Person mit eng anliegender Kleidung herandrängen. Zuweilen werden für besonders reizvoll gehaltene Körperteile betatscht.

Gelose: siehe Myogelose.

Genetische Szene: Ein Begriff aus dem Psychodrama, wobei Vergangenheitsszenen damit gemeint sind.

Gewebsverbände: aus Zellen bestehende, funktionell diffenzierte biologische Verbände (z.B. Muskelgewebe, Nervengewebe, Knorpel- und Knochengewebe etc.).

Glucagon: *das,* syn. Glukagon; in den A-Zellen der Langerhans-Inseln des Pankreas gebildetes Polypeptidhormon aus 29 Aminosäuren, dessen Sekretion v.a. bei Hypoglykämie, durch Gastrin, die erhöhte Konzentration bestimmter Aminosäuren im Blut, außerdem durch Katecholamine, Acetylcholin und verschiedene Hormone (TRH, Neurotensin, VIP) gefördert, durch SIH (Somatostatin) und Anstieg des Blutzuckers gehemmt wird; Wirkungen: Steigerung des Blutzuckerspiegels durch Glykogenolyse in der Leber, Förderung der Glukoneogenese und Verminderung der Glukoseoxidation (insulin-antagonistische Wirkung), Förderung der Lipolyse durch Aktivierung der Fettgewebelipase, gesteigerter Proteinkatabolismus; u. a.

Glukokortikoide: *die*, auch Glucocorticoide, Glukosteroide; eine der drei Gruppen von Steroidhormonen, die in der Nebennierenrinde gebildet werden; die wichtigsten natürlichen G. sind Cortisol (Hydrocortison, das physiol. wichtigste Glukokortikoid), Cortison u. Corticosteron.

Gonaden: Geschlechtsdrüsen, also Hoden bzw. Ovarien.

Habituation: *die*, Gewöhnung.

Hippokrates: grch. Arzt, um 460 v. Chr. auf der Insel Kos geboren, um 370 v. Chr. in Larissa gestorben; gilt aufgrund seiner genauen Beobachtung und Beschreibung der Krankheitssymptome sowie einer kritischen, spekulationslosen Diagnostik als Begründer der wissenschaftlichen Medizin der Antike.

Hörbahn: aus einem peripheren u. zentralen Anteil bestehende afferente (zuleitende) Leitungsbahn für akustische Erregungen. Die von Schallwellen ausgelösten Endolymphbewegungen werden von den Haarzellen des Corti-Organs (Hörorgans) in Signale übersetzt und auf dem Nervenwege zum entsprechenden Hirnrindenareal (Hirnrindengebiet) weitergeleitet.

Homöostase: syn. Homoiostase, Konstanz (Aufrechterhaltung) des sogenannten inneren Milieus des Körpers mit Hilfe von Regelsystemen mit dem Hypothalamus als übergeordnetem Zentrum (Regelung des Kreislaufs, der Körpertemperatur, des pH-Werts, des Wasser- u. Elektrolythaushalts, Steuerung des Hormonhaushalts u. a.).

Homöopathie: [grch. homoio- = ähnlich; -pathos = Leiden] *die*, ein durch Samuel Hahnemann (1755–1843) begründetes medikamentöses Behandlungsprinzip, welches Krankheitserscheinungen nicht durch exogene Zufuhr direkt gegen die Symptome gerichtete Substanzen behandelt (das wäre die Allopathie), sondern bei dem (meist in niedriger Dosierung) Substanzen eingesetzt werden, die in hoher Dosis den Krankheitserscheinungen ähnliche Symptome verursachen (z. B. Thallium in niedrigster Dosis zur Behandlung der Alopezie). Dieses sogenannte Ähnlichkeitsprinzip der Homöopathie (Similia similibus curentur) wird in der klassischen H. ergänzt durch ein komplexes System von Zuschreibungen sowohl im Hinblick auf Patienteneigenschaften (Konstitutionstypen) als auch im Hinblick auf die eingesetzten Arzneimittel (Pflanze, Tier, Mineral), das bei der individuellen Verordnung berücksichtigt wird. Die Arzneistoffe, die durch Verreibung oder Verschüttelung eine energetische Umwandlung erfahren sollen (sog. Potenzieren), werden meist extrem niedrig dosiert, wobei der Ausgangsstoff meist in Dezimalpotenzen verdünnt wird und der Dezimalexponent die Verdünnungsstufe charakterisiert: D1 ·=· 1:10, D2 ·=· 1:100 usw.

hostility: [engl.] Feindseligkeit.

Hyperglykämie: *die*, Zustand, in dem zu viel Zucker (nüchtern über 12–140 mg%) im Blut ist.

Hyperthermie: *die*, überhöhte Körpertemperatur.

Hypertonie: *die*, syn. Hypertension, erhöhter Blutdruck.

Hyperventilation: *die*, vermehrte Atmung.

Hyperventilationstetanie: *die*, syn. Tetanie, tetanische Krämpfe (Muskelverkrampfung) infolge einer psychogen bedingten Hyperventilation (respiratorische Alkalose) und daraus resultierender Abnahme der Serumkonzentration des ionisierten Calciums.

Hypnokatharsis: *die*, Aufdeckendes psychotherapeutisches Verfahren, wobei unter hynotischem Einfluß weit zurückliegende, aus der Anamnese bereits bekannte psychotraumatische Ereignisse dem Patienten ins Bewußtsein kommen. Der Patient schildert diese dann und gibt, im Sinne eines Abreagierens, dem früher erlebten Affekt entsprechende Worte hinzu.

hypochondrisch: eingebildet krank, d. h. ohne das ein erkennbares Leiden vorliegt.

Hypoglykämie: *die*, Zustand, in dem zu wenig Zucker (unter 50 mg%) im Blut ist.

Hypophyse: [grch. phyesthai entstehen, wachsen] *die*, in der Sella turcica der knöchernen Schädelbasis lokalisiertes, aus verschiedenen Anteilen zusammengesetztes etwa kirschgroßes endokrines Organ. Sie ist über den Hypophysenstiel (Infundibulum) direkt mit dem Hypothalamus verbunden und stellt mit diesem eine morphologische-funktionelle Einheit dar. Unterteilt wird sie in einen Hypophsenvorder- und -hinterlappen (HVL, HHL). Im Hypophysenvorderlappen, auch Adenohypophyse genannt, wurden bislang sechs Hormone nachgewiesen: die Gonadotropine (FSH = Follikel stimulierendes Hormon und LH = luteinisierendes Hormon); das thyreotrope Hormon (TSH); das adrenokortikotropes Hormon (ACTH) sowie das Wachstumshormon STH = somatotropes Hormon und Prolaktin. Im Hypophysenhinterlappen, auch Neurohypophyse genannt, werden die im Hypothalamus gebildeten Hormone Oxytocin und Vasopressin (syn. ADH = antidiuretisches Hormon), an Polypeptide gebunden, gespeichert.

Hypothalamus: [grch. thalamos Lager, Kammer] *der*, unterhalb des Thalamus gelegene zentralnervöse Region. Als Teil des Zwischenhirns gehören zum Hypothalamus das Chiasma opticum, Tractus opticus, Tuber cinereum, Lamina terminalis, die Hypophyse u. das paarige Corpus mamillare; im Hypothalamus finden sich dem vegetativen Nervensystem übergeordnete Zentren, welche die wichtigsten Regulationsvorgänge des Organismus wie Wärmeregulation, Wach- und Schlafrhythmus, Blutdruck- und Atmungsregulation, Nahrungsaufnahme (Hunger- und Sättigungszentrum), Fettstoffwechsel, Wasserhaushalt, Sexualfunktion und Schweißsekretion koordinieren. Im

Hypothalamus werden verschiedene endokrin wirksame Substanzen, die sogenannten Hypothalamushormone, gebildet.

Hypothalamus-Hypophysen-Gonaden-Achse: (neurophysiologisch.) zentrales Steuer- u. Regelsystem des Organismus; stellt die Verbindung zwischen dem ZNS und Endokrinium (Hormonsystem) dar. Die Gonaden sind auf dem Blutwege als Geschlechtsdrüsen ebenfalls in dieser Achse zu finden.

Hypothermie: zu niedrige Körpertemperatur.

Hypotonie: syn. Hypotension, niedriger Blutdruck.

ICD-10: International Classification of Diseases, **10.** Überarbeitung. Wobei zuweilen noch **F** dort steht (ICD-10 F50.00 z. B.). F ist innerhalb des Diagnosekataloges eine Kapitelzeichnung und klassifiziert vorwiegend psychiatrische Diagnosen.

induziert: herbeigeführt, ausgelöst.

indiziert: angezeigt.

Input: [engl.] *der,* auch *das,* ursprünglich ein Begriff aus der Datenverarbeitung. Gemeint ist Eingabe von Daten in einen Computer (Datenerfassung); im Sinne des Begriffes aus diesem Buch ist der, über die Sinnesorgane (Augen, Ohren, Nase, Haut, Geschmacksorganen) aufgenommene Informationsgehalt gemeint. Ggs.: Output.

Insulin: *das,* in den Betazellen der Langerhans-Inseln des Pankreas gebildetes blutzuckersenkendes u. Glykogen aufbauendes Hormon.

Interaktion: [lat.] *die,* 1. Nach allgemeiner Auffassung ist damit das Kommunizieren, das aufeinander wechselseitig bezogene Handeln zwischen zwei oder mehreren Personen gemeint. 2. Im medizinischen Sinne meint Interaktion die gegenseitige Beeinflussung verschiedener Arzneimittel und/oder Arznei-, Lebens- bzw. Genußmittel. 3. Im soziologischen Sinne ist mit Interaktion die Wechselbeziehung zwischen den Individuen und einer gesellschaftlichen Gruppe oder der Gesellschaft insgesamt, besonders die wechselseitige Orientierung des Handelns an den Erwartungen der anderen in Gruppen und größeren sozialen Systemen gemeint.

Intrinsisch: innere Wirkgrößen betreffend.

Intromission: [lat. intromissio = Hineinschickung] *die,* Penetration des Penis in die Vagina.

Introspektion: [lat. introspectare = hineinsehen] *die,* (psychol.) Selbstbeobachtung der eigenen Erlebnis- und Verhaltensweisen. In sich hineinsehen.

Iontophorese: [grch. phor- von pherein = tragen, bringen; ion, von ienai = wandern, gehen)] *die,* gemeint ist gezieltes Einschleusen von Ionen oder undissoziierten, aber ionisierbaren (Molekularionen) Medikamenten durch die intakte Haut mittels eines galvanischen Stroms. Die unter der aktiven Elektrode liegenden Wirkstoffe wandern in Richtung auf die Gegenelektrode.

Kachexie: [grch. kachexia = schlechter Zustand] *die,* sogenannte Auszehrung; allgemeine Atrophie mit Abnahme des Körpergewichts um mehr als 20 % des Sollgewichts; Vorkommen: z. B. bei verminderter Nahrungsaufnahme, Malabsorption oder Maldigestion, Stoffwechselstörungen, chronischen Infektionskrankheiten, Alkoholkrankheit, Anorexie, Erkrankungen an malignen Tumoren.

katabol: abbauend (z. B. im Zusammenhang mit Stoffwechsel).

17-Ketosteroide: Abk. 17-KS; Sammelbezeichnung für alle Steroide und ihre Metabolite mit einer Ketogruppe am C-Atom 17; Abbauprodukte von Androgenen und eines Teils des Cortisols; labordiagnostische Bestimmung von 17-KS im Urin bei Verdacht auf Tumoren der Nebennierenrinde und als Screening-Methode für adrenogenitale Syndrome.

Kognition: bezeichnet einen Ausdruck für jeden Prozeß, durch den ein Mensch Kenntnis von einem äußeren Objekt erhält oder sich seiner Umwelt bewußt wird. Es zählen hierzu: Wahrnehmung, Erkennen, Vorstellen, Urteilen, Gedächtnis, Lernen, Denken und Sprache.

Kondratieff: (Kondratjew), Nikolai Dmitrijewitsch, russischer Volkswirtschaftler, geboren 1892, als politischer Häftling 1931 gestorben; Gründer und von 1920–28 Direktor des Konjunkturinstituts in Moskau; stellte den ersten Fünfjahresplan für die sowjetische Landwirtschaft auf; wurde 1930 nach Sibirien verbannt. Sein wichtigster Beitrag zur Wirtschaftsgeschichte war die Entdeckung langfristiger, von dem Österreicher J. A. Schumpeter später nach ihm benannter Konjunkturwellen (Kondratieff-Zyklen).

Kondratieffzyklen: Nach N. D. Kondratieff benannte lange Konjunkturzyklen mit den dazugehörigen schwungbringenden Basisinnovationen, auch kurz Kondratieff 1, 2 ... etc. genannt. 1. Kondratieff (1800–1850: Basisinnovationen Dampfmaschine und Baumwolle); 2. Kondratieff (1850–1900: Basisinnovationen Stahl und Eisenbahn); 3. Kondratieff (1900–1950: Elektrotechnik und Chemie); 4. Kondratieff 1950–1990: Petrochemie und Automobil); 5. Kondratieff (1990 – 20xx: Informationstechnik); 6. Kondratieff (20xx – ?: hier lauten die postulierten Basisinnovationen Informations-, Umwelt-, Biotechnologie- , Optischer Technologie (einschl. Solarenergie) und Gesundheitsmarkt mit Psychosozialem Schwerpunkt)

Konjunktur: [lat.] *die,* allgemeine Bezeichnung für die Geschäftslage; in der Volkswirtschaftslehre durch zusammenwirkende Veränderungen bestimmter ökonomischer Größen bedingte gesamtwirtschaftliche Nachfrage- und Produktionsschwankungen, die zu Veränderungen im Auslastungsgrad des gesamtwirtschaftlichen Produktionspotentials führen. Es wird von einem mehr oder weniger zyklischen Verlauf, dem Konjunkturzyklus, ausgegangen, der nach J. A. Schumpeter aus den vier Phasen Erholung (heute Aufschwung, Wiederbelebung, Expansion), Prosperität (heute Hochkonjunktur,

Boom), Rezession (heute Abschwung, Entspannung) und Depression (heute Kontraktion, Rezession, Krise) besteht.

Korrelat: [lat.] *das,* Gegenstand oder Begriff, der zu einem anderen in (ergänzender) Wechselbeziehung steht.

Kortex: siehe Cortex.

Langerhans-Inseln: (Paul L., Pathologe, Freiburg, Madeira, 1847–1888): endokrines Pankreas, sog. Inselorgan; Jede der ca. 1 Mio. L.-I. enthält bis zu 5000 und mehr große, hormonproduzierende Zellen, die dicht vaskularisiert u. innerviert sind. Das antagonistisch wirkenden Hormone Insulin (B-Zelle) und Glucagon (A-Zelle) beeinflussen den Energieumsatz (Insulin) und Energieverbrauch (Glucagon), eine gestörte Insulinproduktion verursacht Diabetes mellitus.

Leukopenie: *die,* auch Leukozytopenie; Verminderung der Gesamtleukozytenzahl unter $5000/\text{mm}^3$.

Leukozytose: *die,* Vermehrung der Leukozytenzahl im Blut (über $10 \cdot 000/\text{mm}^3$).

Life event: [engl.] *das,* Lebensereignis.

Limbisches System: [lat. limbus Saum, Rand] *das,* zum Archipallidum (= entwicklungsgeschichlich altem Teil) zählendes Funktionssystem des ZNS. Es umfaßt den limbischen Kortex = Hirnrinde des limbischen Systems (Hippocampus, Indusium griseum, Gyrus parahippocampalis und des Gyrus cinguli, Corpus amygdaloideum, Corpus mammillare, Nucleus habenulae), das limbische Mittelhirn sowie extra- und intramurale limbische Fasern. Es empfängt Erregungen vom Thalamus, von der Formatio reticularis sowie indirekt vom Neokortex (= neuere Hirnrindenanteile). Die efferenten Bahnen laufen über den Fornix und bilden größtenteils Rückmeldekreise mit den zuführenden Fasern. Funktionell ist das limbische System, die dem Hypothalamus direkt übergeordnete Zentrale des endokrinen und vegetativ-nervösen Regulationssystems. Vom limbischen Kortex können angeblich Trieb- und Instinkthandlungen ausgelöst und beeinflußt werden. Das gesamte limbische System ist wesentlich für die affektive Tönung des Gesamtverhaltens, für emotionelle Reaktionen (Wut, Furcht, Zuneigung) und spielt wahrscheinlich auch eine Rolle für die Gedächtnis- und Lernfunktion des Gehirns.

Lipoide: *die,* fettähnliche Substanzen.

Lipolyse: *die,* Fettauflösung.

Lubrikation: [grch. lubricare = schlüpfrig, glatt machen] *die,* Transsudation einer mukoiden (schleimähnlichen) Substanz (sogenannte Gleitsubstanz) durch die Scheidenhaut während der Erregungsphase des Geschlechtsverkehrs im sexuellen Reaktionszyklus.

Makroökonomie: [grch. makros = groß; oikos = das Haus] *die,* auch Makrotheorie genannt, ist ein Teilgebiet der Volkswirtschaftslehre, welche sich mit der Analyse gesamtwirtschaftlicher Zusammenhänge unter Berücksichtigung des Verhaltens von zusammengefaßten Wirtschaftseinheiten (z. B. alle privaten Haushalte, alle Unternehmen, Staat usw.) befaßt. Aufbauend auf der volkswirtschaftlichen Gesamtrechnung werden mit Größen wie Volkseinkommen, Konsum, Sparen und Investitionen gesamtwirtschaftliche Zusammenhänge in makroökonomischen Modellen zu erklären versucht. Teilbereiche der M. sind u. a. Konjunktur-, Wachstums-, Geld-, Verteilungs-, Einkommens- und Beschäftigungstheorie.

Masking: [engl.] *das*, 1. Verstecken einer Empfindung oder eines Gefühls (hinter der Maske) 2. In der Tinnitusbehandlung ist damit das Überdecken des Ohrgeräusches mit anderen Frequenzen, aus therapeutischer Absicht heraus, gemeint.

Metabolismus: *der*, Stoffwechsel.

Metabolite: *die*, Stoffwechselprodukte.

Mineralkortikoide: *die*, Nebennierenrindenhormone mit besonderer Wirkung auf den Mineralstoffwechsel; die wichtigsten natürliche M. sind Aldosteron und Desoxycorticosteron.

Miosis: *die*, Pupillenverengung, (vgl. Mydriasis).

Mobbing: [engl. to mob = »über (jemanden) herfallen«] *das*, in den 90er-Jahren des 20. Jahrhunderts aufgekommene Bezeichnung für gezielt gegen eine Person gerichtete, andauernde und wiederholt erfolgende feindselige Handlungen (z. B. üble Nachrede, Beleidigungen, Schikanen, sexuelle Belästigung, tätliche Angriffe) durch eine oder mehrere Personen (Kollegen; bei M. durch Vorgesetzte wird von Bossing gesprochen) am Arbeitsplatz. Das unter Druck setzen durch Kollegen oder Vorgesetzte führt dazu, daß sich das betroffene „Mobbing-Opfer" von diesen verfolgt fühlt. M. kann beim Mobbingopfer Verlust des Selbstvertrauens, psychosomatische Beschwerden, Depressivität, Existenzängste, Verlust der Arbeitsmotivation oder (innere) Kündigung bewirken. Als Ursachen für M. werden u. a. genannt: Streß fördernde Arbeitsbedingungen (z. B. Monotonie, Zeitdruck, schlechte Arbeitsorganisation, schlechte Arbeitsplatzgestaltung), Kommunikationsprobleme und Begünstigung intriganten Verhaltens.

Monodrama: Ein Begriff aus dem Psychodrama. So bezeichnet man die Anwendung des Psychodrama auf die Einzeltherapie (Therapeut-Klient, z. T. mit Unterstützung von Imaginationshilfen wie Kissen, Stühle etc.).

Morbidität: [lat. morbidus = krank] *die*, Krankheitshäufigkeit, Anzahl von Erkrankungen innerhalb einer Population; wird beschrieben durch bestimmte Morbiditätsziffern.

Mortalität: *die*, Sterblichkeit.

multimethodal: mittels mehreren bzw. vieler Methoden.

multifaktoriell: durch viele, bzw. mehrere Faktoren bedingt.

Mydriasis: *die*, Pupillenerweiterung (vgl. Miosis).

Myogelose: [lat. gelum = Frost; -osis = Krankheit) *die*, sog. Muskelhärte, Hartspann; umschriebene knoten- oder wulstförmige Verhärtung der Muskulatur mit Palpationsschmerz (= Druckschmerz) und oft dumpfem Spontanschmerz (Myalgie = Muskelschmerz). Vorkommen: bei statischer Überbeanspruchung, funktionellen und entzündlichen Muskelerkrankungen sowie reaktiv bei Gelenkerkrankungen.

Narzißmus: *der*, (nach dem Jüngling Narkissos der grch. Sage). Form des Autoerotismus („Verliebtheit in sich selbst") mit Zuwendung der gesamten Libido zum Ich. Vorkommen als primärer N. während der normalen psychosexuellen Entwicklung (Entwicklungsphasen) oder als sekundärer N. mit Entzug der Libido von anderen Objekten, z. B. bei Neurosen oder Psychosen.

Neuraltherapie: *die*, ein therapeutisches Verfahren welches sich aus der Lokalanästhesie ableitet. Zur Ausschaltung hypothetischer Störfelder (Narben, „Herde" u. a.) werden unter der Vorstellung, daß durch die sogenannte Entblockung einer vermuteten, nerval vermittelten Ursachen-Wirkungsbeziehung zwischen Störfeld und erkranktem Organ, eine natürliche Heilung einsetzen kann.

Nierenretentionswerte: [lat. retentio = Zurückhaltung] *die*. Gemeint sind meßbare Blutwerte wie Harnstoff, Kreatinin und Elektrolyte, welche durch die Nierenfunktion reguliert werden.

Nierentubuli: *die*, Nierenkanälchen.

Nozi(re)zeptoren: *die*, Schmerzrezeptoren.

NSA : nicht-steroidale Antiphlogistika, d. h. es sind keine Steroidabkömmlinge.

Omnipotenz: [lat. omnis -, einem Wortteil mit der Bedeutung jeder, alle, ganz; potentia = Fähigkeit], *die*, Allmacht. In zahlreichen Philosophien und Religionen wird sie, im Sinne einer unbegrenzten Macht, dem höchsten Wesen (dem Allmächtigen) zugeschrieben.

OPD: Operationalisierte Psychodynamische Diagnostik; basiert auf den Entwicklungen, einer durch Prof. Dr. med. Dr. phil. Wolfgang Schneider (Rostock) und Prof. Dr. med. Manfred Cierpka (Göttingen) 1992 ins Leben gerufenen bundesweiten Arbeitsgemeinschaft. Der Arbeitskreis OPD hat sich zur Aufgabe gemacht, die Psychodynamik zu operationalisieren und somit, auch unter wissenschaftlichem Aspekt, „kommunizierbarer" zu machen. Neben 4 psychodynamischen Achsen (Krankheitserleben, Beziehung, Konflikt, Struktur) gibt es in diesem multiaxialen System eine phänomenologisch-syndromale Achse (nach ICD-10). Bundesweit finden zum Erlernen und Training hinsichtlich dieser psychodynamischen Diagnostik spezielle Grund- und Aufbaukurse statt.

Ordnungstherapie: *die*, ein Begriff aus dem Bereich der Naturheilverfahren. Gemeint ist das Anstreben einer Ausgeglichenheit von individuellen Ansprüchen und Wertvorstellungen mit dem tatsächlich Lebensbereich im Sinne einer psychischen und diätetischen Ordnungsherstellung.

Organsystem: *das*, verschiedene Organe werden zu einer funktionellen Einheit zusammengefaßt (z.B. das Atmungssystem: Es besteht aus den beiden Lungen, dem Bronchialbaum, der Luftröhre, dem Schlund, den Nasennebenhöhlen und der Nase).

Otitis media: Mittelohrentzündung.

Otosklerose: [Oto-; Wortteil mit der Bedeutung Ohr; von grch. ous, otos, skleros = hart, verhärtet] *die*, eine autosomal-dominant erbliche, v.a. bei Frauen auftretende Erkrankung der knöchernen Kapsel des Labyrinths, die sich zwischen dem 20. und 40. Lebensjahr manifestiert. Ursächlich werden Störungen im Knochenstoffwechsel diskutiert. Die verhärteten Herde sind meist im Bereich des ovalen Fensters lokalisiert und führen zur Fixierung des Steigbügels (Stapesankylose). Symptomatisch sind zunächst meist einseitige, im weiteren Verlauf beidseitige, langsam progrediente Schwerhörigkeit sowie ein konstanter Tinnitus aurium.

Output: [engl.] *der*, ursprünglich ein Begriff aus der Datenverarbeitung. Bezeichnung sowohl für die von Datenverarbeitungsanlagen (Computern) über besondere Peripheriegeräte ausgegebenen Daten als auch für den Vorgang der Ausgabe dieser Daten. Im Sinne der Begriffsverwendung in diesem Buch sind die nach Informationsaufnahme und Informationsverarbeitung entstehenden Gedanken- und Ausdrucksleistungen (verbale, paraverbale und nicht-verbale, also Sprache, Intonation, Mimik und Gestik) gemeint. Ggs.: Input.

Pankreasinseln: *die*, siehe Langerhans-Inseln.

Parasympathikus: *der*, siehe vegetatives Nervensystem.

Parenchym: *das*, die spezifischen Zellen eines Organs, die dessen Funktion bedingen; im Ggs. zum interstitiellen oder Gerüstgewebe (= Stroma genannt), das aus Bindegewebe mit Gefäßen u. Nerven besteht.

parenteral: unter Umgehung des Magen-Darm-Kanals; d.h. durch subkutane, i.m. oder i.v. Injektion bzw. Infusion; z.B. parenterale Ernährung.

perfundieren: durchdringen, z.B. mit Blut versorgen.

Periarteriitis nodosa: *die*, [lat. nodus Knoten] Abk. PAN; syn. Panarteriitis nodosa, Polyarteriitis nodosa, Kussmaul-Meier-Syndrom; eine den Kollagenosen zuzuordnende systemische Vaskulitis in Form einer nekrotisierenden Arteriitis (Entzündung der Arterien und Arteriolen).

Persuation: *die*, Überredung, Überzeugung.

Philosophie: [grch. „Liebe zur Weisheit"] *die*, nach der Auffassung von Sokrates und Platon das Streben nach Weisheit. Inhalt bildet die systematische Beschäftigung mit den Grundfragen: Was ist der Grund und Ursprung der Dinge? (Vorsokratiker) Was bin ich? (Sokrates) Was kann ich wissen, was soll ich tun, was darf ich hoffen? (Immanuel Kant).

Phobie: [grch. phobos = Furcht] *die*, exzessive inadäquate Angstreaktion, die durch bestimmte Gegenstände oder Situationen ausgelöst wird und i.d.R. mit Einsicht in die Unbegründetheit verbunden ist; Vorkommen: z.B. bei neurotischer Persönlichkeitsentwicklung, Depression oder Erschöpfung; Formen: z.B. Agoraphobie, Klaustrophobie, Tierphobie oder Erythrophobie. Als Folge einer Phobie können u.a. Vermeidungsverhalten, Zwangshandlungen, zunehmende Einengung des Handlungsspielraums, u.U. Suizidalität.

Physiotherapie: [grch. physis = Natur] *die*, auch physikalische Therapie genannt. Sie dient der allgemeinen Anregung oder gezielten Behandlung gestörter physiologischer Funktionen (Reiz-, Reaktions- , Regulations-, Adaptationstherapie) mit physikalischen, naturgegebenen Mitteln, z.B. Wasser (Hydrotherapie), Wärme und Kälte (Thermotherapie), Licht (Lichttherapie), Luft (Klimatherapie), statisch-mechanisch-dynamisch (Massage), mit dynamischen Kräften (Krankengymnastik, Ergotherapie), Heilquellen (Balneotherapie) und Elektrizität (Elektrotherapie).

Phytotherapie: [grch. von phyein = wachsen abgeleitet; therapeia = Pflege, Behandlung, Schutz, Fürsorge] *die*, gemeint ist die Behandlung und Vorbeugung von Krankheiten sowie Befindensstörungen durch Pflanzen, Pflanzenteile und deren Zubereitungen.

Playback-Theater: Hier ein Begriff aus dem Psychodrama. Andere spielen z.T. mehrfach (incl. des Stellvertreter für den Protagonisten, der hier nur die Szene entwirft) und der Protagonist beobachtet. Es handelt sich hier um eine besondere Spiegeltechnik mit dem Sinn, dem Protagonisten konstruktive Vorschläge zu machen, aus denen er sich selbst was raussuchen kann. Er greift nicht korrigierend ins Spiel ein, wird als nur gespiegelt.

prämorbide: vor der Erkrankung.

Propriozeption: *die*, Eigenwahrnehmung die mittels Propriozeptoren (lat. proprius = eigen, zeptoren = Rezeptoren): Mechanorezeptoren, die die Wahrnehmung und Kontrolle der aktuellen Lage des Körpers im Raum ermöglichen; v.a. Muskelspindeln, Sehnenspindeln, Gelenkrezeptoren, i.w. S. auch die Rezeptoren des Vestibularapparats (Gleichgewichtorgan).

Protagonisten: Hier ein Begriff aus dem Psychodrama, damit sind die Hauptakteure eines sogenannten Spiels gemeint (i.d.R. eine Person, die eine Szene spielen möchte)

Proteinbiosynthese: *die*, (PBS) biologische Eiweißproduktion in den Zellen.

Psyche: [grch. psyché] *die*, Hauch, Atem; Lebenskraft; Seele. Der subjektive, der Körpersphäre förmlich entgegengesetzte Bereich eines Individuums.

Psychodynamik: *die*, Erklärungsansatz der Psychoanalyse für psychische Erscheinungen aus den dynamischen Beziehungen der einzelnen Persönlichkeitsanteile untereinander. Grundlegend ist hier die von S. Freud entwickelte Vorstellung eines psychischen Apparates, der z. B. zwischen Unbewußt-Bewußtem und Es-Ich-Überich Trennungslinien aufweist. Psychische Erscheinungen wie Verdrängung, Fehlleistungen aber auch Angst, lassen sich aus den Aktionen der einzelnen Instanzen des psychischen Apparates gegeneinander erklären.

Psychoneuroimmunologie: eine neuere Forschungsrichtung (PNI-Forschung genannt), die sich mit Wechselwirkungen der Psyche, der Hormone und des Immunsystems beschäftigt.

Quetelets-Index: spezieller Anorexie-Index zu diagnostischen Zwecken. Quetelet, Lambert Adolphe Jacques, belgischer Astronom und Statistiker, (1796–1874) Leiter der Sternwarte Brüssel, Begründer der modernen Sozialstatistik.

Raum einrichten: Hier ein Begriff aus dem Psychodrama. Mit relativ wenigen Requisiten (z. B. Matten, Stühle, Tisch, Stehlampe, Handpuppen, Steiftiere...) wird ein Raum vom Protagonisten, mit Hilfe der Gruppenleitung einfühlsam eingerichtet.

Regression: [lat.] Rückgang.

Rekonvaleszenz: *die*, Genesung; letzte Phase einer Erkrankung mit abklingenden Krankheitserscheinungen bis zur Herstellung der Gesundheit.

Ressourcen: [frz. Quelle, Hilfsmittel] *die*, gemeint ist mit diesem Begriff die Quelle gesunder Anteile im Menschen.

Retraining: [engl.] *das*, Umschulung, Umlernen.

reversibel: Rückgängig machbar, bzw. Möglichkeit des Rückgangs.

Rollentausch: (Syn. Rollenwechsel), hier ein Begriff aus dem Psychodrama. Essentielle Technik, mit deren Hilfe es dem Protagonisten möglich wird, sich in andere Mitglieder (Antagonisten) der Szene (als auch in stark besetzte Gegenstände) hineinzuversetzen. (Wichtig ist hier, erstens die Antagonisten um das Mitspielen zu Bitten und am Ende die Antagonisten oder auch die Gegenstände aus ihren Rollen wieder zu entlassen. Der Rollentausch ist auch als direkter Rollentausch zwischen Gruppenmitgliedern, welche einen Konflikt haben möglich. Auch der Leiter kann mit einem Gruppenmitglied direkt oder mit Hilfe eines sogenannten „Leeren Stuhls" (indirekt) die Rolle tauschen (wobei gerade im ersten Fall, ein Co-Therapeut wichtig wäre). Auch Spiegeltechniken sind hier möglich, z. B. können zwei Gruppenmitglieder einen Konflikt miteinander haben, stecken so tief fest, das z. B. der Protagonist durch einen Stellvertreter, zumindest phasenweise, gedoppelt wird. Sinn des Rollentausch: – Informationserhebung (wie verhält, wie spricht, wie sieht der andere „es", ...)

- Korrekturfunktion bezüglich der Beziehung (Wahrheitssuche und -findung)
- Verbesserung der Fremdwahrnehmung
- spezieller Umgang mit dem Widerstand (plötzliche Überwindung ?!)
- Konfliktbearbeitung

Regeln zum Rollentausch: immer den Rollentausch am Ende einer Protagonistenäußerung machen, weil hier der kontinuierliche oder partielle Fokus liegt. Ein Fokuswechsel würde nicht durch einen Rollentausch sondern durch eine explizite Neudefinition von Protagonist und Antagonist erfolgen.

Rollenwechsel: Hier ein Begriff aus dem Psychodrama. Siehe unter Rollentausch.

sedieren: beruhigen. **sedativ:** beruhigend.

set point: [engl.] *der*, Sollwerteinstellungsergebnis.

Setting: [engl. = Rahmen, Umgebung, Fassung, Schauplatz] *das*, allgemein ist damit die objektive, physisch-soziale Umgebung eines Ereignisses oder speziell der (psycho)therapeutischen Behandlung gemeint.

sistieren: still stehen, bleiben.

Sokrates: grch. Philosoph, um 470 v.Chr. in Athen geboren, 399 v.Chr. ebenfalls dort gestorben. Mit Xanthippe verheiratet, wurde wegen seiner angeblichen Einführung neuer Götter und Verführung der Jugend zum Tod durch den Schierlingsbecher verurteilt. Die Übereinstimmung zwischen Wissen und Handeln ist das Hauptziel seiner Lehre, welches er mit der Methode der Mäeutik zu erreichen versuchte. Da dieser Philosoph nur mündlich lehrte, geben nur die sekundären Quellen seiner Schüler (Anthistenes, Xenophon, Platon u. a.) Auskünfte.

Soma: [grch. Leib, Körper] Körper (im Gegensatz zum Geist und zur Seele).

somatopsychische Störungen: seelische Störungen, bei denen in zeitlicher Abfolge, körperlich faßbare Leidenszustände, deutlich erkennbar, zuerst vorhanden waren.

Somnambulismus: *der*, Schlafwandeln.

Soziometrie: Begriff aus dem Psychodrama. Zusammengefaßt werden unter diesem Begriff spezielle, meßbare, gruppenspezifische Grundlagen hinsichtlich der Interaktionen in einer Gruppe. Soziometrische Spiele: a) indirekte, nicht personenzentrierte Gruppenspiele (zeitaufwendig, intensiv, aufdeckend), wo am Ende die Stellung der Gruppenmitglieder untereinander deutlich werden (z. T. geht das mit Kränkungen einher, da i. d. R. zu Anfang oft die Positionen gewechselt werden (Nähe-Distanz Problematik). b) direkte, auf ein bestimmtes Gruppenmitglied bezogenes Vorgehen und dessen Ende unter anderem einem Einzelnen die Stellung innerhalb der Gruppe deutlich wird. c) auf bestimmte Fragestellungen: z.B. wer mit wem arbeitet, in Urlaub fährt, eine bestimmte Aufgabe innerhalb einer Gruppe übernimmt u. v. m.

Soziometrische Spiele: Begriff aus dem Psychodrama. Siehe unter Soziometrie.

spezifisch: [lat. specificus = wesenseigen, eigentümlich]: artgemäß.

Spiegeltechnik: Hier ein Begriff aus dem Psychodrama. Ein sogenanntes Hilfs-Ich wird für den Protagonisten bestimmt (oder ausgesucht). In der Weise, das der Protagonist ständig gedoppelt wird (hinter ihm), oder durch einen Stellvertreter (für das gesamte Spiel oder sequentiell ersetzt wird). Besonders gut kommt diese Technik zum Einsatz, wenn der Protagonist in einer Szene stark befangen, derangiert, hilflos oder kraftlos ist, oder er aus anderen Gründen Abstand zur Szene braucht, in der es um ihn geht. Bietet zudem eine gute Möglichkeit, die Wahrnehmung für sich zu verbessern.

Spiel: (Syn. Szene): hier ein Begriff aus dem Psychodrama, womit die zu spielende Szene, die sich aus dem Gruppenprozeß ergibt gemeint ist. Es kann sich z. B. um einen mehr oder wichtigen Gegenstand, um eine Szene aus der Vergangenheit, um eine Vorbereitung auf die Zukunft, um aktuelle Szenen der Gruppenmitglieder, um ein Gruppenspiel oder um ein Märchenspiel handeln. Beim letzteren geht es um ein Spiel der gesamten Gruppe, wo alle mitagieren, ohne das es einen expliziten Protagonisten geht. – spielbar sind grundsätzlich Tätigkeiten, Zustände, Umstände, Körpergefühle (Druck, Schmerz..), Gegenstände, Aufgaben, Personen u. a.

Stellatumblockade: *die*, gemeint ist die Halsgrenzstrangblockade, eine Form der Sympathikusblockade (Bereich des vegetativen Nervensystems) mit Ausschaltung des Ganglion cervicale, inferius und thoracale (= Ganglion stellatum).

Strafrecht: *das,* syn. Kriminalrecht, früher peinliches Recht genannt. Es ist der Teil der Rechtsordnung, der die Merkmale des strafbaren Handelns festlegt und an sie Strafe oder Maßregeln der Besserung und Sicherung als Rechtsfolgen knüpft. Aufgabe des Strafrechts ist es, die elementaren Werte des Gemeinschaftslebens zu schützen. Nicht zum Strafrecht im eigentlichen Sinne gehört das Recht der nichtkriminellen Strafen (z. B. Ordnungswidrigkeiten, Disziplinarrecht).

Substitution: *die*, Ersatz.

Suggestibilität: *die*, Fähigkeit durch eine Suggestion beeinflußt zu werden.

Suggestion: *die*, ein psychischer Vorgang, bei dem der Mensch, unter weitestgehender Umgehung seiner rationalen Persönlichkeitsbereiche dazu gebracht wird, unkritisch (d. h. ohne eigene Einsicht) Gedanken, Vorstellungen, Wahrnehmungen und Gefühle zu übernehmen.

Sympathikus: *der,* siehe vegetatives Nervensystem.

Symptom: [grch. symptoma = Zeichen, Begleiterscheinung] *das*, Beschwerde, faßbares Krankheitszeichen.

Symptomtriade: [grch. triade = Dreiheit] *die*, Symptomdreiheit, also 3 Symptome.

Syndrom: [grch. syndromos = zusammenlaufend, mitlaufend, begleitend] *das*, Symptomenkomplex oder Gruppe von Krankheitszeichen, die für ein bestimmtes Krankheitsbild mit meist uneinheitlicher oder unbekannter Ätiologie bzw. Pathogenese charakteristisch sind.

Szene: Hier ein Begriff aus dem Psychodrama, siehe unter Spiel.

Szene einrichten: Hier ein Begriff aus dem Psychodrama. Elemente Rollenwahl, Raum gestalten, Eindoppeln. Es gibt sowohl reale (bezüglich der subjektiven Erlebniswelt aus der Vergangenheit, der Gegenwart oder der Zukunft) als auch virtuelle Szenen, die sich so ereignet haben könnten (tote Angehörige, Weggelaufene, Geschiedene, Vermißte, Ungeborene, abgetriebene Embryos, Fehlgeburten etc.), die gespielt werden können. Je genauer die Szene eingerichtet wird, und je stimmiger sie ist, desto intensiver wird sie i. d. R. affektiv wiedererlebt (je heilsamer ist sie nach Moreno).

T3: Abk. für das Schilddrüsenhormon Triiodthyronin.

T4: Abk. für das Schilddrüsenhormon Tetraiodthyronin (syn. Thyroxin).

Tachykardie: schnelle Schlagfolge des Herzens mit einer Pulsfrequenz über 100/min.

Tetanie: siehe Hyperventilationstetanie.

Token-Economy-System: T-E-S = Münzverstärkungssystem was ein strukturiertes operantes Verfahren in der Verhaltensmodifikation darstellt. Für ein zuvor definiertes Zielverhalten werden Tokens (Spielmarken, Münzen oder ähnliches) als generalisierte konditionierte Verstärker gegeben, die gegen eine Vielzahl sogenannter primäre Verstärker eingetauscht werden können.

Tonus: *der*, Spannung.

Therapie: [grch. therapeuein = dienen, sorgen, pflegen, warten, beschützen, begleiten, ärztl. Behandeln] *die*, Behandlung.

Tinnitus aurium: [lat. tinnitus Geklingel, tinnire = klingeln; aures Ohren] *der*, Ohrgeräusche.

Transaminasen: *die*, Begriff in der Leberenzymdiagnostik. Enzyme mit der prosthetischen Gruppe Pyridoxalphosphat, die Aminogruppen von einer Substanz auf eine andere übertragen (Transaminierung); z. B. Aspartataminotransferase (AST) oder Alaninaminotransferase (ALT). Auch GOT, GPT sind Abkürzungen, die T. bezeichnen.

Transsudation: *die*, (gynäkologisch) physiologische T. (sogenannte Lubrikation) durch das Vaginalepithel, neben der Sekretion der Bartholin-Drüsen für die Gleitfähigkeit des Introitus vaginae (Vaginaleingang) von Bedeutung.

variabel: unterschiedlich.

Übersetzten: Hier ein Begriff aus dem Psychodrama ist die Informationsweitergabe an die Gruppe bei leisen, undeutlichen, unverständlichen oder räumlich weit entfernten Informationen.

Vegetatives Nervensystem: das, syn. autonomes Nervensystem. Gesamtheit der dem Einfluß des Willens und dem Bewußtsein primär nicht untergeordneten Nerven und Ganglienzellen, die der Regelung der Vitalfunktionen (Atmung, Verdauung, Stoffwechsel, Sekretion, Wasserhaushalt u. a.) dienen und das Zusammenwirken der einzelnen Teile des Körpers gewährleisten; bildet mit dem System der endokrinen Drüsen und den Körperflüssigkeiten eine funktionierende Einheit; darüberhinaus bestehen enge Wechselbeziehungen zwischen dem vegetativen und zerebrospinalen Nervensystem, aber auch zwischen vegetativen und seelischen Vorgängen. Drei Systeme: 1. Sympathikus; 2. Parasympathikus; 3. Intramurales System: vegetative Nervenfasern und Ganglien in der Wand von Hohlorganen (Herz, Magen, Darm, Blase, Uterus), die in ihrer Funktion eine gewisse Selbständigkeit aufweisen. Während der Sympathikus in seiner Funktion vorwiegend in Richtung auf Energieentladung und abbauende Stoffwechselprozesse wirksam wird (ergotrope Wirkung), hat die parasympathische (Parasympathikus) Innervation Beziehungen zur Energiespeicherung, Erholung und Aufbau (trophotrope Wirkung).

Ventilieren: Ventilation, belüften (z. B. der Lungen).

Verhaltensmodulation: syn. Ausdruck für Verhaltensänderung.

Voyeurismus: [frz. voyeur] der, syn. Skopophilie; das mit sexueller Erregung verbundene, oft zwanghafte heimliche Betrachten von Nacktheit und sexuellen Handlungen bei fremden Menschen.

Vulnerabilität: die, Verletzbarkeit.

WHO: World Health Organization = Weltgesundheitsorganisation.

Zerumen: [lat. cera = Wachs] das, syn. Cerumen, der sogenannte Ohrenschmalz ein gelblich-bräunliches Sekret der Talg- und Schweißdrüsen (Glandulae ceruminosae) des äußeren Gehörgangs mit der Aufgabe, abgeschilferte Epithelzellen, Haare und Schmutzpartikel einzuhüllen und nach außen zu transportieren.

Zeruminalpfropf: (Cerumen obturans) der aus übermäßig viel Zerumen bestehende Pfropf, welcher den Gehörgang völlig verlegt. Symptomatisch ist dann ein dumpfes Gefühl im Ohr mit begleitender, meist einseitiger, Schwerhörigkeit.

zirkadian: [lat. circa ringsum, umher; dies Tag] syn. circadian; tagesrhythmisch, über den ganzen Tag verteilt.

Zivilrecht: das, andere Bezeichnung für Privatrecht. Es handelt sich um einen Teil der Rechtsordnung, der die auf dem Boden der Gleichordnung erwachsenen Rechtsbeziehungen der Bürger untereinander und der privatrechtlichen Verbände und Gesellschaften regelt. Im Unterschied zum öffentlichen Recht. Hauptgebiete sind bürgerliches Recht, Handelsrecht sowie Teile des Arbeitsrechts.

ZNS: Zentrales Nervensystem, bestehend aus Gehirn und Rückenmark.